U0189075

MINIMALLY INVASIVE GLAUCOMA SURGERY

微创青光眼手术

原著 [新加坡] Chelvin C. A. Sng

[英] Keith Barton

主译 钟 华 陈 琴

中国科学技术出版社

·北 京·

图书在版编目（CIP）数据

微创青光眼手术 /（新加坡）凯尔文·C.A. 孙 (Chelvin C. A. Sng)，（英）凯斯·巴顿 (Keith Barton) 原著；钟华，陈琴主译 . — 北京：中国科学技术出版社，2023.3

书名原文：Minimally Invasive Glaucoma Surgery

ISBN 978-7-5236-0025-2

Ⅰ . ①微… Ⅱ . ①凯… ②凯… ③钟… ④陈… Ⅲ . ①青光眼—眼外科手术—显微外科学 Ⅳ . ① R779.6

中国国家版本馆 CIP 数据核字 (2023) 第 036054 号

策划编辑 丁亚红 焦健姿
责任编辑 丁亚红
文字编辑 郭仕薪
装帧设计 佳木水轩
责任印制 徐 飞

出　　版 中国科学技术出版社
发　　行 中国科学技术出版社有限公司发行部
地　　址 北京市海淀区中关村南大街 16 号
邮　　编 100081
发行电话 010-62173865
传　　真 010-62179148
网　　址 http://www.cspbooks.com.cn

开　　本 889mm × 1194mm 1/16
字　　数 207 千字
印　　张 10.5
版　　次 2023 年 3 月第 1 版
印　　次 2023 年 3 月第 1 次印刷
印　　刷 北京盛通印刷股份有限公司
书　　号 ISBN 978-7-5236-0025-2/R · 3007
定　　价 158.00 元

译校者名单

主　译　钟　华　昆明医科大学第一附属医院
陈　琴　南京医科大学第一附属医院

译　者（以姓氏笔画为序）
王大江　中国人民解放军总医院
王凯军　浙江大学医学院附属第二医院
李树宁　北京同仁医院
陈　琴　南京医科大学第一附属医院
陈　曦　南京医科大学第一附属医院
钟　华　昆明医科大学第一附属医院
韩　颖　美国加州大学旧金山分校

内容提要

本书英文版由 Springer 出版社出版，是一部详细概述微创青光眼手术的实用著作。全书共 11 章，系统阐述了各种微创青光眼手术的设备信息、作用机制、相关的解剖生理要点、适应证、患者选择、手术操作要点、术后并发症、效果和安全性等内容，几乎涵盖了当前世界范围内应用的各种微创青光眼手术方式，包括 iStent 小梁旁路支架、小梁消融术、Hydrus 微支架、XEN 青光眼引流管、PRESERFLO 微型引流器、脉络膜上腔微创青光眼手术装置、睫状体手术等，并在专门的章节对微创青光眼手术应用的争议与全球化情况进行了探讨。本书内容全面，重点突出，图文并茂，非常适合广大眼科医师及青光眼相关研究人员阅读参考。

原著者简介

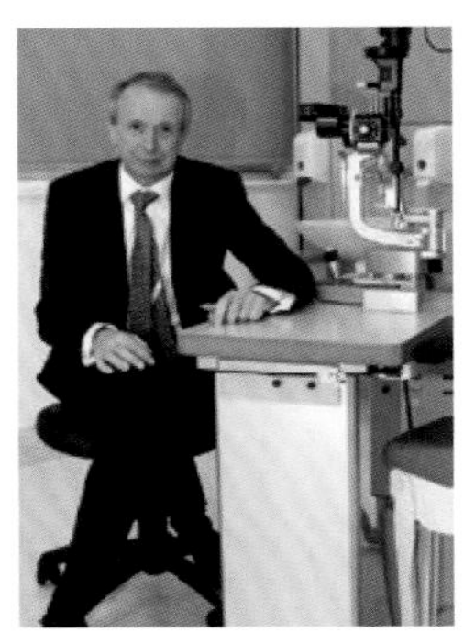

Keith Barton

医学博士，英国皇家医学院会员，英国皇家外科医学院会员，英国皇家眼科学院会员，Moorfields 眼科医院青光眼专家兼眼科顾问，伦敦大学学院眼科研究所的荣誉教授，眼科未来论坛的联合主席，引流管植入术与小梁切除术比较研究和引流管植入术与小梁切除术的首选比较研究负责人，Ahmed Baerveldt 引流阀比较研究联合主席，晚期青光眼治疗研究及青光眼和高眼压症相关激光治疗研究的管理委员会成员（www.keithbarton.co.uk，https://uk.linkedin.com/in/keithbarton1，www.glaucoma-surgery.org）。Keith Barton 教授的主要研究方向是青光眼手术治疗，特别是手术植入装置，在继发性青光眼尤其是葡萄膜炎相关青光眼处理方面尤为擅长。*British Journal of Ophthalmology* 期刊主编等。

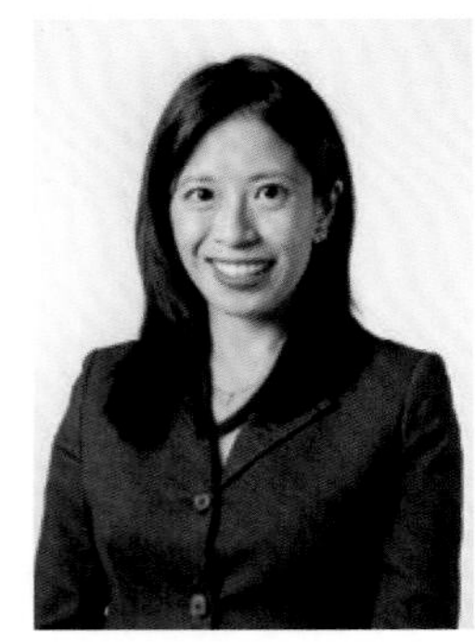

Chelvin C. A. Sng

剑桥大学医学学士，剑桥大学硕士，英国爱丁堡皇家外科学院会员，现任新加坡国立大学医院副教授和高级顾问，是亚太青光眼协会微创青光眼手术研究小组的召集人，并担任新加坡青光眼协会秘书。Chelvin C. A. Sng 教授以一等学位的优异成绩毕业于剑桥大学冈维尔和凯斯学院，作为医学教育与发展奖的获得者，赴 Moorfields 眼科医院完成青光眼专业的专科培训。Chelvin C. A. Sng 教授致力于青光眼引流物植入的应用研究，是亚洲首批获得使用多种微创青光眼手术（MIGS）设备认证的外科医生之一，同时也是 Paul 青光眼植入物的共同发明者，该植入物已经获得 CE 认证。Chelvin C. A. Sng 教授曾获得美国眼科学会、美国白内障及屈光手术学会、澳大利亚和新西兰青光眼学会、亚太眼科学会和视觉与眼科研究协会等多项国际会议奖项。

中文版序

钟华教授与陈琴教授是我熟知的朋友，他们在中山大学中山眼科中心攻读青光眼专业博士学位期间相知相爱、结为伉俪、比翼齐飞、成绩卓著。钟华教授还曾赴新加坡国立眼科研究院专攻青光眼防治，尤其是在青光眼临床研究领域，收获颇丰。作为本书编者之一的 Chelvin C. A. Sng，也是新加坡国立大学的副教授和高级顾问，亚太青光眼协会 MIGS 研究小组召集人，新加坡青光眼协会秘书，我想，这或许是钟华教授精选 *Minimally Invasive Glaucoma Surgery* 译成中文版本的原因之一吧。钟华教授致力于云南省青光眼防治体系的构建，充分发挥他善于动员、组织、管理、实施的能力，团结和支持中青年眼科工作者下基层、进社区，“衣带渐宽终不悔，为伊消得人憔悴”，由此形成了颇具特色的青光眼防治“云南经验”和“云南模式”。在构建云南省青光眼防治体系的工作中，钟华教授会更加关注培训课程的设置，更加关注优质教材、教具、教学方法的推广和应用，或许能达到事半功倍的作用。我想，这或许是钟华教授精选 *Minimally Invasive Glaucoma Surgery* 译成中文版本的第二个原因。

钟华组织了“青光眼博士天团”并亲任主译，出色地完成了 *Minimally Invasive Glaucoma Surgery* 中文版。本书简明实用，适合青光眼初学者阅读学习，也可供资深青光眼专家参考借鉴。全书图文并茂，精炼实效，涵盖了当下国际上已经开展的各类青光眼微创手术种类，相关的眼球解剖生理与房水产生和循环，适应证和手术并发症，手术操作概要、疗效和安全性等。

启迪思路，着眼未来。对青光眼发病机制深入系统的思考，对各种青光眼手术设计要旨的深刻理解，对各种青光眼手术设备和器具持续不断地创新研发和精密制造，对“以患者为中心”核心价值观持续的追求，或许是他们走在前列的原因，我们应该追上去！

关于微创手术全球化，原著者引入了“国际渗透”，表明了他们客观审慎的态度。除了要考虑微创青光眼手术的经济价格、物流、培训、法律监管等方面的挑战，更要考虑设计严密的、多中心的随机队列研究，以更客观公正地评价 MIGS 是否较传统经典的小梁手术和（或）植管手术更有效地降低青光眼致盲率，这也是我们应该考虑的事情之一。

本书作者精心编排的纸质版手术附录比手术录像更合适初学者或经验不足者进阶之用，值得传承。

衷心希望将来能有更多的国产 MIGS 产品问世，为我国广大青光眼患者提供 WHO 提倡的

"3A"医疗服务（"Accessible"无障碍、"Affordable"价格合理、"Accountable"负责任），造福众多青光眼患者，降低青光眼致盲率。

最后，热烈祝贺 *Minimally Invasive Glaucoma Surgery* 中文译本《微创青光眼手术》出版发行！

葛　坚

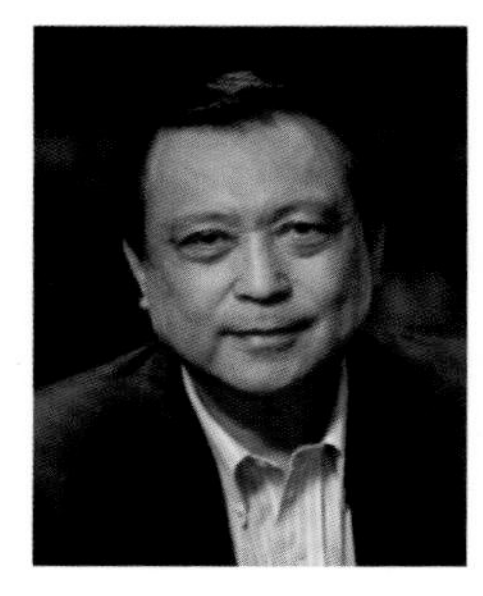

葛　坚

医学博士，教授、博士研究生导师，原中山大学中山眼科中心主任。《眼科学报》主编，《中华眼科杂志》《中华实验眼科杂志》副总编。国家973项目首席科学家、中华医学会眼科学分会名誉主任委员、中国医师协会循证医学专业循证眼科学组长、中国非公立医疗机构协会眼科专业委员会主任委员、眼科学国家重点实验室终身名誉主任、广东省医师协会眼科学分会主任委员、粤港澳大湾区医师联盟眼科医师联盟首届主任。从事眼科临床及研究工作，在青光眼诊治、白内障超声乳化术与眼内镜激光治疗疑难青光眼、干细胞研究、近视眼防治等方面有较高的造诣。主持多项国家自然科学基金，获国家科技进步二等奖、广东省科技进步一等奖、国家教育部优秀教材二等奖等奖项，先后荣获"全国医院优秀院长""广东省优秀院长""中华眼科杰出成就奖""中国医师奖"等称号。发表论文300余篇（SCI收载期刊论文200余篇），主编及参编著作5部。

原书序

在过去的十年里，我们见证了新疗法的激增，预示着介入性青光眼时代的到来。微创青光眼手术（MIGS）一直是其中的核心，它为眼科医生和患者提供了一种替代局部药物或传统结膜手术的方法。这些手术都有一个共同的特征，就是尽量减少对正常解剖和生理的破坏，以降低风险并加快恢复和提高生活质量。虽然 MIGS 对减少全球青光眼负担的影响还有待观察，但已经引起了人们对进一步改进 MIGS 的极大兴趣。

由于目前全世界有各种各样的 MIGS 方式可供选择，因此，非常需要对这些手术进行简明、易懂和全面的述评。了解设计理念、手术技术变化、并发症和处理、患者选择，对于将 MIGS 成功纳入临床实践至关重要。

由两位备受尊敬的国际知名青光眼专家 Chelvin C.A. Sng 和 Keith Barton 编写的 *Minimally Invasive Glaucoma Surgery* 对该领域进行了全面回顾。这本书的一个独特之处是其汇集了全球 MIGS 的主要观点，并且一个由众多国际专家组成的团队为这本前沿著作作出了卓越贡献。房水流出通道概述和基本解剖为读者了解 MIGS 打下坚实的基础。然后，可以深入了解每一种手术的最新技术、临床证据和结果。MIGS 可以根据其引流的目标（Schlemm 管 / 传统流出通道、脉络膜上腔 / 葡萄膜巩膜和结膜下）进行区分。书中介绍的每一种方法都有足够的广度和深度，无论初学者还是中高级手术医生都能从中受益。本书的最后对有关 MIGS 应用的争议和 MIGS 的全球化问题进行了引人深思的讨论。

Sng 和 Barton 汇集了一系列关于 MIGS 优秀且全面的主题，并由该领域的全球顶级专家撰写。本书可为那些希望更好了解 MIGS 及其在青光眼治疗中发挥作用的人提供实用参考。

Iqbal Ike K. Ahmed
Department of Ophthalmology
and Vision Sciences
University of Toronto
Toronto, ON, Canada

译者前言

青光眼是不可逆性致盲眼病，目前对青光眼的治疗主要通过药物或手术将眼压控制在视神经损害不进一步发展的水平，其中手术治疗是最重要的手段之一。近年来，青光眼的手术治疗有了很大的发展。一是对传统的手术技术（如小梁切除术等）进行了改良和完善；二是新的手术方式不断发展和应用，为青光眼的临床手术治疗提供了更多选择。其中，微创青光眼手术一直是非常重要的选择。微创青光眼手术主要指不需要（或很少）打开巩膜和结膜，仅通过内路或外路途径，或者植入装置以降低眼压的一系列手术。目前，全世界有多种微创青光眼手术方法，它们为眼科医生和患者提供了替代局部药物或传统结膜手术的新选择。微创青光眼手术的宗旨是尽量减少对正常解剖和生理的破坏，以降低风险并加快恢复和提高生活质量。与传统的滤过手术相比，微创青光眼手术的手术时间更短、术后恢复更快、安全性更好。国内的王宁利教授团队、梁远波教授团队等都在青光眼微创手术操作技术和设备上有所创新，让国际青光眼学界认识到中国在这一领域也是位于世界前列的，同时期待未来会有更多的中国原创技术与方案，引领大家共同走向世界。

笔者有幸邀请到国内外几位有经验的青光眼专家共同翻译了由 Chelvin C. A. Sng 和 Keith Barton 两位青光眼专家共同编写的 *Minimally Invasive Glaucoma Surgery* 一书。该书对各种微创青光眼手术的相关解剖知识、作用机制、患者选择、手术操作要点、术后效果和安全性、并发症和处理等内容进行了详细和客观的阐述，特别是对微创青光眼手术的操作技巧进行了详细的分步骤图文说明，可为读者进一步开展微创青光眼手术提供参考。书中涉及的微创青光眼手术，有些已经在国内有所应用，但相当一部分目前尚未在国内开展。希望本书的中文译本能够帮助我国眼科医生更好地认识和理解微创青光眼手术，缩短微创青光眼手术的学习曲线，提高微创青光眼手术的手术技巧，进一步促进微创青光眼手术在国内的开展与应用，提高我国青光眼的临床诊疗水平。

衷心感谢本书翻译过程中辛勤付出的王凯军教授、王大江教授、李树宁教授、韩颖教授和陈曦博士，也感谢为本书翻译校对作出贡献的徐阳、胡钟尹、颜雯、孟庆巍。真诚希望本书能够为提高我国青光眼手术医生的临床决策能力和手术技巧提供助力。

由于本书内容涵盖广泛，加之中外术语规范及语言表达习惯有所差异，中文翻译版本中可能存在疏漏或欠妥之处，恳请各位读者批评指正，不吝赐教。

钟 华 陈 琴

目　录

第1章 MIGS概述
Overview of MIGS

Jing Wang Keith Barton 著
钟 华 译

微创青光眼手术（minimally invasive glaucoma surgery，MIGS）自2008年由Ahmed医生在个人交流中提出后，已成为眼科通用术语，并且在青光眼患者的治疗中发挥着越来越大的作用。MIGS的共同点就是其所涉及的设备和手术更安全，对组织的损伤更小，并且与传统滤过手术（如小梁切除术或房水引流物植入术）相比，术后恢复更快[1]。虽然最初该术语仅指内路Schlemm管旁路支架植入术，如iStent，但现在无论是临床医生还是制造商，都在扩展它的应用范围，即便大家的使用还不太一致，也并非所有人都热衷于将他们的手术或设备贴上MIGS标签，MIGS可涵盖外路和内路Schlemm管手术，络膜上腔植入物、外滤过装置等，在某种程度上，甚至包括新型睫状体破坏手术。此外，还包括即将上市的药物洗脱植入物。尽管美国食品药品管理局（FDA）的专题讨论会和指南倾向于只考虑可植入设备，但其仍将MIGS定义为很少或没有巩膜切开，以及最少或没有结膜操作损伤的内路或外路降低眼压的手术装置和手术[2, 3]。本书涵盖了最常被认为符合MIGS概念的技术，无论厂商或临床医生是否愿意称他们为MIGS。其他的一些技术和设备，如Ex-PRESS分流器，SOLX Gold青光眼分流器和Schlemm管成形术等，与MIGS有一些相似之处，但没有被纳入本书中。

很多MIGS设备和技术降压效果相对有限，但由于药物治疗负担沉重，以及患者将要面临的不良反应和依从性问题，对于很多不太严重的青光眼患者，若没必要行传统的侵入性滤过手术，以及面对术后复杂的护理，则MIGS便具有很大的应用潜力。行白内障手术时联合一个简单的附加技术，就能显著提高这些患者的生活质量。另外，某些MIGS装置可能达到接近传统滤过手术的效果，也适用于一些需要更大降压幅度的特殊患者，但青光眼晚期的患者需要除外。

尽管很多MIGS设备和技术效果有限，其良好的安全性降低了早期青光眼手术的门槛，尤其是与白内障手术联合时，可延迟患者对侵入性手术的需求和降低相关风险。此外，MIGS还减少了患者的用药负担，进而减少了药物不耐受的可能，在提高患者生活质量和降低长期用药成本的同时，还可以提高患者的依从性。

MIGS可根据其靶向（或旁路）组织分类，包括小梁网（TM）MIGS、结膜下MIGS、脉络膜上腔 MIGS 和新一代的睫状体消融手术。MIGS 设备包括 iStent 小梁旁路支架（Trabecular Micro Bypass Stent）和 iStent *inject*（Glaukos Corporation，San Clemente，CA，USA），Hydrus 微支架（Ivantis Inc.，Irvine，CA，USA），XEN 青光眼引流管（Allergan plc，Dublin，Ireland）和 PRESERFLO（前身为 InnFocus）微型引流器（Santen Pharmaceutical Co. Ltd，Dsaka，Japan）（表 1–1）。由于 CyPass 微支架（Alcon Laboratories，Inc.，Fort Worth，Texas，US）退出市场，虽然有一些其他项目正在开发中，但目前市场上已没有可用的引流到脉络膜上腔的装置。

尽管 MIGS 设备有许多目标通路，也有很多 MIGS 并不需要植入装置，而是旨在消除小梁网通道的流出阻力，如内路小梁切开术（小梁消融术；NeoMedix Corporation，San Juan Capistrano，CA，USA）和前房角镜辅助下经管腔内小梁切开术（GATT）。更新的手术设备，如小梁网切开器 Kahook Dual Blade（New World Medical、Rancho Cucamonga、CA，USA）和 TRAB360（Sight Sciences Inc.，Menlo Park，CA，USA）用于从内路去除小梁网组织以增强生理性小梁网流出系统的功能。

尽管切开也是通过小梁网入路到达 Schlemm 管，但内路 Schlemm 管成形术（ABiC，Ellex Medical Pty Ltd.，Adelaide，Australia）的不同之处在于它主要是扩张 Schlemm 管。

在各类 MIGS 植入装置问世的同时，也出现了许多新的睫状体消融手术，包括使用新型探头的外路微脉冲二极管激光经巩膜睫状体光凝术（MicroPulse P3，IRIDEX IQ810 激光系统、Mountain View，CA，USA）和高强度聚焦超声睫状体成形术（EyeOP1 HIFU，EyeTechCare，Rillieux-la-Pape，France），定量的超声能量从外路透过巩膜传输到睫状体。20 世纪 90 年代后期出现的内路睫状体光凝术（endocylophotocoagulation，ECP）类似于传

表 1–1 **基本属于微创青光眼手术范畴的手术和植入物，尽管所列的一些手术通常不会被描述为微创青光眼手术**

Schlemm 管	结膜下	脉络膜上腔	睫状体凝固
支架 • iStent 小梁旁路支架 • iStent *inject* • Hydras 微支架 **切开** • 小梁消融术（内路小梁切开术） • 房角镜辅助下经管腔内小梁切开术（GATT） • 骨分子激光小梁切开术 • Kahook Dual Blade（KDB） **扩张** • 内路 Schlemm 管成形术（ABiC）	• Xen 青光眼引流管 • PRESERFLO • 微型引流管	• Stent Supra MINIject（CyPass 微支架）	• 高强度聚集超声睫状体凝固术 • 微脉冲二极管激光睫状体光凝术 • 内路睫状体光凝术

统的二极管激光睫状体光凝术，但它是通过内路进行，所以也可以归为这一类 MIGS 中。

一、小梁网 MIGS 设备和技术

小梁网（trabecular meshwork，TM）MIGS 技术和设备有很多，其旨在消除轻中度青光眼和高眼压症患者小梁网正常生理通道的流出阻力，通常与白内障手术联合进行。在慢性原发性房角关闭患者中，小梁网流出系统可能有长期存在且不可逆的损伤；在做小梁网 MIGS 或植入时更应该格外小心，因为无论是支架还是小梁切开形成的通道，都可能由于房角狭窄而被虹膜堵塞。在房角关闭患者中，一般只有在白内障手术后、房角开放足够宽而堵塞的风险极低时才会考虑行小梁网 MIGS。对于晚期青光眼患者，通常需要最大限度地降低眼压以使疾病进展的风险降到最低，小梁网 MIGS 很难通过一次手术就能控制好眼压，因此并不是理想的选择。

所有小梁网 MIGS 都需要在前房角镜直视下才能进行。小梁网 MIGS 设备包括 iStent 小梁旁路支架、iStent *inject*（图 1–1）和 Hydrus 微支架（图 1–2）[4–6]。这三款设备都是通过在 Schlemm 管植入支架增加小梁网的外流。iStent 小梁旁路支架和 iStent *inject* 由肝素涂层钛制成。iStent 小梁微型旁路支架是一个长为 1mm 管腔直径为 120μm 的 L 形装置。iStent *inject* 呈长度为 360μm，最大直径为 230μm 的锥形。Hydrus 微支架是由镍钛诺合金制成的一种长为 8mm，管腔直径为 185～292μm 的新月形小梁支架。一项前瞻性

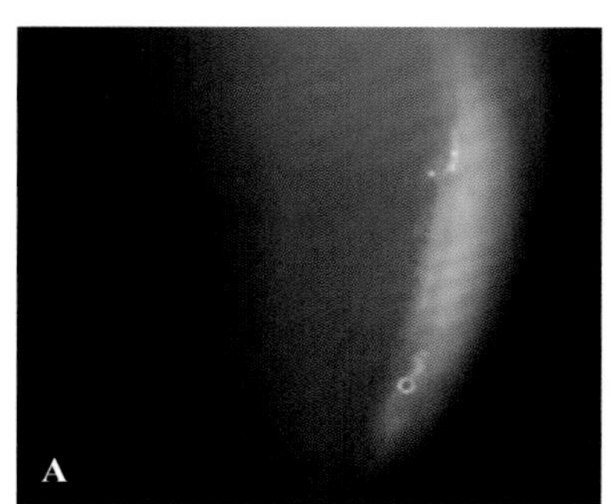

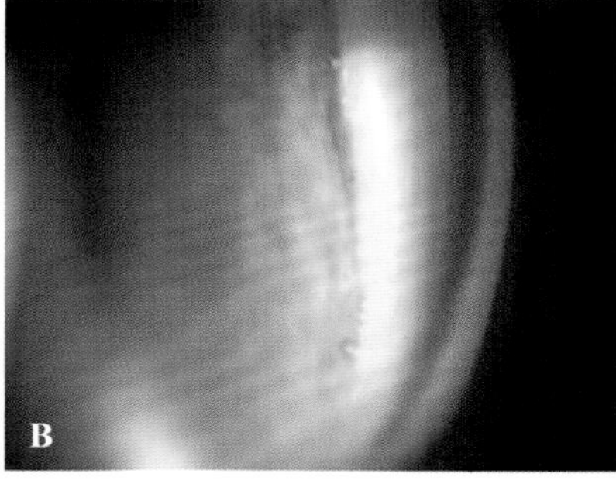

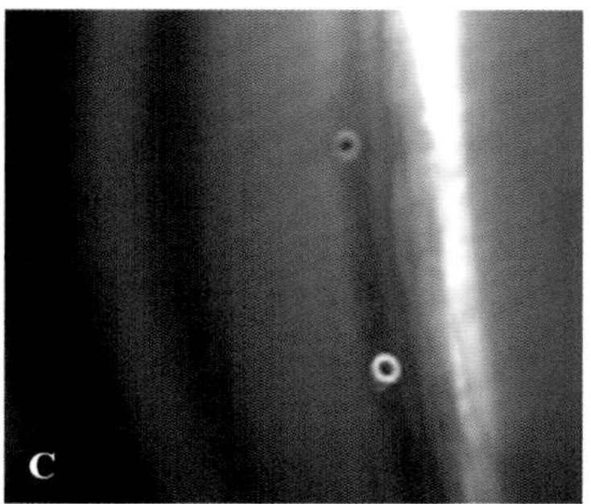

▲ **图 1–1　两个不同患者植入了 2 个 iStent 小梁旁路支架到 Schlemm 管内（A 和 B）和 2 个 iStent *inject* 植入到小梁网内（C）**

经许可转载，图片由 Moorfields Eye Hospital 和 Keith Barton 提供

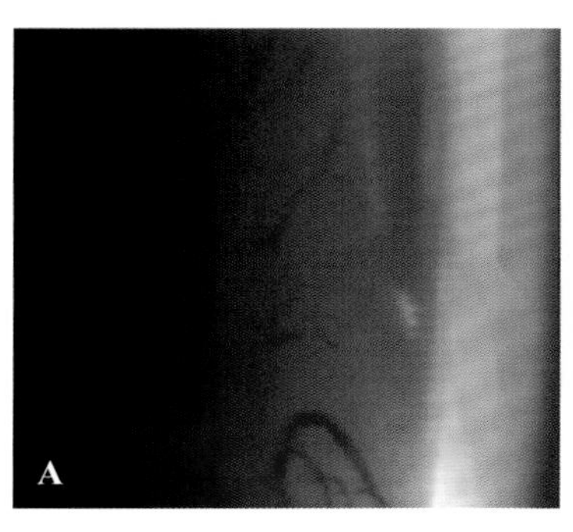

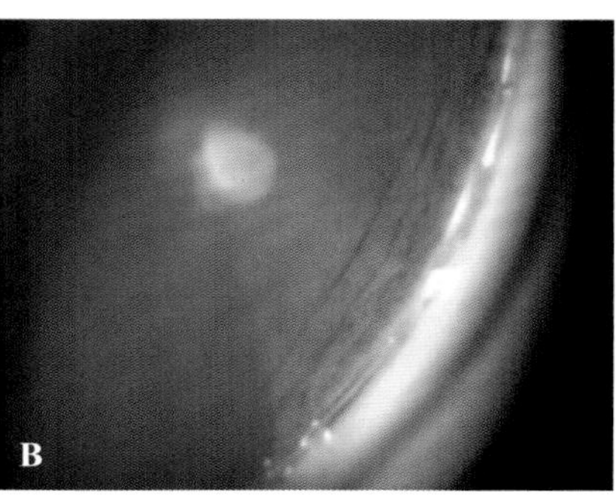

◀ **图 1–2　从外面可以看到 Hydrus 微支架的入口（A）和前房角镜下可见的小梁网内的 Hydrus 微支架（B）**

经许可转载，图片由 Moorfields Eye Hospital 和 Keith Barton 提供

随机对照试验比较了白内障联合使用 iStent 小梁旁路支架或 Hydrus 微支架与单纯白内障手术对眼压控制的效果[4, 6]。结果显示，在术后 2 年的观察中，在接受白内障手术联合小梁 MIGS 装置植入的治疗组中，均表现出持续的中度降眼压作用。这三款装置到目前为止均获得了美国食品药品管理局（FDA）的批准，用于联合白内障摘除时植入，但还没有获批用于独立手术。在欧洲，它们则获得了单独植入或联合白内障手术的批准。

其他 TM 手术，如内路小梁切开术（AIT）或小梁消融术、GATT、Kahook Dual Blade 和 TRAB360 等，它们切开小梁的范围都不同程度地比微支架要大。小梁消融术是最早获得 FDA 批准的小梁网去除手术。它有一个 19.5 号大小的，以灌注、抽吸和电灼为一体的一次性手柄。小梁消融仪的尖端可以在去除小梁网的同时进行组织凝固。小梁消融手术可以在白内障手术开始时进行，也可以作为一个独立的手术进行[7]。Kahook Dual Blade 是一次性刀，可通过颞侧切口进入，切除一条小梁网组织。同时，Kahook Dual Blade 和小梁消融只需一个切口，即可切除至多 120° 的小梁网组织，而 GATT 和 TRAB360（Sight Sciences，Menlo Park，CA，USA）可以 360° 去除整个小梁网组织。GATT 可以通过有照明的微导管（iTrack，Ellex Medical Pty Ltd.，Adelaide，Australia）来进行，它最初是设计用于外路Schlemm管成形手术，也可以用5–0聚丙烯或尼龙缝线来完成[8]。在直接前房角镜直视下，使用微型玻璃体视网膜（MVR）刀切开小梁网，之后通过此切口把导管或缝线插入 Schlemm 管穿行。不是所有患者都能完成 360° 的 Schlemm 管完整穿行。一个前瞻性的非对照病例系列报道了 GATT 后眼压持续降低长达 2 年[9]。由于 360° 小梁切开术在原发性先天性青光眼的治疗中成为通行的一线干预手段，有很多研究者对把 GATT 作为青少年型开角型青光眼治疗的主要手术方式也表示出很大兴趣。

二、结膜下 MIGS 装置

XEN 青光眼引流管（Allergan；原名 XEN 凝胶支架，AqueSys Inc.）（图 1–3）和 PRESERFLO（前身为 InnFocus）微型引流器（Santen Pharmaceutical Co. Ltd.）（图 1–4）是目前可用的两种结膜下 MIGS 装置[10, 11]。XEN 青光眼引流

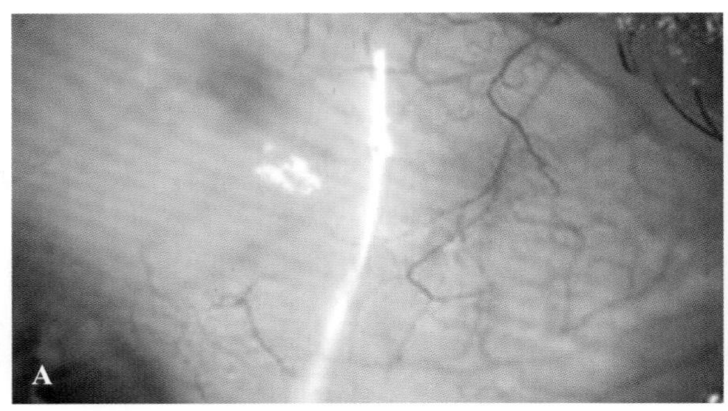

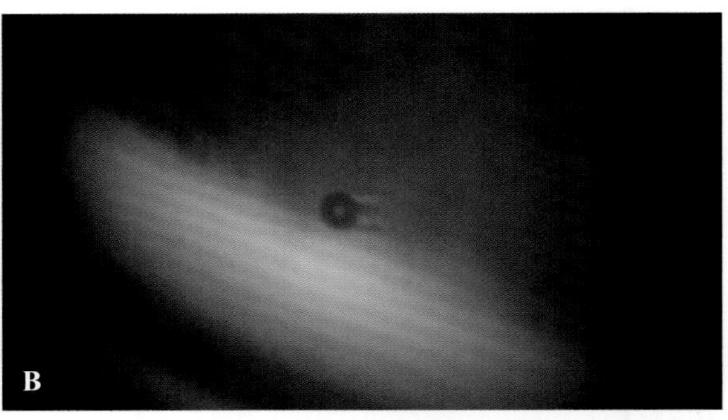

▲ 图 1–3　**A. 结膜下可见 XEN 青光眼引流管，其上方的滤过泡弥散；B. 前房也可见 XEN 青光眼引流管**
经许可转载，图片由 Moorfields Eye Hospital 和 Keith Barton 提供

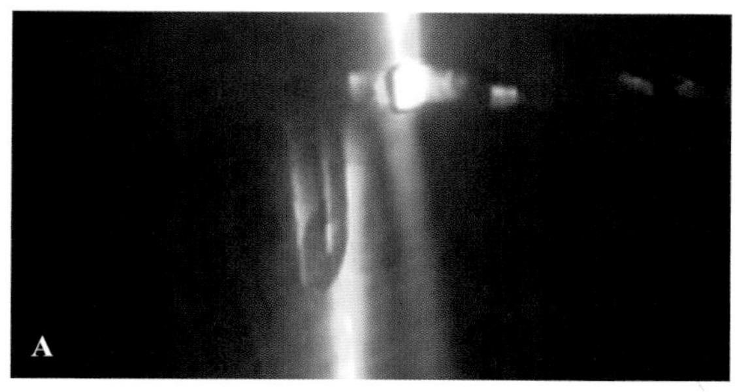

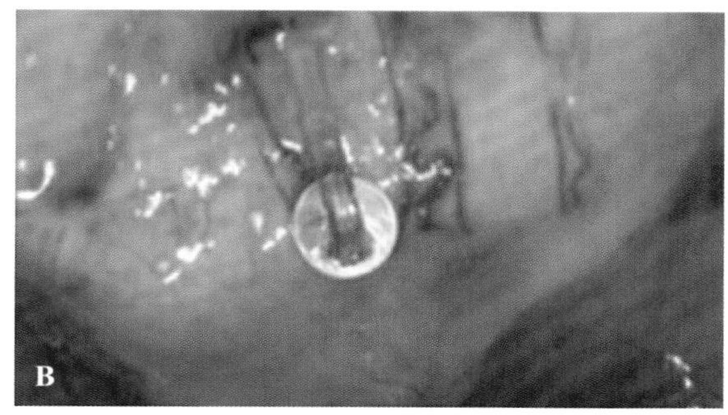

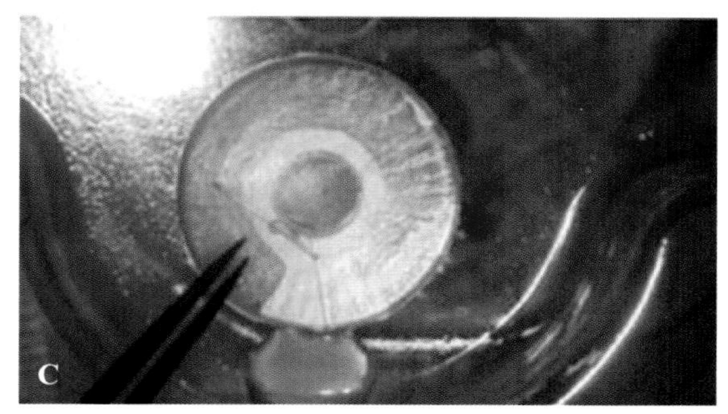

▲ 图 1-4 **A. 前房内的 PRESERFLO 微型引流器；B. 植入手术中关闭结膜前观察房水引流情况；C. 植入前的装置**

经许可转载，图片由 Moorfields Eye Hospital 和 Keith Barton 提供

管是一种柔软的猪源胶原蛋白制成的可以由内路从前房插入到结膜下的植入物。XEN 长 6mm，内径为 45μm，预装在推注器中。与传统滤过手术相比，它的主要潜在优势是不用切开结膜。然而，没有进行结膜下组织的分离，就要求 XEN 放在结膜组织下的位置时要非常精准，否则 XEN 的管腔很容易被 Tenon 囊堵塞。因此，这也解释了 XEN 植入术后需要针拨分离的比例如此之高的原因[12]。与 XEN 青光眼引流管类似，PRESERFLO 微型引流器也是一种可以将房水从前房引流到结膜下的管。PRESERFLO 与 XEN 不同，它是通过外路植入的，需要打开结膜囊。材质也与 XEN 不同，PRESERFLO 是纯合成结构——聚（苯乙烯 – 嵌段 – 异丁烯 – 嵌段 – 苯乙烯）或 SIBS。一项比较微型引流器联合丝裂霉素 C（MMC）与小梁切除术联合 MMC 治疗原发性开角型青光眼（POAG）的随机对照试验目前正在进行中（临床试验：NCT01881425）。这是目前在随机临床试验中与小梁切除术进行对比的唯一 MIGS 设备。

在特定的情况下，结膜下 MIGS 的降眼压作用接近传统的滤过手术，这为 MIGS 用于晚期青光眼或正常眼压性青光眼提供了可能。另外，结膜下 MIGS 是一种有过滤泡的手术，滤过泡相关的严重并发症如感染、渗漏和植入物暴露等都有报道[13]。

三、脉络膜上腔 MIGS 装置

直到目前，CyPass 微支架还是唯一可用的脉络膜上腔 MIGS。它是一个由生物相容性聚酰胺材料制成的长为 6.35mm、外径为 510μm 和内径为 300μm 的有孔微支架。一项随机对照试验 COMPASS，比较了 505 例行单纯白内障手术和 CyPass 联合白内障手术的 POAG 患者[14]。手术后 2 年，与单独接受白内障手术的组相比，CyPass 微支架植入联合白内障手术的组中，眼压更低且使用的药物种类更少。一项前瞻性的病例系列研究显示，在眼压不能控制的 POAG 患者中单独行 CyPass 微支架植入术进行治疗，可有效地降低眼压，1 年的随访中有 83% 的患者避免了行常规滤过手术[15]。COMPASS 研究延长观察至术后 5 年（COMPASS XT），在白内障联合 CyPass 微支架组中，角膜内皮细胞丢失率显著高于单纯白内障组。由于这个原因，制造商（Alcon Laboratories，Inc.，Fort Worth，Texas，USA）于 2018 年 8 月自愿从市场上撤回 CyPass 微支架，尽管目前估计全球约有 33 000 个植入的 CyPass 微支架，但是在退出后的几年内，管理角膜内皮细胞丢失的风险可能是一个要持续关注的问题[16]。

iStent Supra（Glaukos）是一种由聚醚砜和肝素涂层钛制成的脉络膜上腔支架，其管腔直径为 165μm。在撰写本文时 iStent Supra 还未上市，也没有已发表的相关前瞻性的有效性研究结果。

四、睫状体光凝术（CPC）

睫状体光凝术（cyclophotocoagulation，CPC）通过光凝睫状体组织来减少房水的产生，尽管睫状体光凝术也是微创的，但通常不包括在 MIGS 类型中。

内路睫状体光凝术（endocyclophotocoagulation，ECP）是一种内路睫状体烧蚀手术。在一个 18～20G 的照明光纤探头中装配上内窥镜相机和 810nm 二极管激光。在治疗时可以直接看到睫状体上皮；通常一个切口可以进行 240°～300° 的睫状体光凝。完整的 360° 治疗则需要做两个切口[17]。目前没有 ECP 疗效的前瞻性随机对照试验。一项病例系列研究比较了 ECP 联合白内障摘除术和单独的白内障摘除术的疗效，发现联合组眼压略低。另一项回顾性病例系列研究比较了 ECP 与再次行青光眼引流装置植入术治疗初次引流手术失败患者的效果，结果发现术后 1 年两者的降眼压作用相似[18]。ECP 的术后并发症包括炎症、低眼压、眼压失控、黄斑囊样水肿（10%）和眼球萎缩。建议前房内注射曲安奈德以预防 ECP 后纤维素性炎症。尽管是内路手术，但理论上 ECP 会导致严重的组织损伤和严重的并发症，如眼球萎缩。因此，在高危人群中开展手术应谨慎。

微脉冲二极管激光是一种较新的对眼部组织进行二极管激光治疗的方法。传统的激光是连续的单脉冲，持续时间为 0.1～0.5s。在传统的二极管睫状体光凝术中，单次激光脉冲的持续时间通常只有几秒钟。而微脉冲模式激光器可提供具有预设开启和关闭周期的脉冲能量。关闭时间比开启时间长，可以让组织冷却而最大限度地减少损伤。微脉冲激光已用于视网膜疾病和青光眼的治疗中。一项前瞻性随机研究显示微脉冲激光光凝术是有效的，它与传统 CPC 相比，降眼压效果相似但并发症更少。

五、概述总结

结膜下房水引流一直是青光眼手术的基石。从结膜下通道引流的 MIGS 装置降眼压效果比针对 Schlemm 和脉络膜上腔引流的手术要好，但代价是可能发生滤过泡相关和更高的低眼压相关并发症。针对小梁网流出系统的 MIGS，如 iStent Trabecular 小梁旁路支架或 iStent *inject*，Hydrus 微支架和 AIT 最适合那些需要做白内障手术的中度高眼压症或轻度到中度 POAG 患者。这些小梁装置降压效果受到巩膜上静脉压（EVP）的限制，眼压最多降低到 15mmHg 左右。结膜下引流装置（XEN 青光眼引流管或 PRESERFLO 微型引流器）可单独用于青光眼治疗，并更有可能使眼压降至个位数水平。由于已发表的数据有限，结膜下 MIGS 的长期疗效仍然未知。它们都需要联合抗代谢物（MMC）使用，因为随着房水引流到结膜下空间，结膜下瘢痕是不可避免的。脉络膜上腔引流装置针对的是潜在的空间，眼压降低不受 EVP 的限制并且可以避免滤过泡形成。但脉络膜上腔的瘢痕化仍然是一个问题。在传统青光眼手术后还需要进一步降低眼压时，脉络膜上腔装置有可能作为一种辅助手段。

参考文献

[1] Saheb H, Ahmed II. Micro-invasive glaucoma surgery: current perspectives and future directions. Curr Opin Ophthalmol. 2012;23(2):96–104.

[2] Premarket studies of implantable Minimally Invasive Glaucoma Surgical (MIGS) devices: Guidance for Industry and Food and Drug Administration Staff. [cited 2 November 2019]. https://www.fda.gov/media/90950/download.

[3] Caprioli J, et al. Special commentary: supporting innovation for safe and effective minimally invasive glaucoma surgery: summary of a joint meeting of the American Glaucoma Society and the Food and Drug Administration, Washington, DC, February 26, 2014. Ophthalmology. 2015;122(9):1795–801.

[4] Samuelson TW, et al. Randomized evaluation of the trabecular micro-bypass stent with phacoemulsification in patients with glaucoma and cataract. Ophthalmology. 2011;118(3):459–67.

[5] Camras LJ, et al. A novel Schlemm's Canal scaffold increases outflow facility in a human anterior segment perfusion model. Invest Ophthalmol Vis Sci. 2012;53(10):6115–21.

[6] Pfeiffer N, et al. A randomized trial of a Schlemm's canal microstent with phacoemulsification for reducing intraocular pressure in open-angle glaucoma. Ophthalmology. 2015;122(7):1283–93.

[7] Minckler D, et al. Clinical results with the Trabectome, a novel surgical device for treatment of open-angle glaucoma. Trans Am Ophthalmol Soc. 2006;104:40–50.

[8] Grover DS, et al. Gonioscopy-assisted transluminal trabeculotomy, ab interno trabeculotomy: technique report and preliminary results. Ophthalmology. 2014;121(4):855–61.

[9] Grover DS, et al. Gonioscopy-assisted transluminal trabeculotomy: an ab interno circumferential trabeculotomy: 24 months follow-up. J Glaucoma. 2018;27(5):393–401.

[10] Lewis RA. Ab interno approach to the subconjunctival space using a collagen glaucoma stent. J Cataract Refract Surg. 2014;40(8):1301–6.

[11] Batlle JF, et al. Three-year follow-up of a novel aqueous humor MicroShunt. J Glaucoma. 2016;25(2):e58–65.

[12] Schlenker MB, et al. Efficacy, safety, and risk factors for failure of standalone ab interno gelatin Microstent implantation versus standalone trabeculectomy. Ophthalmology. 2017;124(11):1579–88.

[13] Kerr NM, et al. Ab interno gel implant-associated bleb-related infection. Am J Ophthalmol. 2018;189:96–101.

[14] Vold S, et al. Two-year COMPASS trial results: supraciliary microstenting with phacoemulsification in patients with open-angle glaucoma and cataracts. Ophthalmology. 2016;123(10):2103–12.

[15] Garcia-Feijoo J, et al. Supraciliary micro-stent implantation for open-angle glaucoma failing topical therapy: 1–year results of a multicenter study. Am J Ophthalmol. 2015;159(6):1075–1081.e1.

[16] [cited 2 November 2019]. https://www.alcon.com/cypass-recall-information.

[17] Kahook MY, Lathrop KL, Noecker RJ. One-site versus two-site endoscopic cyclophotocoagulation. J Glaucoma. 2007;16(6):527–30.

[18] Murakami Y, et al. Endoscopic cyclophotocoagulation versus second glaucoma drainage device after prior aqueous tube shunt surgery. Clin Exp Ophthalmol. 2017;45:241–6.

第 2 章　房水流出通道的解剖

Anatomy of the Aqueous Outflow Drainage Pathways

Kay Lam　Mitchell Lawlor　著

钟　华　译

一、概述

微创青光眼手术（minimally invasive glaucoma surgery，MIGS）包括一组旨在降低眼压（intraocular pressure，IOP）的手术，与传统的滤过手术相比，其手术时间更短、术后恢复更快、安全性更好。要增加房水（aqueous humour，AH）流出可以通过促进现有的 Schlemm 管和脉络膜上腔途径的房水流出来实现，或绕过正常房角的解剖，制作全层瘘管引流到结膜下的空间中。由于前房角在青光眼损伤发病机制中的重要性，理解房角的解剖和房水流出的结构对于特定青光眼亚型的手术设计和装置选择是至关重要的。本章回顾了人眼房水流出通道的临床相关解剖和功能。

二、房水流出

眼压是青光眼的主要危险因素，取决于房水的产生、循环和排出。主要的房水流出途径包括小梁网途径（传统流出通道）和葡萄膜巩膜途径（非传统流出通道）。经小梁流出系统流出的房水将穿过小梁网，通过邻管结缔组织，进入 Schlemm 管和集合管，最后进入房水静脉，然后流入巩膜上静脉系统。房水通过葡萄膜巩膜途径引流，通过睫状肌束进入脉络膜上腔，然后通过巩膜进入眼眶血管[1]。

每个流出途径相对的贡献很难确定，因为它会因所研究的种族和所使用的测量方法的不同而变化。尽管如此，人类的小梁网是房水流出的主要途径，占引流的 70%～95%[2, 3]。传统上认为，健康人经葡萄膜巩膜途径流出的房水比灵长类动物要少得多，但是正规的房水流出研究曾报道经此途径流出的房水在年轻人中约为 35%，在 60 岁以上的人中约为 3%[1, 4]。两种途径除了流出量的不同外，还有许多其他重要的差异。首先，房水经前房穿过小梁网进入 Schlemm 管是压力依赖性的，而房水经葡萄膜巩膜途径流出在生理范围内是非压力依赖的[5, 6]。其次，随着年龄的增长，小梁网和葡萄膜巩膜流出量均逐渐下降，其中，葡萄膜巩膜途径的房水流出量下降相对更大[2]。为了弥补这一点，房水的产生也会随着年龄的增长而减少，因此，健康老年人的眼压能保持相对稳定[2]。相反，原发性开角型青光眼患者小梁流出通道的流出阻力高于同年龄的正常对照眼，而房水的分泌量没有发生改变[7, 8]。

三、小梁网

与小梁流出途径相关的主要眼部结构位于巩膜沟周围，巩膜沟是一个位于巩膜内层的环形凹槽，与角巩膜缘相邻[9]。巩膜沟起始于 Descemet 膜的周边末端，延伸至巩膜突。巩膜突是平行于角膜缘的巩膜内的纤维脊，其向内突出。巩膜突是重要的标志，可将传统流出途径与非传统流出途径或葡萄膜巩膜途径分开。最好通过前房角镜观察巩膜突，因为还没有成像设备能始终识别巩膜突。巩膜突也可能在防止睫状肌导致 Schlemm 管塌陷方面发挥一定作用[10]。Schlemm 管是一个环形管道，位于巩膜沟的外侧，而小梁网位于其内侧。小梁网包含了多层束状或板片状的结缔组织，它们相互连接形成多孔结构（图 2-1）。每一个小梁束都被扁平上皮样小梁网细胞覆盖，该细胞具有自清洁吞噬活性，以维持小梁网的多孔结构。小梁束向前与 Descemet 膜末端（Schwalbe 线）的周边角膜相连接，向后延伸至睫状体基质和巩膜突。小梁网的间隙为 20～75μm，向后逐渐减小。小梁带覆盖在 Schlemm 管的内壁，在无色素沉着时相对没有特征。然而，当小梁网有色素沉着时，色素会集中在 Schlemm 管上。因此，前部小梁网无色素的部分不能引流房水，而后部小梁网有色素的部分能够引流房水。这在临床上很重要，因为如果治疗目标是最大限度地将房水引流入 Schlemm 管，那么任何跨小梁的引流装置都应针对后部的色素小梁网。

四、Schlemm 管

Schlemm 管是由内皮细胞所衬覆的环形

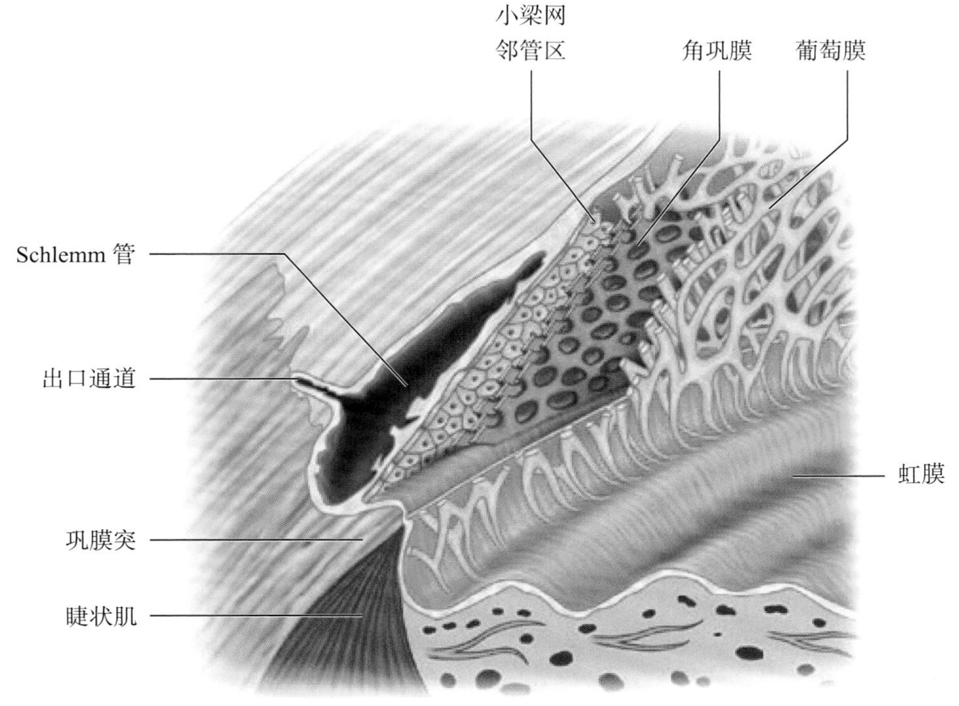

▲ 图 2-1 小梁网三层结构（在剖面图中显示）：葡萄膜、角巩膜和邻管区

管，是体内水力传导率最高的管道之一[6]。它的孔径大小为0.1～3μm，不仅允许房水通过，还允许如细胞和铁蛋白等颗粒物质通过。此外，Schlemm管的内皮内衬会随着压力梯度的变化而变化。眼压升高导致内皮细胞膨大或称为巨型囊泡的数量和大小增加，而眼压降低导致其减少[11]。房水从小梁网通过Schlemm管传输到远端静脉收集系统。房水离开Schlemm管进入集合管，集合管位于Schlemm管外壁，间隔距离不规则，为25～30个，主要位于鼻侧象限[12]。集合管最终通向巩膜上静脉系统，巩膜内通道有两个系统：一个是由4～6个较大的Asher静脉组成的直接系统，其直接汇入巩膜上静脉系统；另一个是由更多更细的管道组成的间接系统，它们形成巩膜内静脉丛，最终汇入Asher静脉。较大的Asher结膜静脉很容易观察到，但巩膜内静脉丛却难以检查。

多项研究表明，巩膜内流出静脉丛功能障碍与青光眼有关；在晚期青光眼中发现下游集合管阻塞或萎缩[13]，且人的小梁网的流出功能是不均匀的，与集合管相邻的区域小梁网流出功能较强。有研究表明，与集合管间的邻管组织相比，紧邻集合管邻管组织扩张了近2倍[14]。由于基于Schlemm管的MIGS旨在提高房水进入静脉集合管的流量，因此，在术前或术中评估集合管的功能将为患者的选择和预后提供有价值的信息。“巩膜上静脉液流涌动”（episcleral venous fluid wave，EVFW）的发现，即下游可见的静脉变白，可能是从前房到巩膜上和结膜集合管的传统流出系统解剖通畅的替代标志[15]。

五、葡萄膜巩膜流出

眼内房水流出的第二个途径是非传统流出途径（或葡萄膜巩膜途径）。该途径的特征由Anders Bill在他的开创性研究中首先提出，他的研究是使用示踪剂评估房水的流出量[16]。与小梁流出途径不同，葡萄膜巩膜流出途径不是一种具有特殊管腔的途径。相反，房水从睫状肌组织周围和之间，睫状体上腔和脉络膜上腔中穿过。与传统途径相比，葡萄膜巩膜途径还知之甚少。尽管如此，新的设备可以通过手术到达这些部位，从而再次引起人们对该解剖区域的兴趣。

睫状体的前部伸入前房角，前房和睫状肌之间没有上皮屏障[17]。同样，虹膜前表面没有连续的细胞层，因此房水可以从前房直接进入睫状肌的间隙，然后到达睫状体上腔和脉络膜上腔[16]。

睫状体上腔是睫状体外表面和巩膜内表面前部之间的狭窄区域。在其后部，脉络膜上腔位于脉络膜和巩膜内表面之间。这个子空间约30nm厚，由起源于各个组织的多层含色素的胶原组成，形成精致的胶原网[18]。这个空间构成了脉络膜和巩膜之间的移行区，在正常生理条件下不含明显的液体。

液体如何从睫状体上腔和脉络膜上腔流出的机制仍然存在争议：Bill追踪了放射性标记蛋白质和其他大分子的路线，并提出液体通过巩膜和巩膜上扩散渗入眼眶，被眼眶血管吸收[16, 19, 20]。与之相反，Barany和其他学者认为液体渗透入脉络膜而被吸收，然后进入涡静脉[21–23]。

脉络膜上腔有潜在的降低眼压作用，其

证据来自临床观察，即外伤造成的睫状体分离常常会导致低眼压。然而，由于难以控制的低眼压，而当睫状体分离闭合时会出现相反的高眼压峰值，利用睫状体分离来控制眼压仍然具有挑战性。许多新的 MIGS 设备以该腔隙为目标，期望通过适当的眼压降低和最小限度的低眼压来获得可控的眼压。

六、非传统流出途径的生理特征

房水通过睫状肌的间隙进入葡萄膜巩膜途径，睫状肌肌张力对房水流出有重要影响。使用毛果芸香碱会导致睫状肌纤维收缩和细胞外空间压缩，导致食蟹猴的葡萄膜巩膜途径流出量减少 90%[24]。而使用阿托品会产生相反的作用，即其会导致肌纤维松弛、细胞外空间扩张，从而增加葡萄膜巩膜途径的流出量[25]。各种前列腺素通过调整睫状肌束间的细胞外基质，降低流出阻力，提高通过这些间隙的流量，从而增加了葡萄膜巩膜途径的流出[26]。

测量葡萄膜巩膜途径的流量具有挑战性，因为测量流速本身就很困难。测量可以是直接的或是间接的。直接测量包括将示踪分子注入前房并测量其在眼内组织和血液中的累积。这些测量虽然准确但却是侵入性的，因此通常不适合用于人体。只有一项研究报道了直接测量活人眼中葡萄膜巩膜途径的流出，即 Bill 和 Phillips[16] 测量了两只未局部使用毛果芸香碱或阿托品的正常眼的房水流出量，发现葡萄膜巩膜流出量占总房水流出量的 4%～14%。

间接技术使用修正的 Goldmann 方程来计算葡萄膜巩膜流出量，这需要测量其他四个参数，每个参数都具有固有的变异性。这种方法容易产生具有相当大变异性的较大标准偏差。

尽管有这些限制，葡萄膜巩膜流出途径似乎对眼压变化比较不敏感，即使眼压在 4～35mmHg[19]。这一观察结果部分说明降低眼压的大多数手术目标还得集中在压力依赖性的小梁流出系统上。然而，一旦绕过睫状肌（通过分流或睫状体脱离），它的大部分阻力就会消失[27]，葡萄膜巩膜途径会变得依赖于压力，流出量可增加 4 倍[28]。当葡萄膜巩膜途径转变为压力依赖性时，如上所述，其降低眼压的能力非常显著，以至于术后眼压可以达到 13mmHg 以下甚至个位数[29-31]。

七、结膜淋巴系统

人体淋巴系统在体液稳态、脂质吸收和免疫功能方面发挥着重要作用[31-33]。从根本上说，淋巴系统能清除那些静脉系统无法吸收的过量的来自组织间隙的动脉液体，并能起到增强免疫监视的作用。传统上，淋巴系统被视为液体和免疫细胞的被动通道，然而最近的发现极大地改变了我们对淋巴管系统的看法，我们对淋巴系统的了解远远落后于对循环系统的了解。现在发现淋巴管似乎有多种功能，其功能的特异性取决于组织的微环境[34]。

尽管对淋巴系统的认识有限，但结膜淋巴管对青光眼手术的成功特别重要[35-37]。在正常眼中，结膜淋巴管与房水流出途径无关，并且淋巴管与结膜静脉没有连通[38]。然而，青光眼滤过手术改变了正常的流出途径。房水被转移到结膜下的空间，相当于结膜淋巴管周围的间质组织液。动物实验研究证实，淋巴引流途径的存在与结膜下引流途径的持续存在相关，而结膜下引流途径在青光眼滤过手术的成败中发挥了关键作用[39]。因此，了解结膜的淋巴引流对于优化青光眼的治疗干预至关重要。

结膜淋巴管透明、无色，管壁非常薄且没有基底膜或周细胞，因此仍然难以研究。淋巴系统是一系列单向的薄壁管道，将淋巴液输送到淋巴结，最终通过胸导管排入静脉。

猴子的结膜淋巴管末端为盲端，起始于上皮和 Tenon 囊之间的浅表结膜[40]。这些淋巴管的管径不一，有许多分支交通，负责间质液体的初始引流。液体摄取的机制可能是间质液体和初始淋巴管之间的瞬时液体压力梯度[41, 42]。然后液体流入带阀门的预收集器，这些收集器大多位于 Tenon 囊的深层。这些预收集器与更大的收集器连接，最终排入耳前和颌下淋巴结[43, 44]。淋巴管看起来像是相对均匀地分布在球结膜中，在每个象限间、角膜缘和穹窿区之间没有差异。

我们对结膜淋巴管的了解仍处于初级阶段，但了解该系统在间质液体引流中的作用对于在青光眼治疗中优化和有针对性地控制房水引流是非常重要的。了解淋巴管的结构和功能，以及在结膜中的分布，最终能够在滤过手术之前对它们进行功能性评估，这对产生结膜滤过泡的青光眼手术治疗具有重大意义。

八、结论

一个多世纪以来，降低眼压一直是青光眼治疗的核心。新的手术设备能够利用房水流出的不同途径来降低眼压。全面了解房水流出途径对于开发新的治疗策略、改进现有方法，以及更好地针对特定青光眼亚型进行合适的手术至关重要。

参考文献

[1] Alm A, Nilsson SF. Uveoscleral outflow—a review. Exp Eye Res. 2009;88(4):760–8.
[2] Toris CB, Koepsell SA, Yablonski ME, et al. Aqueous humor dynamics in ocular hyptertensive patients. J Glaucoma. 2002;11(3):253.
[3] Toris CB, Yablonski ME, Wang YL, et al. Aqueous humor dynamics in the aging human eye. Am J Ophthalmol. 1999;127(4):407.
[4] Townsend DJ, Brubaker RF. Immediate effect of epinephrine on aqueous formation in the normal human eye as measured by fluorophotometry. Invest Ophthalmol Vis Sci. 1980;19(3):256.
[5] Brubaker RF. Measurement of uveoscleral outflow in humans. J Glaucoma. 2001;10(5 Suppl 1):S45.
[6] Johnson M. What controls aqueous humour outflow resistance? Exp Eye Res. 2006;82:545.
[7] Brubaker RF. Flow of aqueous humor in humans. Invest Ophthalmol Vis Sci. 1991;32:3145.
[8] Larsson LI, Rettig ES, Sheridan PT, et al. Aqueous humor dynamics in low-tension glaucoma. Am J Ophthalmol. 1993;116:590.
[9] Tamm ER. The trabecular meshwork outflow pathways: structural and functional aspects. Exp Eye Res. 2009;88:648.
[10] Moses RA, Grodski WJ Jr. The scleral spur and scleral roll. Invest Ophthalmol Vis Sci. 1977;16(10):925.
[11] Johnstone MA, Grant WG. Pressure-dependent changes in structures of the aqueous outflow system of human and monkey eyes. Am J Ophthalmol. 1973;75(3):365–83.
[12] Kagemann L, Wollstein G, Ishikawa H, et al. Identification and assessment of Schlemm's canal by spectral-domain optical coherence tomography. Invest Ophthalmol Vis Sci. 2010;51:4054–9.
[13] Nesterov AP. Pathological physiology of primary open angle glaucoma: the aqueous circulation. In: Cairns

JE, editor. Glaucoma, vol. I. New York: Grune and Stratton; 1986. p. 335–6.

[14] Hann CR, Fautsch MP. Preferential fluid flow in the human trabecular meshwork near collector channels. Invest Ophthalmol Vis Sci. 2009;50(4):1692–7.

[15] Fellman RL, Feuer WJ, Grover DS. Episcleral venous fluid wave correlates with trabectome outcomes: intraoperative evaluation of the trabecular outflow pathway. Ophthalmology. 2015;122:2385–91.e1.

[16] Bill A, Phillips CI. Uveoscleral drainage of aqueous humour in human eyes. Exp Eye Res. 1971;12:275–81.

[17] Nilsson SFE. The uveoscleral outflow routes. Eye. 1997;11:149–54.

[18] Hogan MH, Alvarado JA, Weddell JE. Histology of the human eye—an atlas and textbook. Philadelphia: Saunders; 1971.p. 320.

[19] Bill A. Conventional and uveo-scleral drainage of aqueous humour in the cynomolgus monkey (Macaca irus) at normal and high intraocular pressures. Exp Eye Res. 1966;5:45–54.

[20] Bill A. Blood circulation and fluid dynamics in the eye. Physiol Rev. 1975;55:383–416.

[21] Barany EH. Pseudofacility and uveoscleral outflow routes. Munich: Basel, Karger; 1967.

[22] Pederson JE, Gassterland DE, MacLellan HM. Uveoscleral aqueous outflow in the rhesus monkey: importance of uveal reabsorption. Invest Ophthalmol Vis Sci. 1977;16:1008–17.

[23] Sherman SH, Green K, Laties AM. The fate of anterior chamber fluorescein in the monkey eye. 1. The anterior chamber outflow pathways. Exp Eye Res. 1978;27:159–73.

[24] Crawford K, Kaufman PL. Pilocarpine antagonizes prostaglandin F2 alpha-induced ocular hypotension in monkeys. Evidence for enhancement of uveoscleral outflow by prostaglandin F2 alpha. Arch Ophthalmol. 1987;105(8):1112–6.

[25] Bill A, Walinder P. The effects of pilocarpine on the dynamics of aqueous humor in a primate (Macaca irus). Investig Ophthalmol. 1966;5(2):170–5.

[26] Lutgen-Drecoll E, Tamm E. Morphological study of the anterior segment of cynomolgus monkey eyes following treatment with prostaglandin F2a. Exp Eye Res. 1988;47(5):761–9.

[27] Bill A. The routes for bulk drainage of aqueous humor in rabbits with and without cyclodialysis. Doc Ophthalmol. 1966;20:157–69.

[28] Suguro K, Toris CB, Pederson JE. Uveoscleral outflow following cyclodialysis cleft in the monkey eye using a fluorescent tracer. Invest Ophthalmol Vis Sci. 1985;26:810–3.

[29] Emi K, Pederson JE, Toris CB. Hydrostatic pressure of the suprachoroidal space. Invest Ophthalmol Vis Sci. 1989;30:233–8.

[30] Skaat A, Sagiv O, Kinori M, Simon GJ, Goldenfeld M, Melamed S. Gold Micro-Shunt implants versus Ahmed Glaucoma Valve: long-term outcomes of a prospective randomized clinical trial. J Glaucoma. 2016;2:155–61.

[31] Gausas RE, Gonnering RS, Lemke BN, et al. Identification of human orbital lymphatics. Ophthal Plast Reconstr Surg. 1999;15:252–9.

[32] Schmid-Schonbein GW. Microlymphatics and lymph flow. Physiol Rev. 1990;70(4): 987–1028.

[33] Steenbergen JM, Lash JM, Bohlen HG. Role of a lymphatic system in glucose absorption and the accompanying microvascular hyperemia. Am J Phys. 1994;267(4 Pt 1):G529–35.

[34] Petrova TV, Koh GY. Organ-specific lymphatic vasculature: from development to pathophysiology. J Exp Med. 2018;215(1):35–49.

[35] Ritch R, Shields MB, Krupin T. The glaucomas. St Louis: The C.V. Mosby Company; 1989. p. 1–748.

[36] Teng CC, Chi HH, Katzin HM. Histology and mechanism of filtering operations. Am J Ophthalmol. 1959;47:16–34.

[37] Singh D. A new clue to lymphatic drainage. Rev Ophthalmol. 2002;9:12.

[38] Yu D-Y, Morgan WH, Sun X, et al. The critical role of the conjunctiva in glaucoma filtration surgery. Prog Retin Eye Res. 2009;28:303–28.

[39] Morgan WH, Balaratnasingam C, Guibilato A, et al. The use of trypan blue as a tracer to outline aqueous flow. J Ophthalmol Photogr. 2005;27:79–81.

[40] Guo W, Zhu Y, Yu PK, et al. Quantitative study of the topographic distribution of conjunctival lymphatic vessels in the monkey. Exp Eye Res. 2012;94:90–7.

[41] Moriondo A, Mukenge AS, Negrini D. Transmural pressure in rate initial subpleural lymphatics during spontaneous or mechanical ventilation. Am J Physiol Heart Circ Physiol. 2005;289:H269.

[42] Negrin D, Moriondo A, Mukenge S. Transmural pressure during cardiogenic oscillations in rodent diaphragmatic lymphatic vessels. Lymph Res Biol. 2004;2:69–81.

[43] Singh D, Singh RSJ, Singh K, et al. The conjunctival lymphatics system. Ann Ophthalmol. 2003;35:99–104.

[44] Sugar HS, Riazi A, Schaffner R. The bulbar conjunctival lymphatics and their clinical significance. Trans Am Acad Ophthalmol Otolaryngol. 1957;61:212–23.

第3章 iStent：小梁旁路支架

iStent: Trabecular Micro-Bypass Stent

Christine L. Larsen　Thomas W. Samuelson　著

陈　琴　译

一、装置设计

iStent（或 iStent 小梁旁路支架）（Glaukos Corporation，San Clemente，USA）已成为微创青光眼手术（MIGS）领域内的流行装置。众所周知，与更具侵入性的滤过手术相比，这些手术具有更高的安全性和更快的恢复时间。MIGS 已证明能够降低眼压和患者对药物的需求，从青光眼患者依从性的角度考虑，其具有较大的优势[1]。与许多其他青光眼手术不同，iStent 植入不会影响现代超声乳化术固有的极佳视觉和屈光效果。与许多 MIGS 一样，支架植入对靶组织的创伤最小，而且通过内路途径植入不会损伤结膜。

iStent 由 Glaukos 公司（Glaukos Corporation，San Clemente，CA，USA）开发，2005 年在美国进行了首次植入[2]。支架的设计用于进入并保留在 Schlemm 管内。它由非铁磁性钛制成，由入口（或“通气管”）和植入部分组成，两者成 40° 连接。然后将支架连接到已通过伽马射线消毒的 26G 一次性植入器的尖端（图 3–1）。植入管包含抓住支架的四指延伸部分。装置的尖端便于进入 Schlemm 管，尖端的方向对应于右手型号或左手型号（分别为 GTS100R 和 GTS100L）。根据手术医生的习惯，设计开发有“右手”型号和“左手”型号的 iStent 以便于植入。位于 Schlemm 管内的部分包括一个半圆柱开口，并具有肝素涂层，从而有助于防止堵塞或纤维化。三个固定拱有助于维持装置在 Schlemm 管内的固定。植入物长 1.0mm，高 0.33mm，重 60μg。通气管的长度为 0.25mm，孔径为 120μm[3]（图 3–2）。

iStent *inject* 系统（Glaukos Corporation，San Clemente，CA，USA）是第二代装置或称为 G2，由头部、胸部和凸缘三部分组成，顶端的头部连接到狭窄胸部，胸部连

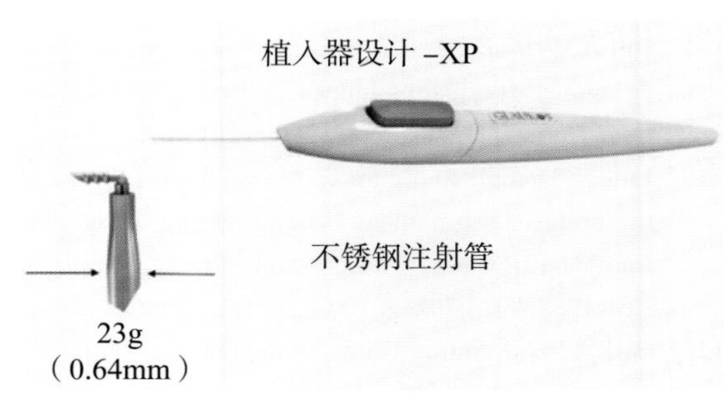

▲ 图 3–1　植入器保持直立时（顶部的按钮）尖端的方向表示右手型号或左手型号

经许可转载，图片由 Glaukos Corporation，San Clemente，CA，USA 提供

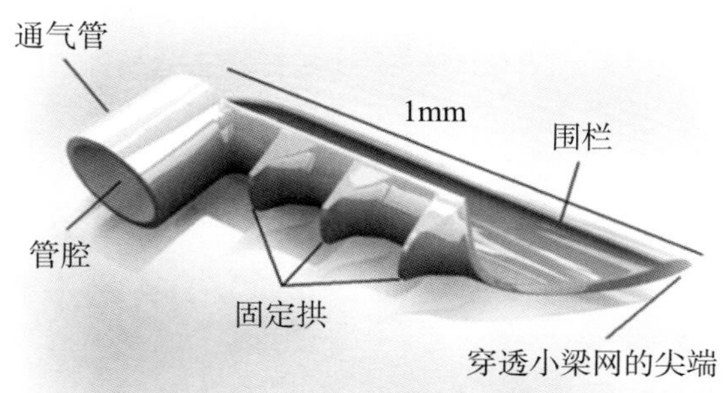

▲ **图 3-2　植入小梁网后，支架允许房水流入 Schlemm 管**

经许可转载，图片由 Glaukos Corporation，San Clemente，CA，USA 提供

接到较宽的凸缘。它是目前批准用于人体的最小的医用植入物，植入物长度为 360μm，直径为 230μm（图 3-3A，图 3-3B）。中央入口和出口管腔的直径为 80μm。头部直接插入 Schlemm 管内，无须调整植入角度。它位于 Schlemm 管内并包含四个用于房水通过的入口，每个入口的直径为 50μm。23G 不锈钢植入器包含两个支架，植入鼻侧房角，距离为 30°～60°（图 3-4）。iStent *inject* 于 2006 年在欧洲获批使用，2018 年 6 月在美国获得 FDA 批准。

iStent 在小梁网（trabecular meshwork，TM）水平上工作。关于原发性开角型青光眼（primary open-angle glaucoma，POAG）生理学的研究表明，病理性的邻管区小梁网是房水流出阻力增加从而导致房水流出能力降低的主要部位[4]。该装置的植入允许房水绕过阻力增加的小梁网，并提供了房水进入 Schlemm 管和集合管的直接通路。术后预计眼压不会低于巩膜上静脉压（episcleral venous pressure，EVP），据不同研究报道，EVP 为 7.6～9.1mmHg[5-7]，但是在某些青光眼患者中可能会升高[8]。这对于治疗靶眼压非常低的患者有一定的局限性；然而，在避免出现低眼压后遗症方面却有一定的优势。

Zhou 等证明了小梁旁路在房水流出和眼压方面的有效性[9]。通过一系列方程探讨了这一关系，并证明在正常健康的眼睛中，在存在单向和双向旁路的情况下，房水流出能力分别增加了 13% 和 26%。随着房水流出能力的增强，眼压可以降低到生理水平。Bahler 等研究了在培养的人眼前节中小梁网旁路对眼压的影响[10]。在 Schlemm 管中的植入单个支架能够产生最大的眼压变化[（21.4 ± 3.8）～（12.4 ± 4.2）mmHg，$P<0.001$]，植入更多的支架可进一步降低眼压，但降压幅度较小。

Bahler 等还报道了 iStent *inject* 对培养的人眼前节的房水流出能力的影响[11]。单个支架植入后，房水流出能力增加，眼压下降。而植入第二个支架后房水流出能力进一步增强。

二、患者选择

2012 年，FDA 批准 iStent 与白内障摘除术联合应用于使用 1～3 种降眼压药物的轻中度开角型青光眼患者。该支架目前在欧洲被批准作为独立手术或联合白内障 /MIGS 手术。

理想的患者是那些病情控制良好、稳定或病情轻度控制不佳的患者。而在目前药物治疗中仍表现出病情快速进展或眼压极度升高的患者，可能需要更积极的手术干预，如滤过手术。最适合的患者是那些需要降低眼压，但眼压不需要降低到很低水平的患者。除了降眼压，另一个目标是减少对局部药物

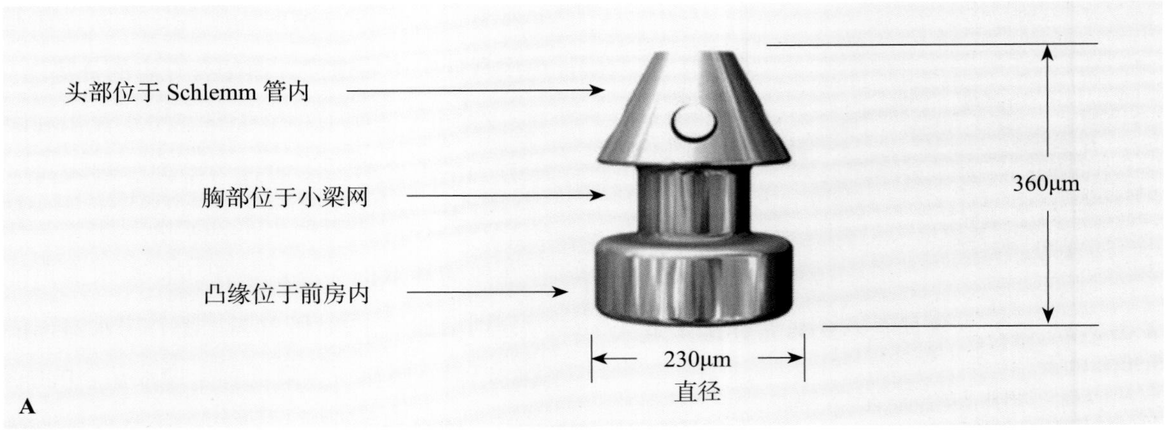

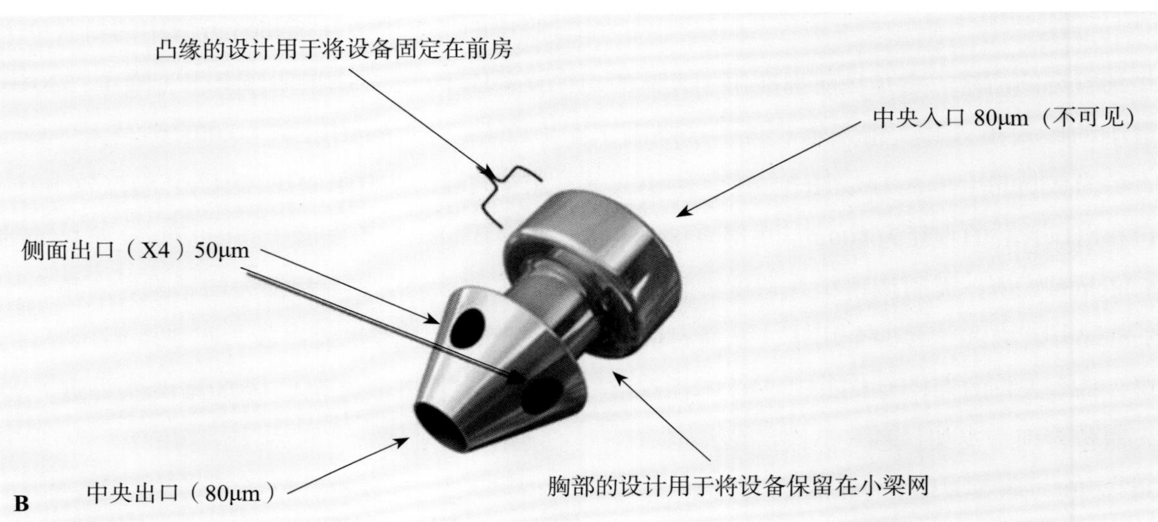

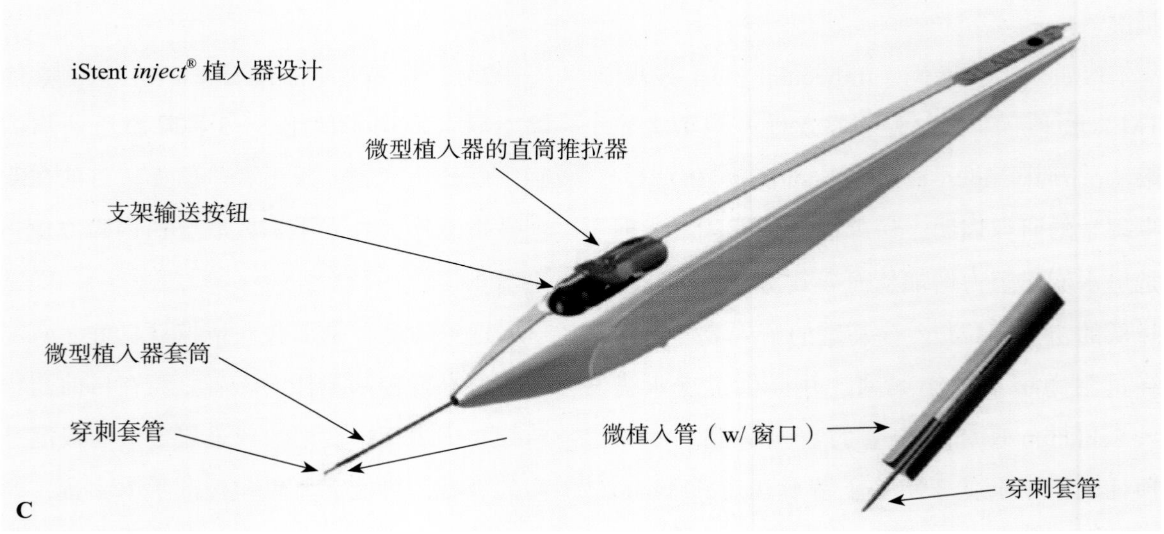

▲ 图 3–3 **A 和 B. iStente *inject* 是已知的用于人体最小的医用植入物；C. 植入系统的穿刺套管刺穿小梁网，使支架的远端部分植入 Schlemm 管**

经许可转载，图片由 Glaukos Corporation，San Clemente，CA，USA 提供

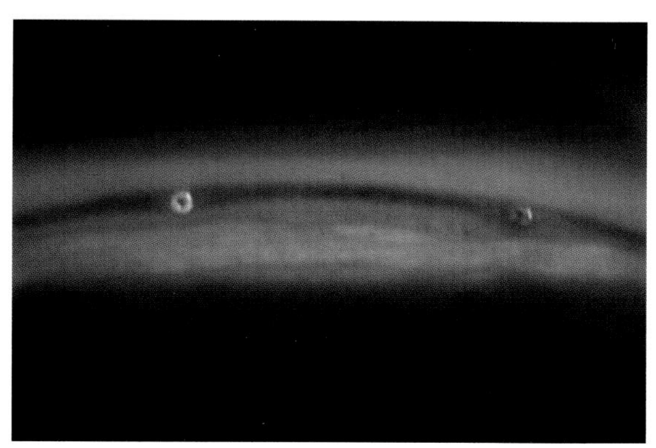

▲ **图 3–4 iStent *inject* 系统允许通过单个切口植入两个预加载的小梁旁路支架**
经许可转载，图片由 Thomas Samuelson，MD 提供

的依赖，但不一定会提高治疗的积极性。

因为植入 iStent 需要进入 Schlemm 管，一般要避免选择那些前房很浅并伴有周边前粘连的患者。尽管摘除晶状体后房角会变宽，但浅前房的患者植入 iStent 会增加虹膜或内皮损伤的风险，植入仍十分困难。手术的成功需要其他房水流出系统的功能正常，因此与巩膜上静脉压升高相关的继发性青光眼选择 iStent 也不太理想。由于出血风险增加和房水流出系统功能降低，iStent 禁用于新生血管性青光眼患者[12]。

由于手术医生开始需要培养植入 iStent 的技巧并进一步熟悉手术操作，因此选择只需单独进行白内障手术的患者可能是比较适合的。如果植入不成功，这些患者术后仍有可能预后良好。初始选择的病例的其他有利特征可能包括患者依从性好，具有至少中度的小梁网色素沉着和易于识别的房角结构。如果医生更善于进行右眼或左眼的超声乳化术，他（她）也可能倾向于选择这类眼作为初始 iStent 植入的病例。

三、手术技术

熟练使用术中前房角镜是成功植入 iStent 的必要条件。对于不经常进行前房角镜检查的外科医生来说，在临床上对患者进行前房角镜检查以更好地熟悉房角的解剖结构是很有必要的。在植入第一个支架之前，在常规白内障手术中练习术中行前房角镜检查也有好处。用黏弹剂的针头轻轻接触前部小梁网可以帮助术者更好地熟悉手的操作位置。

白内障手术和人工晶状体植入完成后，注射缩瞳剂有助于将虹膜从房角拉开，黏弹剂的充盈将有助于维持前房。对于初始治疗的患者，最好在瞳孔收缩之前去除瞳孔后间隙和囊袋中所有的黏弹剂。许多经验丰富的外科医生会选择等到 iStent 成功植入后，再移除黏弹剂并进行缩瞳。患者的头部和手术显微镜以相反的方向旋转 30°～40°，以方便观察房角。手术前将前房角镜用耦合溶液（羟丙基甲基纤维素、黏弹剂）放置在角膜上，并在高倍率下观察房角。避免前房角镜对眼睛造成压力很重要，因为由此产生的角膜皱褶会影响视野。同样，术者插入植入器穿刺套管时不应对切口施加压力，以避免黏弹剂从眼内挤出。一旦清晰地观察到小梁网，将植入器通过透明角膜切口插入前房，并穿过前房推向鼻侧房角。如前所述，有两种不同的设计来确定尖端的方向。独特的 iStent 设计的意图是在植入后，支架主体指向下方的房角，因此右眼使用右手型支架，左眼使用左手型支架（图 3–5）。然而，目前尚缺乏向右或向左方向产生任何临床差异

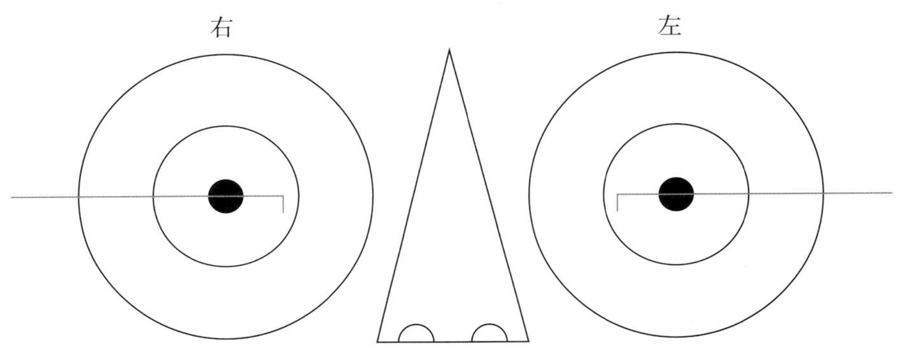

▲ **图 3–5　独特的 iStent 设计的意图是在植入后，支架主体指向下方的房角，因此右眼使用右手型支架，左眼使用左手型支架。然而，目前尚缺乏向右或向左方向产生任何临床差异的证据，大多数外科医生认为，左右手型号是可以互换的**

经许可转载，图片由 Glaukos Corporation，San Clemente，CA，USA 提供

的证据。因此，大多数外科医生认为左右手型号可以互换（如右手型 iStents 和左手型 iStents 用于左右眼均可），这主要取决于术者的优势手感觉用哪种更舒服（正手位或反手位）。

以 15° 靠近前 1/3 小梁网，用尖端打孔并向前进入 Schlemm 管，在打孔后稍微调整角度（降低跟部和抬高止端），支架将更容易滑入 Schlemm 管内。最近报道的一种“着陆带”技术可以用来帮助引导植入。Zheng 等建议使用 25G 微创玻璃体视网膜刀片在不到 1 钟点的范围内将小梁网一分为二，从而引导辅助支架植入[13]。一旦支架的脊部被小梁网组织覆盖而牢固地固定，通过按下植入器上的按钮释放装置。在后部轻微施加压力并放松手部将确保装置被稳定地释放。

释放后，iStent 应很好地固定在 Schlemm 管内并应平行于虹膜平面（图 3–6）。用植入器尖端轻轻推动入口以验证位置记忆性（微微移位后它将会返回到初始位置）。成功植入后，在手术结束时应彻底地去除黏弹剂。

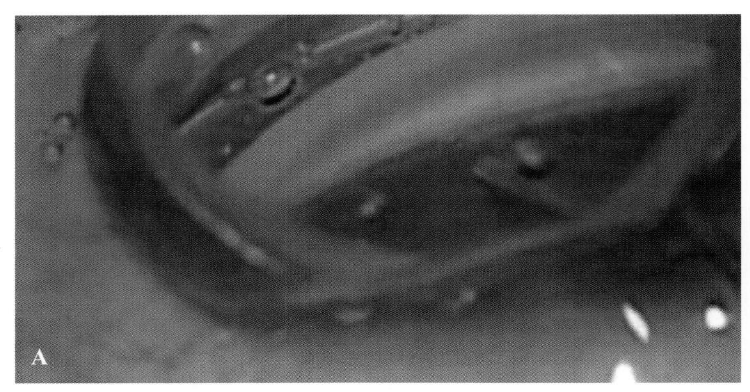

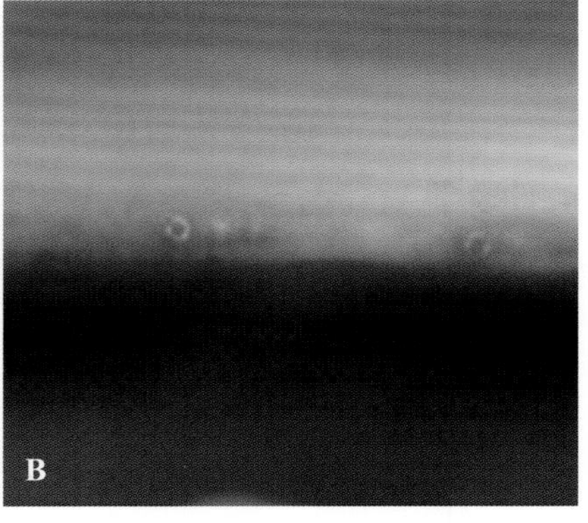

▲ **图 3–6　A. 成功植入后，观察到 iStent 平行于虹膜平面，固定拱被小梁网组织覆盖（经许可转载，图片由 Thomas Samuelson，MD 提供）；B. 两个 iStent 的前房角镜照片显示左手型支架位置较浅表，因为固定拱仍可见，右手型支架在 Schlemm 管中位置良好，固定拱被色素小梁网遮蔽**

经许可转载，图片由 Chelvin Sng，FRCSEd 提供

（一）避免并发症和手术要点

iStent 手术的优点包括保留结膜，以及避免小梁切除术和硅管植入术相关的长期并发症和短期风险。更特别的一点是，因为巩膜上存在静脉压力，该手术避免了低眼压问题。

然而任何外科手术都可能有不良事件发生。与单独的白内障手术相比，关于 iStent 的大型研究并未证明任何显著增加的风险。来自 iStent 研究用户组的报道显示，在 12 个月和 24 个月时单独进行白内障手术和植入 iStent 的白内障手术之间不良事件的总体发生率和长期安全性相似。未发现因 iStent 植入而发生额外的不良影响[14, 15]。

目前，iStent 有了几年的使用和研究数据，已经发表了一些病例报告，描述了孤立的并发症。Sandhu 等报道了第一个有记录的病例，在 iStent 植入后发生了迟发性和复发性前房积血[16]。在术后 19 个月内出现了两次自发性前房积血。这与抗凝药的使用、支架错位或房角异常无关，前房积血被认为与睡眠姿势引起的眼压变化有关，在睡醒后眼压会降低。关于 iStent 植入，Mantravadi 等报道了一例无意中将 iStent 植入到睫状体上腔的病例[17]。在尝试重新调整支架位置时发生了虹膜根部离断，之后在术中未见支架，随后通过超声生物显微镜发现支架在睫状体上腔。没有发现与 iStent 位置不正相关的不良后遗症。

尽管 iStent 植入术后发生的总体风险和不良事件与单独的白内障手术相似，但术中可能会突然遇到一些复杂情况，可以采取一些措施来确保植入成功。

在支架植入时通过前角镜观察房角，Schlemm 管常会因其内部的血液而突出显示。这有利于识别 Schlemm 管，但刺穿小梁网后容易出血，又会妨碍视野。如果房角的解剖结构变得模糊，可以通过冲洗和抽吸来清除血液，或用黏弹剂将其推开。植入后看到从通气管流出血液是一个好的现象，表明 iStent 在管道内的位置正确，但这一现象不一定会出现（图 3–7）。很多时候，在去除黏弹剂后、恢复眼压之前才看到血液回流。类似地，目前认为巩膜上血管的瞬时变白可作为确认准确放置支架的标志，并且可能是预后的指标（图 3–8）。Fellman 等首先在接受超声乳化联合小梁切除术的患者中描述了这种现象，并认为巩膜上静脉液流涌动表示在术中传统房水流出系统的结构是通畅的[18]。他们随后证实了弥漫性静脉液流涌动预示着较低的眼压和较少的青光眼药物治疗，并且在相似的患者群体中 68 只眼再次手术的需求降低[19]。类似地，使用台盼蓝染料（Vision Blue，DORC International）将房水静脉染成蓝色也可用来确认支架位置是否正确（图 3–9）。这一发现催生了靶向植入的构想。在

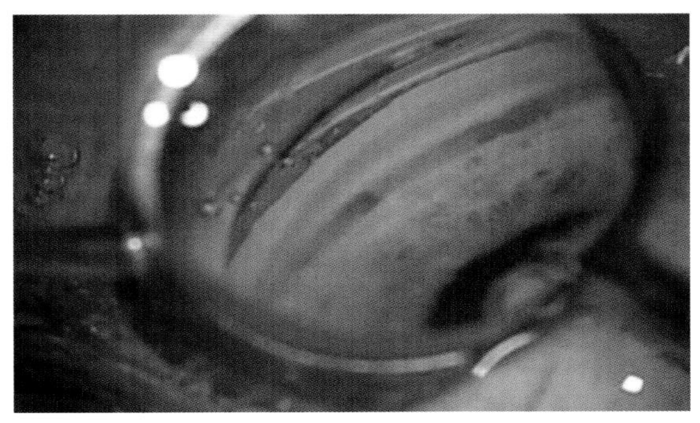

▲ **图 3–7　装置的通气管可见血液流出，可以作为准确植入的标志**

经许可转载，图片由 Thomas Samuelson，MD 提供

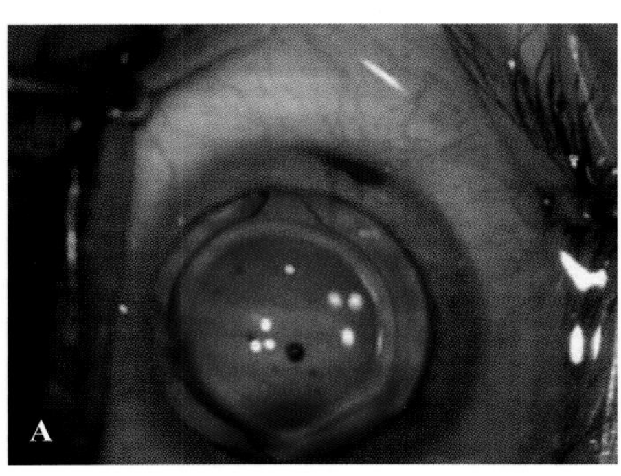

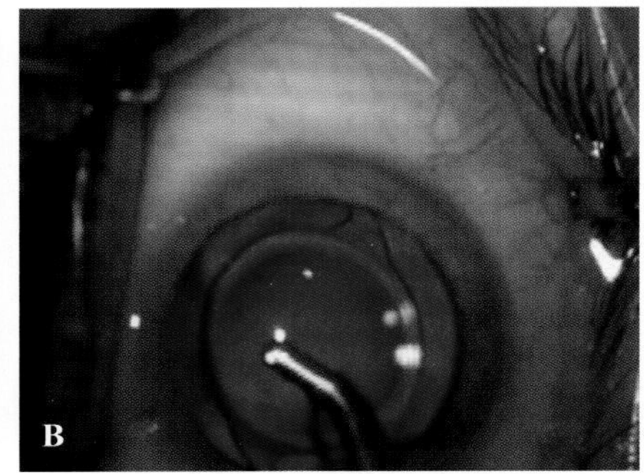

▲ 图 3-8 成功植入 **iStent** 前后的巩膜上静脉系统，巩膜上静脉液流涌动表明集合管系统结构完整

经许可转载，图片由 Christine Larsen，MD 提供

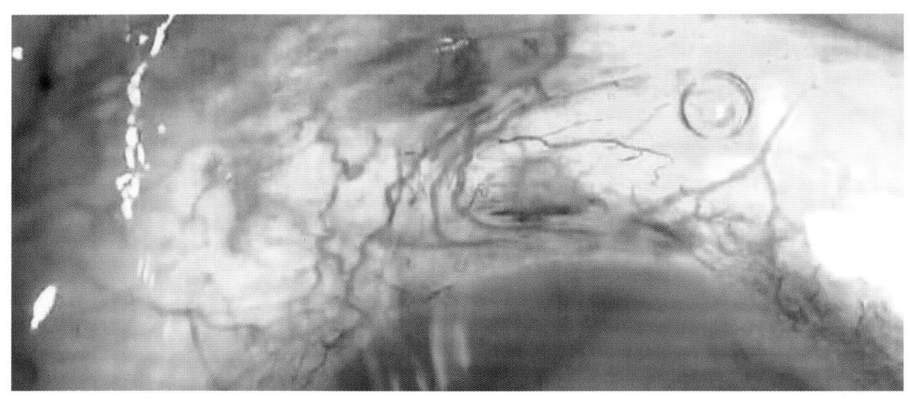

▲ 图 3-9 在植入两个位置良好的 **iStent** 小梁旁路支架眼睛的前房中注入台盼蓝染料，清晰地描绘了其房水静脉

经许可转载，图片由 Chelvin Sng，FRCSEd 提供

手术开始时识别较大的巩膜上静脉，这样手术医生可优先将 iStent 植入在该位置。在前房角镜下观察房角采用了相同的理念。Schlemm 管内色素沉着或血液较多的区域意味着可能靠近集合管[20]，因此，该区域将成为植入 iStent 的理想位置。不幸的是，在决定进行 Schlemm 管手术之前，没有任何方法可以评估集合管的通畅性和容量。目前也缺乏 Schlemm 管内伤口愈合调节的机制，这可能不利于 MIGS 的成功。第二代 iStent *inject* 从一定程度上说明不需要靶向植入，因为植入多个支架增加了到达集合管的可能性。

如前所述，避免选择前房较浅的患者可以避免内皮损伤或虹膜根部撕裂的问题。即使发生这些情况，支架仍然可以安全地被植入，如果导致暂时性角膜水肿或前房积血，患者可能需要加强术后护理。

一个重要的预防措施与 iStent 需要重新定位时的再次抓取操作有关。虽然支架可以很容易地被植入器重新抓取，但必须确保重新抓取时尖头不会在抓取支架的同时意外抓住虹膜。如果发生这种情况，可能会导致虹膜根部离断或虹膜损伤。

人工晶状体植入后，黏弹剂应从前房及

虹膜和人工晶状体的后方完全清除。成功清除所有黏弹剂是防止术后早期眼压峰值的最重要和最后的一步。注入缩瞳剂后，重新在前房注入黏弹剂的量应使 Schlemm 管保持稳定和充分可见，但同时不会对小梁网造成压力。在支架植入后，黏弹剂应再次被彻底清除。一些医生可能会选择在超声乳化术之前植入 iStent。这种策略的一个优点是之后黏弹剂的使用可按照标准白内障手术常规进行。此外，在清除白内障之前，角膜的视野可能更清晰。

（二）术后管理

无论是单独进行白内障手术还是与 iStent 植入相结合，开角型青光眼患者在术后更容易出现眼压升高。除了与黏弹剂残留相关的术后早期高压力之外，这些患者出现类固醇反应的风险也增加。更快地逐渐减少类固醇的用量可能是有益的。补充使用非甾体抗炎药的好处是能够允许提前停用类固醇类药物。

从手术开始，通常需要 6～8 周才能达到新的眼压稳定状态。青光眼药物的停用可能需根据具体情况而定。风险较低者和药物负担较低的患者（使用 1～2 种局部药物）也许能够停止所有青光眼治疗。对于需要两种或两种以上药物的患者或风险较高的患者，应更加谨慎地逐步停药。

术后可能遇到的其他问题包括前房积血，以及支架被血液或虹膜组织阻塞（图 3–10）。在这种情况下，前房积血的治疗与常规治疗并无不同。假如支架被虹膜组织阻塞，如果眼压失控，可以使用 Nd:YAG 激光或氩激光成功清除阻塞[14, 21]。

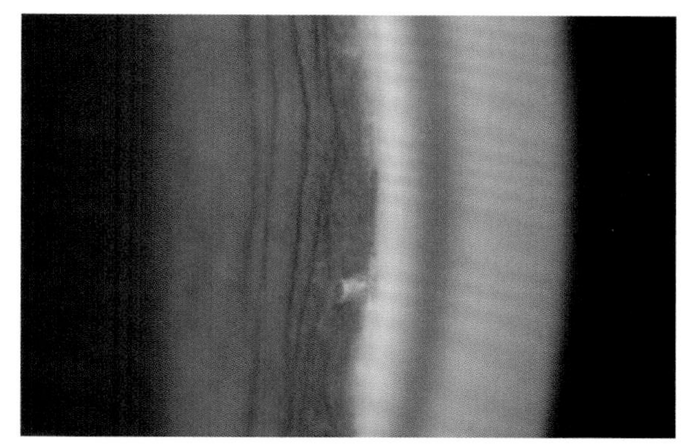

▲ **图 3–10 前房角镜检查照片显示在患有闭角型青光眼的眼睛中，iStent 被虹膜完全阻塞**

经许可转载，图片由 Chelvin Sng，FRCSEd 提供

四、安全性、有效性和临床结果

（一）iStent 小梁旁路支架

美国 iStent 研究组对进行择期白内障手术的 POAG 患者进行了一项大型研究，比较单独白内障摘除和白内障摘除联合植入 iStent 的效果[14]。在这项研究之前，几项初步研究已经证明了 iStent 植入在降低眼压方面的有效性。

iStent 研究组的研究是迄今为止规模最大的研究，其初步结果于 2011 年发表[14]。该研究纳入 239 名患者，其中 116 名患者接受了支架植入。参与该研究的患者是那些未经药物治疗而眼压为 22～36mmHg 的轻度至中度青光眼患者。主要疗效指标为 1 年未用药的情况下眼压≤21mmHg，在治疗组中 72% 达到指标，对照组 50% 达到指标。次要疗效指标是在 1 年时无须药物治疗而达到眼压降低≥20% 的比例，在治疗组中为 66%，而对照组为 48%。与仅行白内障手术组相比，iStent 组中约 50% 的患者在 1 年时使用局部眼药水，这表明 iStent 可能会延迟或消除白内障手术后对眼药水的需求（iStent 组平均减少 1.4 种药物，而白内障组平均仅减少 1.0 种药物）。

在 iStent 研究组中，白内障手术联合 iStent 植入与单独白内障手术的不良事件发生率相似。未见意外的植入装置不良反应。两组均有≥95% 的受试者达到了改善视力的目标。

iStent 研究组随后发表的一篇以 24 个月为研究终点的文章[15]。结果发现，支架组中眼压＜21mmHg 且未使用药物的患者比例明显更高。支架组的平均眼压在 1～2 年保持稳定，但在对照组中平均眼压略有增加［（17.0 ± 3.1）mmHg vs.（17.8 ± 3.3）mmHg］。在 12 个月时，支架组的降眼压药物总数显著减少。这一结果在 24 个月保持稳定，两者没有统计学意义。应该指出的是，原始研究仅发现 1 年以内的差异。同样，术后并发症和不良事件在 24 个月时各组之间相似（表 3–1）。

其他几篇文章在 iStent 的疗效和安全性方面报道了类似的结果[22–24]。表 3–2 总结了目前的随机对照研究和病例系列研究。所有研究中最常见的并发症是支架阻塞或错位，而这一般不会导致任何不良后遗症。

（二）iStent *inject*

Fea 等进行了一项随机、前瞻性、多中心研究，表明使用 2 个 iStent *inject* 进行治疗与药物治疗的效果相当，可能有助于减轻药物的负担[25]。类似地，Synergy 试验是一项在欧洲进行的多中心、前瞻性、上市后、非盲的研究，纳入 99 名开角型青光眼患者，

表 3–1　**iStent 用户组报道的术后 24 个月的眼部并发症**

并发症	iStent 组（*n*=116）	对照组（*n*=117）
预期的早期术后事件[a]	20（17.2%）	22（18.8%）
后囊混浊	7（6%）	12（10.3%）
眼压升高	4（3.4%）	5（4.3%）
眼压升高需要口服或静脉注射药物或手术	1（0.9%）	3（2.6%）
支架阻塞	5（4.3%）	—
视物模糊或视觉障碍	4（3.4%）	8（6.8%）
支架错位	3（2.6%）	—
虹膜炎	1（0.9%）	6（5.1%）
降眼压药物引起的结膜刺激	1（0.9%）	3（2.6%）
视盘出血	1（0.9%）	3（2.6%）

数据来自 Craven et al. J Cataract Refract Surg.2012;38:1339–1345

a. 角膜水肿、前房细胞、角膜擦伤、不适、结膜下出血、视物模糊、飞蚊症

表 3-2 单个 iStent 植入联合超声乳化术的临床研究

研 究	设计	*n*	随访时间（个月）	眼压下降 mmHg（治疗组）	眼压下降 mmHg（对照组）	药物减少（治疗组）	药物减少（对照组）
Fea [38]	RCT	12	15	3（17%）	1（9%）	1.6（80%）	0.6（32%）
Samuelson 等 [14]	RCT	111	12	8（33%）	8（33%）	1.4（87%）	1.0（73%）
Craven 等 [15]	RCT	116	24	8（33%）	7（28%）	1.3（81%）	1.0（67%）
Spiegel 等 [39]	NRS	48	12	4（18%）	—	1.2（75%）	—
ArriolaVillalobos 等 [40]	NRS	19	60	3（16%）	—	0.5（36%）	—
Vandewalle 等 [41]	CS	10	12	4（19%）	—	1.0（37%）	—
Patel 等 [42]	CS	40	6	4（21%）	—	1.7（74%）	—
Neuhann [43]	NRS	62	36	9.2（36%）	—	1.5（83%）	—
Ferguson 等 [44]	CS	350	24	3.96（20.7%）	—	0.58（49%）	—
Seibold 等 [45]	CS	64	12	1.5（10.2%）	—	0.4（22%）	—

药物减少列的数值是指减少使用降眼压药物的平均数量，后面是与基线相比减少的平均百分比
RCT. 随机临床试验；CS. 病例系列；NRS. 非随机研究

他们接受了独立手术，植入两个 GTS400 支架[26]。患者在至少使用了两种局部降眼压药物后仍需要进一步降低眼压。81% 的受试者在使用单一药物或不使用药物的情况下眼压≤18mmHg。86.9% 的患者较术前的药物负担减轻。表 3-3 中总结了目前已完成的研究。

iStent *inject* 研究组进行了一项大型前瞻性、随机、单盲、同时对照、多中心临床试验，以比较白内障手术联合 iStent *inject* 植入与单独白内障手术的效果[27]。在无并发症发生的超声乳化术后，未用药眼压为 21～36mmHg 的轻度至中度原发性开角型青光眼在术中以 3∶1 的比例随机进行 iStent *inject* 植入（治疗组，*n*=387）或不植入支架（对照组，*n*=118）。主要疗效指标为第 24 个月未用药日间眼压降低≥20%，在治疗组 75.8% 达到指标而对照组 61.9% 达到（*P*=0.005）。与对照组相比，治疗组未用药日间眼压从基线水平下降的幅度更大［（7.0±4.0）mmHg vs.（5.4±3.7）mmHg，*P*＜0.001］。治疗组中 63.2% 的眼睛在 24 个月时的未用药时日间眼压≤18mmHg，而对照组这一比例仅占 50.0%（差异 13.2%，95%CI 2.9～23.4）。在 2 年随访期间，治疗组的安全性良好，与对照组相似。

目前，还没有直接比较第一代和第二代 iStent 的研究。Glaukos 于 2020 年在欧洲推出了 iStent *inject* W，它对 iStent *inject* 轻微改良，其底部具有宽的凸缘，从而增强了在植入过程中的可视化。此外，“植入过深”可能导致入口被小梁组织阻塞，iStent *inject* W 更宽的凸缘最大限度地降低了该风险，从而提高了手术的可预测性。

五、超适应证使用

目前，在美国 iStent 被批准与白内障摘除术联合使用，但在欧洲允许单独使用 iStent。如前所述，Bahler 等发现在培养的人眼前节的 Schlemm 管中植入一个以上的支架与植入单个支架相比能更多地降低眼压，但幅度不大[10]。此后发表的几项研究和病例报告证实了植入多个支架的有效性[28-32]。最值得注意的是，Katz 等开展了一项前瞻性随机研究，对使用局部降眼压药物的开角型青光眼患者植入 1 个、2 个或 3 个小梁旁路支架[33]。在有晶状体眼或人工晶状体眼中，支架植入作为独立手术进行。最初的结果是在 2015 年报道的，共有 38 名受试者接受了 1 个支架，41 名受试者接受了 2 个支架，40 名受试者接受了 3 个支架。受试者洗脱药物后的基线眼压在 22～38mmHg，被随机分组。在 18 个月时，未用药的平均眼压为 15.9 ± 0.9mmHg（1 个支架）、14.1 ± 1.0mmHg（2 个支架）和 12.2 ± 1.1mmHg（3 个支架）。结果发现每增加一个支架，眼压降低的幅度和减少药物的数量都显著增加。2018 年他们报道了 42 个月的研究结果[34]。相比之下，在第 12 个月，在植入一个支架组、两个支架组和三个支架组中，未用药眼压下降≥20% 的比例分别为 89%、90% 和 92%；而第 42 个月该比例为 61%、91% 和 91%。根据目前可用的研究数据，通过多个支架植入可增加眼压下降，同时减少局部降眼压药物的使用，这些结果表明，iStent 在晚期青光眼患者中有一定的使用前景，有必要开展进一步的前瞻性研究。此外，与更传统的治疗方式（如选择性激光小梁成形术或局部药物治疗）相比，多个支架植入术可改善眼压控制水平，因此可能会减少潜在的长期医疗资源占用[35]。

有晶状体患者和曾接收滤过手术的患者的 iStent 植入情况也已被评估[30, 31]。Ahmed 等的一项前瞻性研究纳入了 39 名未用药基线眼压为 22～38mmHg 的有晶体眼患者。患者通过透明角膜切口植入了两个支架。未用药平均眼压在术后 13 个月时从术前的（25.3 ± 1.8）mmHg 降至（17.1 ± 2.2）mmHg[31]。Ferguson 等开展了一项回顾性系列研究，在 42 只人工晶状体眼中植入 1 个 iStent。尽管没有统计学意义，但 80% 的患者在 1 年时药物使用减少或不变。此外，2 年的平均眼压从（20.26 ± 6.00）mmHg 降至（13.62 ± 4.55）mmHg（$P<0.01$）[36]。

房角关闭目前是 iStent 植入的禁忌证。目前，只有一项前瞻性研究评估了 iStent 植入在闭角型青光眼中的安全性和有效性。Hernstadt 等发现在小梁旁路装置 iStent 植入联合超声乳化联合术后 1 年，37 只闭角型青光眼的术后平均眼压从（17.5 ± 3.8）mmHg 降至（14.8 ± 3.9）mmHg（$P<0.001$）。研究没有报道威胁视力的术中或术后并发症，但 27% 的术眼发生 iStent 被虹膜阻塞[37]。然而，无法证明 iStent 植入与单独的超声乳化术相比在降低眼压方面有额外作用。一项在闭角型青光眼中比较单独超声乳化术与联合手术的随机研究表明，联合手术与更高的完全成功的可能性相关［87.5%（95%CI 58.6～96.7%）vs. 43.8%（95%CI 19.8～65.6%）］[52]。

表 3-3 总结了目前其他的小梁旁路临床研究，阐明了单个 iStent、多个支架，以及之前讨论的 iStent *inject* 的有效性。

表 3-3　其他小梁旁路的临床研究总结

研究分类	研究者	设计	手　术	n	随访时间（月）	眼压下降 mmHg（治疗组）	眼压下降 mmHg（对照组）	药物减少（治疗组）	药物减少（对照组）
多个支架	Fernandez-Barrrientos 等[46]	RCT	Phaco+2 个支架	17	12	7（27%）	4（16%）	1.1（100%）	0.5（42%）
	Belovay 等[21]	NRS	Phaco+2～3 个支架	53	12	4（20%）	—	2.0（74%）	—
单个 iStent	Spiegel 等[47]	CS	1 个支架	6	12	5（25%）	—	19%	—
	Buchacra 等[48]	NRS	1 个支架	10	12	7（27%）	—	1.1（62%）	—
	Ahmed 等[31]	NRS	2 个支架 + 曲伏前列素	39	18	10（47%）		1.0（50%）	—
	Katz 等[33]	RCT	1～3 个支架	119	18	1:10.1（40.4%） 2:11.4（45.6%） 3:12.4（49.4%）	—	未用药患者平均眼压降低	—
	Donnenfeld 等[49]	NRS	2 个支架	76	36	8.9（36.9%）	—	89.7% 不需要药物	—
iStent *inject*	Fea 等[25]	RCT	2 个支架	94	12	8（38%）	8（36%）	未报道[a]	未报道[a]
	Arriola-Villalobos 等[50]	CS	Phaco+1～2 个支架	20	12	9（36%）	—	1.0（77%）	—
	Voskanyan 等[26]	NRS	2 个支架	99	12	10（40%）	—	71.7% 不需要药物	—
	Klamann 等[28]	CS	2 个支架	35	6	POAG: 7.0（33.0%） PXG: 8.42（35.5%）	—	POAG:1.31（60%） PXG:1.29（55%）	—
	Arriola-Villalobos 等[51]	CS	Phaco+2 个支架	20	47（平均）	9.74（36.9%）	—	0.55（42%）	—

注：药物减少列的数值是指减少使用降眼压药物的平均数量，后面是与基线相比减少的平均百分比
RCT. 随机临床试验；CS. 病例系列；NRS. 非随机研究；Phaco. 超声乳化术；POAG. 原发性开角型青光眼、PXG. 假性剥脱性青光眼
a. 药物治疗对照组

六、结论

青光眼患者的治疗传统上包括药物、激光或滤过手术。因小梁切除术或硅管植入术伴随的并发症众所周知，所以不断有新的治疗方法开发出来，包括 iStent 和 iStent *inject* 植入。尽管目前观察到的这些装置对于降低眼压的效果尚无法与滤过手术相比，但与单独进行白内障手术相比，支架植入让大多数患者可获得额外的眼压降低。另一个好处是可以减少对降眼压药物的依赖。随着新的长期的研究数据出现，其适应证可能会扩展到继发性青光眼的某些类型，无须联合超声乳化术使用以及晚期青光眼。在微创青光眼手术中，目前 iStent 对于轻度至中度开角型青光眼患者来说是有益并且有前景的，其具有良好的安全性，而且保留了结膜组织。未来更积极的干预措施是很有必要的。

参考文献

[1] Okeke CO, Quigley HA, Jampel HD, et al. Adherence with topical glaucoma medication monitored electronically the Travatan Dosing Aid study. Ophthalmology. 2009;116:191–9.

[2] Karmel M. Glaucoma treatment paradigm driven by new interventions. EyeNet Magazine. 2011:41–5.

[3] Francis BA, Singh K, Lin SC, et al. Novel glaucoma procedures: a report by the American Academy of Ophthalmology. Ophthalmology. 2011;118:1466–80.

[4] Rosenquist R, Epstein D, Melamed S, Johnson M, Grant WM. Outflow resistance of enucleated human eyes at two different perfusion pressures and different extents of trabeculotomy. Curr Eye Res. 1989;8(12):1233–40.

[5] Zeimer RC, Gieser DK, Wilensky JT, Noth JM, Mori MM, Odunukwe EE. A practical venomanometer. Measurement of episcleral venous pressure and assessment of the normal range. Arch Ophthalmol. 1983;101(9):1447–9.

[6] Toris CB, Yablonski ME, Wang WL, Camras CB. Humor dynamics in the aging human eye. Am J Ophthalmol. 1999;127(4):407–12.

[7] Sultan M, Blondeau P. Episcleral venous pressure in younger and older subjects in the sitting and supine positions. J Glaucoma. 2003;12(4):370–3.

[8] Selbach JM, Posielek K, Steuhl KP, Kremmer S. Episcleral venous pressure in untreated primary open-angle and normal-tension glaucoma. Ophthalmologica. 2005;219(6):357–61.

[9] Zhou J, Smedley GT. A trabecular bypass flow hypothesis. J Glaucoma. 2005;14:74–83.

[10] Bahler CK, Smedley GT, Zhou J, Johnson DH. Trabecular bypass stents decrease intraocular pressure in cultured human anterior segments. Am J Ophthalmol. 2004;138:988–94.

[11] Bahler CK, Hann CR, Fjield T, Haffner D, Heitzmann H, Fautsch MP. Second-generation trabecular meshwork bypass stent (iStent inject) increases outflow facility in cultured human anterior segments. Am J Ophthalmol. 2012;153:1206–13.

[12] Karmel M. Two approaches to MIGS: iStent and trabectome. EyeNet Magazine. 2014:36–41.

[13] Zheng CX, Moster MR, Gogte P, Dai Y, Manzi RS, Waisbourd M. Implantation of trabecular micro-bypass stent using a novel "landing strip" technique. Int J Ophthalmol. 2017;10(5):738–41.

[14] Samuelson TW, Katz LJ, Wells JM, Duh Y, Giamporcaro JE. Randomized evaluation of the trabecular micro-bypass stent with phacoemulsification in patients with glaucoma and cataract. Ophthalmology. 2011;118:459–67.

[15] Craven ER, Katz LJ, Wells JM, Giamporcaro JE. Cataract surgery with trabecular micro-bypass stent implantation in patients with mild-to-moderate open-angle glaucoma and cataract: two-year follow-up. J Cataract Refract Surg. 2012;38:1339–45.

[16] Sandhu S, Arora S, Edwards MC. A case of delayed-onset recurrent hyphema after iStent surgery. Can J Ophthalmol. 2016;51:e165–7.

[17] Mantravadi AV, Lin C, Kinariwala B, Waisbourd M. Inadvertent implantation of an iStent in the supraciliary

space identified by ultrasound biomicroscopy. Can J Ophthalmol. 2016;51:e167–8.

[18] Fellman RL, Grover DS. Episcleral venous fluid wave: intraoperative evidence for patency of the conventional outflow system. J Glaucoma. 2014;23(6):347–50.

[19] Fellman RL, Feuer MS, Grover DS. Episcleral venous fluid wave correlates with trabectome outcomes. Ophthalmology. 2015;122(12):2385–91.

[20] Hann CR, Fautsch MP. Preferential fluid flow in the human trabecular meshwork near collector channels. Invest Ophthalmol Vis Sci. 2009;50(4):1692–7.

[21] Belovay GW, Naqi A, Chan BJ, Rateb M, Ahmed IIK. Using multiple trabecular micro-bypass stents in cataract patients to treat open-angle glaucoma. J Cataract Refract Surg. 2012;38:1911–7.

[22] Augustinus CJ, Zeyen T. The effect of phacoemulsification and combined phaco/glaucoma procedures on the intraocular pressure in open-angle glaucoma. A review of the literature. Bull Soc Belge Ophtalmol. 2012;320:51–66.

[23] Le K, Saheb H. iStent trabecular micro-bypass stent for open-angle glaucoma. Clin Ophthalmol. 2014;8:1937–45.

[24] Wellik SR, Dale EA. A review of the iStent trabecular micro-bypass stent: safety and efficacy. Clin Ophthalmol. 2015;9:677–84.

[25] Fea AM, Belda JI, Rekas M, et al. Prospective unmasked randomized evaluation of the iStent inject versus two ocular hypotensive agents in patients with primary open-angle glaucoma. Clin Ophthalmol. 2014;8:875–82.

[26] Voskanyan L, Garcia-Feijoo J, Belda JI, Fea A, Junemann A, Baudouin C. Prospective, unmasked evaluation of the iStent inject system for open-angle glaucoma: synergy trial. Adv Ther. 2014;31(2): 189–201.

[27] Samuelson TW, Sarkisian SR Jr, Lubeck D, et al. Prospective, randomized, controlled pivotal trial of iStent inject trabecular micro-bypass in primary open-angle glaucoma and cataract: two-year results. Ophthalmology. 2019;126:811–21.

[28] Klamann M, Gonnermann J, Pahlitzsch M, et al. iStent inject in phakic open angle glaucoma. Graefes Arch Clin Exp Ophthalmol. 2015;253(6):941–7.

[29] Karmel M. Two approaches to MIGS: iStent and trabectome. EyeNet Magazine. 2014:36–41.

[30] Roelofs K, Arora S, Dorey MW. Implantation of 2 trabecular microbypass stents in a patient with primary open-angle glaucoma refractory to previous glaucoma-filtering surgeries. J Cataract Refract Surg. 2014;40:1322–4.

[31] Ahmed IIK, Katz LJ, Chang DF, et al. Prospective evaluation of microinvasive glaucoma surgery with trabecular microbypass stents and prostaglandin in open-angle glaucoma. J Cataract Refract Surg. 2014;40:1295–300.

[32] Shiba D, Hosoda S, Yaguchi S, Ozeki N, Yuki K, Tsubota K. Safety and efficacy or two trabecular micro-bypass stents as the sole procedure in Japanese patients with medically uncontrolled primary open-angle glaucoma: a pilot case series. J Ophthalmol. 2017;2017:9605461.

[33] Katz LJ, Erb C, Carceller GA, Fea AM, Voskanyan L, Wells JM, Giamporcaro JE. Prospective, randomized study of one, two, or three trabecular bypass stents in open-angle glaucoma subjects on topical hypotensive medication. Clin Ophthalmol. 2015;9:2313–20.

[34] Katz LJ, Erb C, Carceller GA, Fea AM, Voskanyan L, Giamporcaro JE, Hornbeak DM. Long-term titrated IOP control with one, two, or three trabecular micro-bypass stents in open-angle glaucoma subjects on topical hypotensive medication: 42–month outcomes. Clin Ophthalmol. 2018;12:255–62.

[35] Berdahl JP, Khatana AK, Katz LJ, Herndon L, Layton AJ, Yu TM, Bauer MJ, Cantor LB. Cost-comparison of two trabecular micro-bypass stents versus selective laser trabeculoplasty or medications only for intraocular pressure control for patients with open-angle glaucoma. J Med Econ. 2017;20:760–6.

[36] Ferguson TJ, Berdahl JP, Schweitzer JA, Sudhagoni R. Evaluation of a trabecular micro-bypass stent in pseudophakic patients with open-angle glaucoma. J Glaucoma. 2016;25(11):896–900.

[37] Hernstadt DJ, Cheng J, Htoon HM, et al. Case series of combined iStent implantation and phacoemulsification in eyes with primary angle closure disease: one-year outcomes. Adv Ther. 2019;36:976–86.

[38] Fea AM. Phacoemulsification versus phacoemulsification with micro-bypass stent implantation in primary open-angle glaucoma: randomized double-masked clinical trial. J Cataract Refract Surg. 2010;36(3):407–12.

[39] Spiegel D, Wetzel W, Neuhann T, et al. Coexistent primary open-angle glaucoma and cataract: interim analysis of a trabecular micro-bypass stent and

concurrent cataract surgery. Eur J Ophthalmol. 2009;19(3):393–9.

[40] Arriola-Villalobos P, Martínez-de-la-Casa JM, Díaz-Valle D, Fernández-Pérez C, García-Sánchez J, García-Feijoó J. Combined iStent trabecular micro-bypass stent implantation and phacoemulsification for coexistent open-angle glaucoma and cataract: a long-term study. Br J Ophthalmol. 2012;96(5):645–9.

[41] Vandewalle E, Zeyen T, Stalmans I. The iStent trabecular micro-bypass stent: a case series. Bull Soc Belge Ophtalmol. 2009;311:23–9.

[42] Patel I, de Klerk TA, Au L. Manchester iStent study: early results from a prospective UK case series. Clin Exp Ophthalmol. 2013;41(7):648–52.

[43] Neuhann TH. Trabecular micro-bypass stent implantation during small-incision cataract surgery for open-angle glaucoma or ocular hypertension: long-term results. J Cataract Refract Surg. 2015;41(12):2664–71.

[44] Ferguson TJ, Berdahl JP, Schweitzer JA, Sudhagoni R. Clinical evaluation of a trabecular microbypass stent with phacoemulsification in patients with open-angle glaucoma and cataract. Clin Ophthalmol. 2016;10:1767–73.

[45] Seibold LK, Garnett KM, Kennedy JB, et al. Outcomes after combined phacoemulsification and trabecular microbypass stent implantation in controlled open-angle glaucoma. J Cataract Refract Surg. 2016;42(9):1332–8.

[46] Fernandez-Barrientos Y, Garcia-Feijoo J, Martinez-de-la-Casa JM, Pablo LE, Fernandez-Perez C, Garcia SJ. Fluorophotometric study of the effect of the glaukos trabecular microbypass stent on aqueous humor dynamics. Invest Ophthalmol Vis Sci. 2010;51(7):3327–32.

[47] Spiegel D, Wetzel W, Haffner DS, Hill RA. Initial clinical experience with the trabecular micro-bypass stent in patients with glaucoma. Adv Ther. 2007;24(1):161–70.

[48] Buchacra O, Duch S, Milla E, Stirbu O. One-year analysis of the iStent trabecular microbypass in secondary glaucoma. Clin Ophthalmol. 2011;5:321–6.

[49] Donnenfeld ED, Solomon KD, Voskanyan L, et al. A prospective 3–year follow-up trial of implantation of two trabecular microbypass in open-angle glaucoma. Clin Ophthalmol. 2015;9:2057–65.

[50] Arriola-Villalobos P, Martinez-de-la-Casa JM, Diaz-Valle D, et al. Mid-term evaluation of the new Glaukos iStent with phacoemulsification in coexistent open-angle glaucoma or ocular hypertension and cataract. Br J Ophthalmol. 2013;97(10):1250–5.

[51] Arriola-Villalobos P, Martinez-de-la-Casa JM, Diaz-Valle D, et al. Glaukos iStent inject trabecular micro-bypass implantation associated with cataract surgery in patients with coexisting cataract and open-angle glaucoma or ocular hypertension: a long-term study. J Ophthalmol. 2016;2016:1–7.

[52] Chen DZ, Sng CCA, Sangtam T, et al. Phacoemulsification vs phacoemulsification with micro-bypass stent implantation in primary angle closure and primary angle closure glaucoma: A randomized single-masked clinical study. Clin Exp Ophthalmol. 2020;48(4):450–61.

第4章　内路小梁切开术

Ab-Interno Trabeculotomy

Richard L. Rabin　Jaehong Han　Douglas J. Rhee　著

陈　琴　译

一、概述

对灵长类动物和人类眼睛的多项实验和形态学研究表明，房水外流阻力最大的解剖位置在邻管区小梁网[1, 2]。为了克服这种阻力，1936 年房角切开术被首次提出，这是第一个针对小梁网的手术，在婴幼儿先天性青光眼中取得了显著的成功，但对成年人的效果相对较差[3]。成年人可通过经内路或外路的方法打开 Schlemm 管以引导房水流出。1989 年，Rosenquist 等研究了离体人眼的房水外流阻力，结果表明，在眼压为 25mmHg 的情况下，完整的（12 个钟点）内路小梁切开术可以减少 71% 的房水外流阻力，仅切开 1 个钟点即可获得总体效果的 41%[4]。

小梁消融仪（NeoMedix Corporation，San Juan Capistrano，CA，USA）于 2004 年 4 月获得美国食品药物管理局的批准。第一项用于治疗美国开角型青光眼患者的试验成果于 2006 年 1 月发表。小梁消融术经内路去除了一小段小梁网和 Schlemm 管内壁，使房水更容易进入 Schlemm 管和集合管从而增加房水外流（图 4–1）。

二、小梁消融仪

小梁消融仪包含了一次性手柄，其结合了电刀、灌注和抽吸功能。该手柄连接一个频率为 550kHz 的发电机，允许以 0.1W 的增量进行调整，并通过一个三级脚踏板进行控制，顺序启动灌注、抽吸和电刀（图 4–2 和图 4–3）。灌注和抽吸可以清除碎片和调节温度。小梁消融仪的顶端成 90°，形成一个三角形的防护垫板，便于插入 Schlemm 管。防护垫板上的涂层可以使针头在 Schlemm 管内的运动更加顺畅，并保护 Schlemm 管的外壁免受热能的影响。

小梁消融仪的电极尖端产生电子脉冲消融小梁网，以减少创伤[5]。持续灌注可以最大限度地减少对周围组织的热损伤，抽吸可去除组织碎片，使电极可以持续工作。在 Minckler 和 Francis 的研究中[6, 7]，小梁消融对周围组织的损伤小于刀片切开房角造成的损伤（图 4–1）。

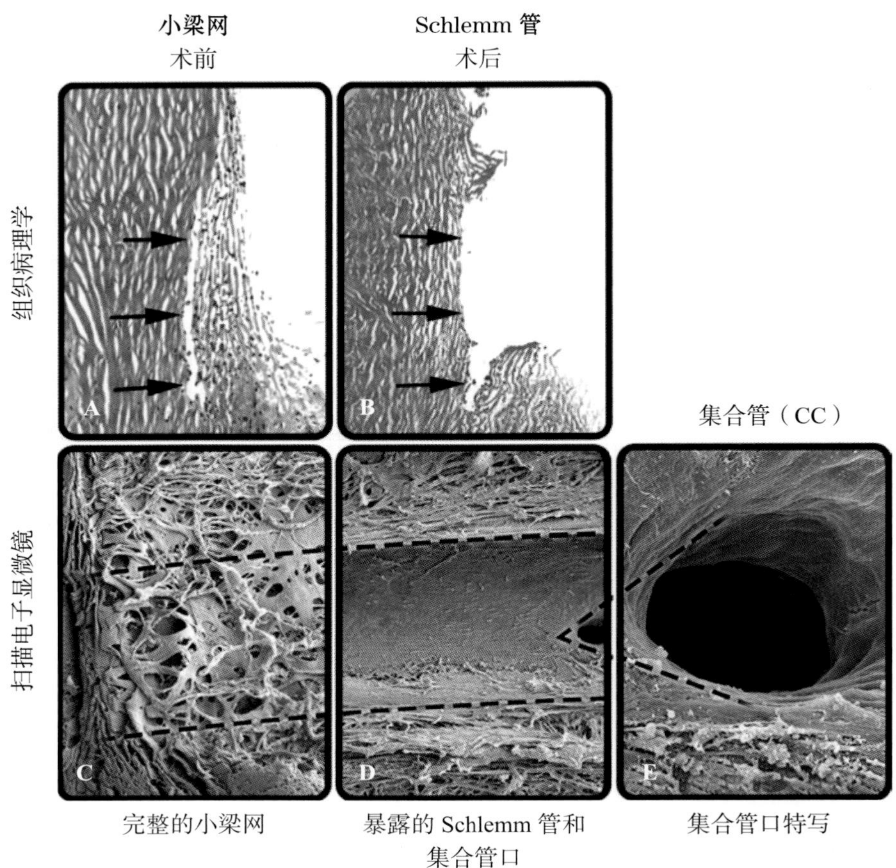

▲ 图 4-1 **A 和 B. 小梁网和 Schlemm 管小梁消融术术前和术后的组织病理学图像，C 至 E. 小梁消融术术前和术后前房角结构的电子显微镜图像**

经许可转载，图片由 NeoMedix Corporation，San Juan Capistrano，CA，USA 提供

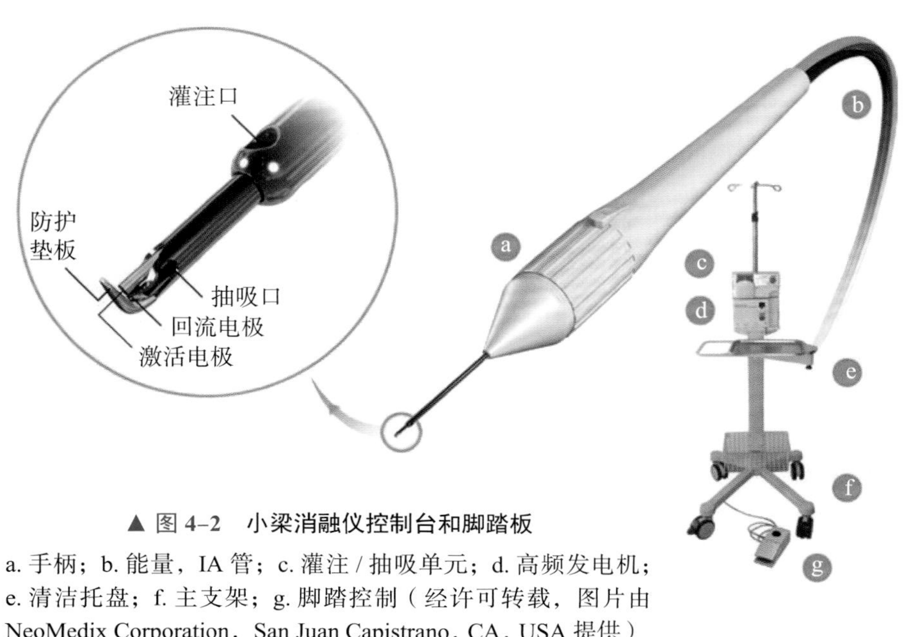

▲ 图 4-2 **小梁消融仪控制台和脚踏板**

a. 手柄；b. 能量，IA 管；c. 灌注 / 抽吸单元；d. 高频发电机；e. 清洁托盘；f. 主支架；g. 脚踏控制（经许可转载，图片由 NeoMedix Corporation，San Juan Capistrano，CA，USA 提供）

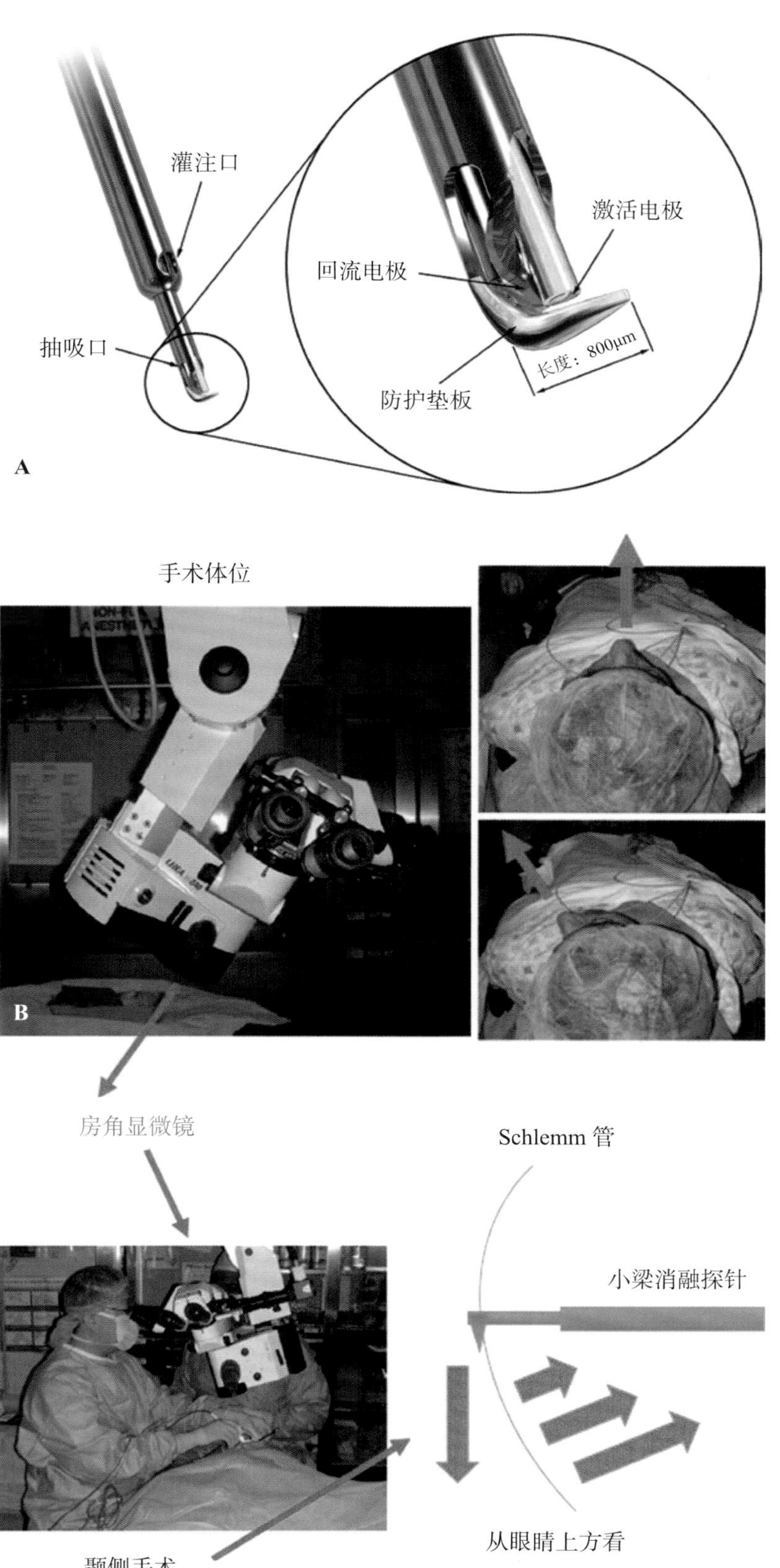

◀ 图 4-3　**A.** 小梁消融仪手柄远端：可见电极、抽吸口和灌注口；防护垫板尺寸：长度 **800μm**，最大宽度 **230μm**，最大厚度 **110μm**；电凝与防护垫板间隙：**150μm**（经许可转载，图片由 **NeoMedix Corporation, San Juan Capistrano, CA, USA** 提供）；**B.** 显微镜和头部位置：手术室的显微镜倾斜 **35°～45°**（左图），同时患者的头部同样转离术者 **35°～45°**；在本例中，患者的体位为白内障手术中典型的面朝上的体位（右上图）和右眼行小梁消融术的合适体位（右下图）；**C.** 手术室显微镜和患者头部术中的位置如图 **B** 所示；**D.** 为沿着环形的 **Schlemm** 管，探针在 **Schlemm** 管中向中心和横向运动的示意

三、小梁消融术

一些手术医生局部使用0.5%的阿可乐定或0.1%的溴莫尼定对患者进行预处理，以减少术中反流出血。在手术结束时对前房适当加压也可以减少出血。患者头部向远离术者的方向倾斜30°～45°，手术显微镜向术者方向倾斜30°～45°，从而使术者的视线与患者的视轴形成约90°的夹角（图4–3B和C）。

在进行小梁消融和超声乳化联合手术（phaco-Trabectome）时，我们倾向于在角膜透明度较好的状态下先行小梁消融术。用角膜刀做一个1.8mm的两平面透明角膜切口。可以扩大切口的内三分之一，这有利于手柄移动，避免牵拉切口引起角膜皱褶，从而影响术中的视野。通过踩压脚踏板上的黑色按钮来启动灌注，探头在直视下插入前房。内聚性黏弹剂（Healon）可用于加深鼻侧房角，并可作为前房角镜的偶联剂。启动小梁消融系统的灌注有助于在术中维持前房，从而减少使用黏弹剂。

灌注头进入前房后，在角膜上放置手术前房角镜（如Swan Jacob前房角镜）观察鼻侧房角。确定小梁网的位置后，将探针插入Schlemm管，充分踩下脚踏，启动抽吸和电凝。脚踏板有三个档位："关闭"时，抽吸和电凝都未启动；"一档"时，启动抽吸，但无电凝；"二档"时，抽吸和电凝都被启动。如果眼球扭曲、轻度用力无法推进针头，表明针头可能卡在了Schlemm管的后壁。此时可以将针头退回到先前处理过的区域并再次尝试。在手术过程中，应避免向Schlemm管施加任何向外的推力，因为这可能会破坏Schlemm管壁和集合管系统。因此，在消融过程中应施加轻微向内的拉力（向瞳孔方向）以抵消可能对Schlemm管壁推或摩擦的力量（图4–3D）。

成功完成一个方向的治疗后，可以旋转小梁消融探针180°向相反方向推进。手术成功后，Schlemm管的外壁呈现乳白色（图4–4）。治疗后，退回探针，灌注头保留在原位，然后移走前房角镜并在直视下将探针移出眼内。如果要进行白内障手术，可以重新摆放显微镜和患者的头部位置。一个构造正确的伤口应该用基质的水合作用来封闭。

大多数手术医生报道的小梁消融术治疗范围为房角的60°～120°，消融弧的长度与随后的眼压下降程度无显著相关性[8]。可使用高达800mW的电凝能量，如果能量超过1000mW会导致凝固性坏死，表现为消融组织的边缘变黑。

为减少眼内出血，可考虑前房填充气泡或将眼睛加压包扎至20～25mmHg，前提是视神经/视野损害不严重，且无其他暂时性眼压升高相关并发症的危险因素，如白内障术后前部缺血性视神经病变或既往眼科手术后发生视网膜血管阻塞。术后护理通常包括使用局部抗生素和类固醇滴眼液，手术医生会根据情况逐渐减少用药。一般来说，我们建议快速减少皮质激素的使用。一些手术医生提倡术后使用1%～2%的毛果芸香碱，以防止周边前粘连的形成。

四、手术计划

对于早期白内障的青光眼患者有多种

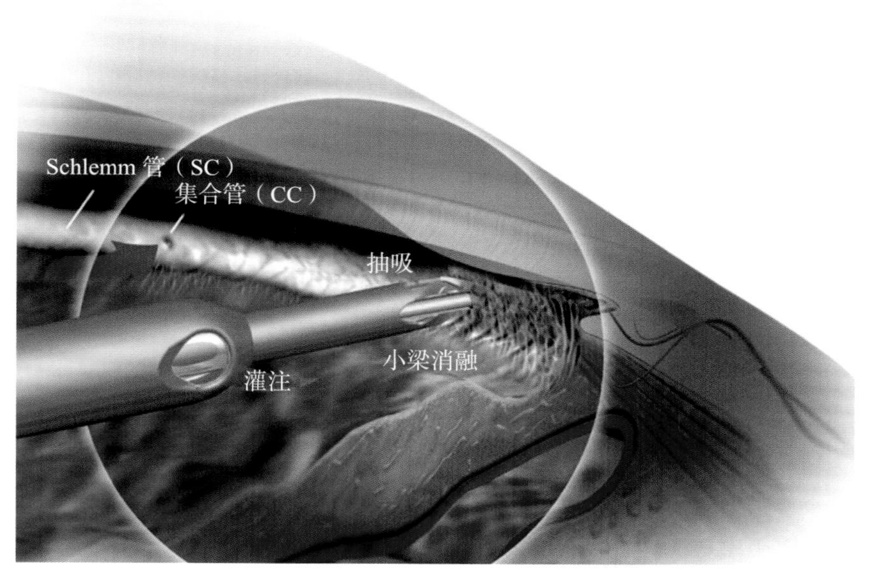

▲ 图 4-4　使用小梁消融仪探针消融小梁网
经许可转载，图片由 NeoMedix Corporation，San Juan Capistrano，CA，USA 提供

选择单纯超声乳化术、单纯微创青光眼手术（minimally invasive glaucoma surgery，MIGS）、白内障手术联合 MIGS、常规青光眼手术，如小梁切除术和引流管植入术。可以一次手术进行多个步骤，也可以分期进行白内障和青光眼手术。单纯超声乳化术可以降低眼压，但降低眼压的幅度在不同研究中得到的结果不同，高眼压治疗研究显示降眼压幅度约为 4mmHg（16.5%）[9]，其降眼压效果与术前眼压成正比。如果患者有部分房角关闭，那么即使视力为 20/20，可能也需要行白内障摘除。

（一）目标眼压

如果患者的目标眼压＜12mmHg，那么小梁消融术的效果并不理想。设计目的是去除或绕过小梁网将液体分流至 Schlemm 管的装置，理论上不能获得低于巩膜上静脉压（8～10mmHg）[10] 的眼压。对于要求眼压＜12mmHg 的患者，在前房和结膜下间隙之间建立连接的手术可能更容易成功，如结膜下 MIGS 装置或常规青光眼手术，包括小梁切除术、引流管手术（如 Baerveldt 或 Ahmed 植入）。

对于目标眼压为 15～17mmHg 的患者，可以考虑进行小梁消融手术。大量研究表明，使用超声乳化联合小梁消融术或单用小梁消融术均可将眼压降低至 15～17mmHg [11-14]。Mizoguchi 等报道，小梁消融术在术前眼压＜18mmHg 的患者中失败率较高，而术前眼压为 18～22mmHg 的患者失败率较低 [15]。在基线眼压较高的研究中也取得了较好的结果，如 Akil 等的研究其基线眼压为（37.6 ± 6.6）mmHg，Shoji 等的研究其基线眼压为（31.6 ± 9.9）mmHg。这些研究表明，基线眼压越高，眼压下降的百分比越大。

（二）小梁消融术适用于房角狭窄的患者

传统认为，小梁消融术适用于房角开放（至少是 Shaffer 3 级）的患者，因为人们认为，在房角狭窄的患者中手术失败率会增加，而且手术难度增加、安全性降低。Bussel 等发现，在单独行小梁消融术和超声乳化联合小梁消融术的病例中，Shaffer 分级 3 级与 2 级及以下的患者降眼压效果没有显著差异。这将使得许多以前认为不适合 MIGS 的青光眼患者能够受益于小梁消融术[18]。

Lee 等报道，在中国患者中，尽管在前房角镜检查中看到房角呈开放状态，但由于眼前节的空间较小，很难在不损伤虹膜等眼部结构的情况下操作小梁消融仪手柄。因此，他们只对人工晶体眼的患者施行小梁消融术。即使是人工晶体眼的患者，由于眼前节空间较小，在小梁消融术后 1 个月，有些患者 Schlemm 管的治疗区域被正常虹膜（而不是周边前粘连）遮挡。但是这与眼压升高无关[19]。

（三）禁忌证

小梁消融术的禁忌证包括前房角新生血管、继发于巩膜上静脉压升高的青光眼、慢性房角关闭和活动性葡萄膜炎[20]。小梁网的可视性差或非常狭窄的前房角增加了损伤周围眼部结构的风险。

五、小梁消融术的结果

（一）证据的质量

虽然小梁消融术已被广泛应用，但值得注意的是，仍然缺乏高质量的证据。2016 年，Hu 等对所有已发表的小梁消融术的研究进行了 Cochrane 综述。他们只纳入随机对照试验，因此，排除了共 113 篇已发表的关于小梁消融术的文章。之前有一项单随机对照试验 NCT00901108，但已被终止了[21]。目前关于小梁消融术的文献缺乏前瞻性、随机性、对照性的研究。其他问题包括由企业赞助的临床试验，且试验设计欠佳，如招募、数据收集和患者选择方法。由于每个手术医生消融小梁的长度不同，手术技术的变化可能会影响手术结果。

（二）临床疗效

1. 单纯小梁消融术

2005 年 Minckler 等报道了单独使用小梁消融术治疗青光眼的首个临床研究结果，来自墨西哥提华纳诊所的 15 例原发性和继发性开角型青光眼患者经治疗后，第 1 年眼压从（22.6 ± 4.7）mmHg 下降到（16.3 ± 2.0）mmHg，平均用药数量从 1.2 下降到 0.1[22]。

最大的数据集来自由器械制造商 NeoMedix 赞助的全球小梁消融术研究数据库，该数据库分析了前 20 例由任何术者自愿发送的匿名临床数据，作为上市后的监测。该数据库存储在该公司，最新的结果发布于 2014 年，其中包括 5435 个单用小梁消融术和超声乳化联合小梁消融术的病例，随访长达 90 个月。平均眼压从（23.0 ± 7.9）mmHg 降低到（16.5 ± 3.8）mmHg（降低 29%），青光眼药物数量从（2.6 ± 1.3）减少到（1.6 ± 1.3）（38%）[23]。但是，大量患者术后第一天数据不完整而失访，限制了这些结果的普遍性。

2008年，Minckler等发表了一项随访研究来更新他们的结果[13]。他们更新了成功标准，采用引流管与小梁切除术的对比研究（Tube versus Trabeculectomy Study）的成功标准来评估小梁消融术（表4–1）。这一标准也被后续大部分小梁消融术的研究所采用。虽然Minckler等报道小梁消融术在术后12个月的成功率为50%，但在不同的研究中1年成功率有显著差异，为36%～94%[24, 25]。1年成功率为36%的这项研究发现，其2年成功率下降到22.4%。在上述众多研究中，高失访率可能会引入选择偏倚，限制了这些研究结果的普遍性。

表4–1 常用的手术成功与失败的标准

- 成功标准：术后眼压<21mmHg，比基线眼压降低≥20%
- 如果在术后3个月后的两次连续随访中没有达到这些标准，则判定失败
- 失败：没有达到成功标准和（或）需要额外的青光眼手术

这些研究使用Kaplan-Meier生存图来显示随时间变化的成功率。这些图的显著性很难解释，因为大多数Kaplan-Meier生存图只显示成功率，而没有标明每次随访的患者数量[23]。不同的研究设计、手术技术，研究样本之间的人群差异或不同的患者评估方案（如眼压读数设盲或未设盲）可能导致不同研究之间的结果不同[6–8, 11, 15–17, 22–24, 26]。

2. 单纯小梁消融术对比小梁切除术联合丝裂霉素C

在一项回顾性队列研究中，Jea等比较了小梁消融术和联合丝裂霉素C的小梁切除术的降眼压效果。该队列研究的失访率非常低。24个月后，小梁消融术组患者的眼压从（28.1 ± 8.6）mmHg降至（15.9 ± 4.5）mmHg，而小梁切除术组患者的眼压从（26.3 ± 10.9）mmHg降至（10.2 ± 4.1）mmHg；43.5%的小梁消融术患者和10.8%的小梁切除术患者需要进一步手术治疗。小梁消融术和小梁切除术的2年成功率分别为22.4%和76.1%，这表明小梁消融术的成功率低于小梁切除术。年龄较小和术前眼压较低是小梁消融术失败的危险因素[24]。Sit等后来证实了这一结果[27]。

3. 超声乳化联合小梁消融术对比单纯小梁消融术

Neiweem等发布了一种预测小梁消融术后眼压的算法，他们发现超声乳化术在联合手术中对眼压降低的作用微乎其微。他们计算出，在小梁消融术中加入超声乳化术只能使眼压降低（0.73 ± 0.32）mmHg[28]。同样，研究表明，联合手术与单纯小梁消融术相比，术后平均眼压和平均降眼压药物数量无显著差异[23, 25]。然而，这些结果与对比单纯白内障手术和白内障联合其他MIGS的随机对照试验的结果相矛盾，包括iStent、CyPass和Hydrus植入术。

其他研究报道显示，超声乳化联合小梁消融术的成功率高于单纯小梁消融术。在Kapowitz等的一项Meta分析中，单纯小梁消融术的1年平均成功率为（61 ± 17）%（n=5项研究），而超声乳化联合小梁消融术的1年平均成功率为（85 ± 17）%（n=6项研究）[29]。

（三）超声乳化联合小梁消融术对比超声乳化联合iStent植入术

三项非随机的回顾性研究比较了超声乳

化联合小梁消融术和超声乳化联合 2 个 iStent 植入术的效果[12–14]。在所有三项研究中，患者术后眼压及用药数量均无统计学差异。Lavia 等在一项 Meta 分析中得出了相同的结论[30]。

（四）术前青光眼严重程度对手术结果的影响

一般认为 MIGS 对早中期青光眼最有效。Roy 等观察了 498 例接受超声乳化联合小梁消融术的患者术后 1 年的结果，并根据术前青光眼严重程度指数（包括术前眼压，降眼压药物数量和视野情况）对结果进行分层分析。严重程度按 1～4 的等级划分，数字越高表示病情越严重。1 年后，第 1 级至第 4 级的成功率分别为 98%、93%、96% 和 88%，严重程度每增加一级，眼压降低幅度增加（1.69 ± 0.2）mmHg。这项研究表明，虽然常规青光眼手术（小梁切除术和引流管植入术）对晚期青光眼患者的疗效更明确，但对于精心挑选的晚期青光眼患者，超声乳化联合小梁消融术也是有效的[31]。

（五）其他可能影响疗效的因素

1. 既往接受选择性激光小梁成形术无效，会影响小梁消融术的疗效吗

Vold 等回顾性比较了既往接受选择性激光小梁成形术（selective laser trabeculoplasty，SLT）治疗和未接受 SLT 治疗的患者的小梁消融术结果，两组眼压无显著差异[32]。1 年后，既往未接受 SLT 治疗的患者（n=177）平均眼压为（16.5 ± 4.0）mmHg，既往接受 SLT 治疗的患者（n=58）平均眼压为（15.7 ± 3.0）mmHg。

Klamann 等回顾性比较了 360°SLT 术后 3 个月接受超声乳化联合小梁消融术治疗和无 SLT 治疗史的患者 6 个月疗效。对于原发性开角型青光眼（primary open angle glaucoma，POAG）患者，6 个月时两组眼压无显著差异。对于色素播散和假性剥脱的患者，既往有 SLT 治疗史的患者眼压下降程度更大，尽管这种差异仅在术后 6 个月这个时间点有显著性，两组间的降眼压药物数量相似。鉴于样本量小，未设盲和两组之间的显著差异只能在单个时间点检测到，这一结果需要在更大样本量的研究中进一步验证，再推广到临床实践中[33]。

2. 小梁消融术对继发性开角型青光眼的疗效

小梁消融术对于假性剥脱性青光眼、色素性青光眼和激素性青光眼有良好的疗效[26, 33–35]。Pahlitzsch 等比较了单用小梁消融术治疗 POAG 和假性剥脱性青光眼患者的疗效。36 个月后，POAG 组的眼压从（19.10 ± 4.11）mmHg 下降到（14.27 ± 2.93）mmHg，青光眼药物数量从（2.40 ± 0.92）下降到（1.77 ± 1.00）。假性剥脱组术后 36 个月眼压从（22.49 ± 9.40）mmHg 下降到（14.57 ± 5.05）mmHg，青光眼药物数量从（2.31 ± 1.02）下降到（1.75 ± 0.91）[26]。激素性青光眼对小梁消融术也有良好的反应[34, 35]。Dang 等发现，激素性青光眼和 POAG 在 1 年随访的成功率分别为 86% 和 85%[34]。小梁消融术已被证明对葡萄膜炎继发的青光眼也有效[36]。

一些研究表明，与 POAG 相比，小梁消融术治疗继发性开角型青光眼（secondary open-angle glaucoma，SOAG）的成功率可能

更高。Shoji 等在日本的一项研究中，POAG 患者（n=80）和 SOAG 患者（n=46）12 个月的成功率分别为（53.9 ± 7.5）% 和（77.2 ± 5.4）%[17]。SOAG 组包括激素性青光眼 11 例，假性剥脱性青光眼 22 例，葡萄膜炎性青光眼 13 例。在 Ting 等的一项研究中，POAG 和假性剥脱性青光眼患者 12 个月的成功率分别为 62.9% 和 79.1%（P=0.004）[37]。Akil 等发现，单纯小梁消融术治疗 POAG 和色素性青光眼 12 个月后的成功率分别为 86% 和 92%[16]。

一般认为小梁消融术治疗继发性开角型青光眼效果良好，特别是假性剥脱性青光眼和色素性青光眼，因为这两种青光眼房水流出阻力最大的部位是小梁网（由于假性剥脱性物质或色素阻塞），因此，小梁消融术对这些类型的青光眼治疗效果良好。

3. 小梁消融术可用于既往小梁切除术失败的患者

既往认为，常规青光眼手术后，通过小梁通路流出的房水明显减少。Bussel 等的研究表明，在小梁切除术失败的患者中，小梁消融联合超声乳化术或单纯小梁消融术都是有效的[38]。术后 1 年，单纯小梁消融术组的平均眼压较基线 23.7mmHg 下降 28%，而超声乳化联合小梁消融术组的平均眼压较基线 20mmHg 下降 19%。降眼压药物的平均数量在单纯小梁消融术组从 2.8 种减少到 2.0 种，在超声乳化联合小梁消融术组从 2.5 种减少到 1.6 种。

4. 术中的预后指标

Fellman 等认为，小梁消融术后显著的巩膜上静脉液流波可能是手术成功的可靠的标志[39]。在小梁消融术后，通过调整前房的灌注压，可立即观察到邻近手术部位的巩膜上静脉由于眼压升高而变白。术前平均眼压为（19.3 ± 5.1）mmHg，使用药物数量为（2.7 ± 0.9）种。术后 12 个月，液流波显著的患者的平均眼压为（13.3 ± 2.7）mmHg，使用药物数量为（1.4 ± 1.2）种；液流波较差的患者平均眼压为（18.4 ± 3.1）mmHg，使用药物数量为（2.9 ± 0.9）种。然而，该研究并没有报告两组患者的术前眼压和用药数量各为多少，因此两组患者术后结果的差异可能部分归因于术前差异。目前尚无评估术前巩膜上静脉流量的可靠方法，而术后巩膜上静脉流量增加的幅度也不清楚。此外，由于该标志只能在手术完成后观察到，因此，对术前预测的价值有限。

六、小梁消融术的并发症

2008 年，Minckler 等通过对 1127 例患者的回顾分析报道了小梁消融术的相关并发症的发生率[40]。在该研究中，17 例（1.5%）患者在术后第 1 天出现低眼压（眼压＜5mmHg），65 例（5.8%）患者出现眼压激升（眼压比基线增加 10mmHg 以上），874 例（77.6%）患者出现术中血液回流，1 例患者出现房水迷流（0.09%）。没有发生感染、伤口渗漏、滤过泡形成、脉络膜积液、脉络膜出血或视力下降超过两行等并发症（表 4–2）[40]。

在 Francis 等的研究中，304 只眼接受了超声乳化联合小梁消融术，26 只眼（8.6%）在术后第 1 天眼压升高≥10mmHg，6 只眼（2.0%）在术后 1 周眼压升高≥10mmHg，有 4 只眼（1.3%）发生小梁消融仪尖端轻微损伤虹膜[42]。

表 4-2　小梁消融术并发症

• 术中血液回流（1127 例中的 78%）[40]；557 例中的 92% [41]
• 术后前房积血（82 例中的 23.2%）[15]
• 周边前粘连（101 例中的 14.0%）[6]
• 暂时性眼压升高≥10mmHg（1127 例中的 5.8%）[40]
• 术后 1 周眼压比术前升高＞10mmHg（304 例中的 2.0%）[42]
• 低眼压（1127 例中的 1.5%）[40]
• 睫状体分离，发病率低 [43, 44]
• 虹膜损伤（304 例中的 1.3%）[42]
• 白内障加重（82 例中的 1.2%）[15]

Mizoguchi 等报道的小梁消融术后的并发症包括轻微前房积血（76.8%）、前房积血（23.2%）、眼压升高＞10mmHg（4.9%）、视力下降大于 2 行（1.2%）和白内障加重（1.2%）[15]。

小梁消融术后的严重并发症很少见，发生率与白内障手术相似 [29]。Maeda 等发现小梁消融手术前后，角膜内皮细胞计数差异无统计学意义 [45]。

手术失败最常见的原因是小梁网不完全或不正确的去除，消融部位错误导致睫状体的损伤，以及损伤 Schlemm 管或周围组织导致瘢痕。虽然集合管血液反流比较常见，但需要手术干预的前房积血比较少见 [46]。在一些研究中，近四分之一的患者观察到周边虹膜前粘连 [6]。

Berk 等记录了第一例继发于复杂的小梁消融术的睫状体分离，导致低眼压需要行睫状体缝合 [43]。小梁消融术后睫状体分离的报道较少，这可能是一个被低估的并发症。在临床工作中，在术后鉴别睫状体分离并不容易，因为低眼压使前房角变窄，从而阻碍了对睫状体的观察。超声生物显微镜可帮助鉴别术后睫状体分离 [44]。在小梁消融术中，前房还处于灌注状态下时最容易观察到睫状体分离。

当术中出血过多或术后眼压下降超过预期时，应怀疑有睫状体分离。缝合睫状体分离常会导致短暂的眼压升高，一般持续 4～5 天。

七、小梁消融术失败后

（一）小梁消融术是否影响未来青光眼手术的效果

小梁消融术避开了结膜，Jea 等的研究表明，失败的小梁消融术并不影响后续小梁切除术的成功率 [47]。然而，小梁消融术失败会影响后续 SLT 的疗效 [48]。

（二）小梁消融术失败后，前房角镜辅助下经管腔内小梁切开术是一种可能的治疗方法

前房角镜辅助下经管腔内小梁切开术（gonio-scopy-assisted transluminal trabeculotomy，GATT）是由外路小梁切开术改良而来，是一种更安全、更容易进入 Schlemm 管的方法。微导管通过小梁切口经内路进入 Schlemm 管。在原发性和继发性青光眼患者中，GATT 已被证明可以控制眼压和减少患者的药物使用 [49, 50]。前房积血是最常见的并发症，34% 的眼睛在术后 1 周出现前房积血。

对于最初小梁消融术有效但随后再次发生眼压升高的患者，GATT 可能是有效的，因为相比小梁消融术，GATT 使得房水进入更大范围的 Schlemm 管。GATT 光纤

探头可通过以前小梁消融术的小梁切口进入 Schlemm 管。

八、结论

小梁消融术绕过了小梁网，使房水直接从前房流入 Schlemm 管。这是一个不影响结膜，不产生滤过泡的手术。多项研究表明，小梁消融术可以降低眼压和减少降眼压药物的数量。尽管它的效果明显低于传统青光眼手术，但是与传统的滤过手术相比，小梁消融术具有良好的安全性，最常见的并发症是术中和术后出血。小梁消融术的缺点包括由于受巩膜上静脉压的限制导致降眼压幅度有限，难以针对集合管最密集的 Schlemm 管区域进行治疗。需要进一步研究来探索如何最大限度地提高小梁消融术的有效性。

参考文献

[1] Brubaker RF. Targeting outflow facility in glaucoma management. Surv Ophthalmol. 2003;48(Suppl 1):S17–20.

[2] Lutjen-Drecoll E. Functional morphology of the trabecular meshwork in primate eyes. Prog Retin Eye Res. 1999;18(1):91–119.

[3] Chihara E, Nishida A, Kodo M, Yoshimura N, Matsumura M, Yamamoto M, et al. Trabeculotomy ab externo: an alternative treatment in adult patients with primary open-angle glaucoma. Ophthalmic Surg. 1993;24(11):735–9.

[4] Rosenquist R, Epstein D, Melamed S, Johnson M, Grant WM. Outflow resistance of enucleated human eyes at two different perfusion pressures and different extents of trabeculotomy. Curr Eye Res. 1989;8(12):1233–40.

[5] Seibold LK, Soohoo JR, Ammar DA, Kahook MY. Preclinical investigation of ab interno trabeculectomy using a novel dual-blade device. Am J Ophthalmol. 2013;155(3):524–9.e2.

[6] Minckler D, Baerveldt G, Ramirez MA, Mosaed S, Wilson R, Shaarawy T, et al. Clinical results with the Trabectome, a novel surgical device for treatment of open-angle glaucoma. Trans Am Ophthalmol Soc. 2006;104:40–50. Pubmed Central PMCID: 1809927

[7] Francis BA, See RF, Rao NA, Minckler DS, Baerveldt G. Ab interno trabeculectomy: development of a novel device (Trabectome) and surgery for open-angle glaucoma. J Glaucoma. 2006;15(1):68–73.

[8] Mosaed S, Dustin L, Minckler DS. Comparative outcomes between newer and older surgeries for glaucoma. Trans Am Ophthalmol Soc. 2009;107:127–33. Pubmed Central PMCID: 2814584

[9] Mansberger SL, Gordon MO, Jampel H, Bhorade A, Brandt JD, Wilson B, et al. Reduction in intraocular pressure after cataract extraction: the Ocular Hypertension Treatment Study. Ophthalmology. 2012;119(9):1826–31. Pubmed Central PMCID: 3426647

[10] Ophthalmology AAo. Elevated Episcleral Venous Pressure. 2017. https://www.aao.org/bcscsnippetdetail.aspx?id=52ea963b-4164-480a-880b-6a79ed3f4772.

[11] Akil H, Chopra V, Huang AS, Swamy R, Francis BA. Short-term clinical results of ab interno trabeculotomy using the Trabectome with or without cataract surgery for open-angle glaucoma patients of high intraocular pressure. J Ophthalmol. 2017;2017:8248710. Pubmed Central PMCID: 5412169

[12] Gonnermann J, Bertelmann E, Pahlitzsch M, Maier-Wenzel AB, Torun N, Klamann MK. Contralateral eye comparison study in MICS & MIGS: Trabectome(R) vs. iStent inject(R). Graefes Arch Clin Exp Ophthalmol. 2017;255(2):359–65.

[13] Khan M, Saheb H, Neelakantan A, Fellman R, Vest Z, Harasymowycz P, et al. Efficacy and safety of combined cataract surgery with 2 trabecular microbypass stents versus ab interno trabeculotomy. J Cataract Refract Surg. 2015;41(8):1716–24.

[14] Kurji K, Rudnisky CJ, Rayat JS, Arora S, Sandhu S, Damji KF, et al. Phaco-trabectome versus phaco-iStent in patients with open-angle glaucoma. Canad J

Ophthalmol J. 2017;52(1): 99–106.

[15] Mizoguchi T, Nishigaki S, Sato T, Wakiyama H, Ogino N. Clinical results of Trabectome surgery for open-angle glaucoma. Clin Ophthalmol. 2015;9:1889–94. Pubmed Central PMCID: 4607056

[16] Akil H, Chopra V, Huang A, Loewen N, Noguchi J, Francis BA. Clinical results of ab interno trabeculotomy using the Trabectome in patients with pigmentary glaucoma compared to primary open angle glaucoma. Clin Exp Ophthalmol. 2016;44(7):563–9.

[17] Shoji N, Kasahara M, Iijima A, Takahashi M, Tatsui S, Matsumura K, et al. Short-term evaluation of Trabectome surgery performed on Japanese patients with open-angle glaucoma. Jpn J Ophthalmol. 2016;60(3):156–65.

[18] Bussel II, Kaplowitz K, Schuman JS, Loewen NA, Trabectome SG. Outcomes of ab interno trabeculectomy with the trabectome by degree of angle opening. Br J Ophthalmol. 2015;99(7):914–9. Pubmed Central PMCID: 4501175

[19] Lee JW, Yick DW, Tsang S, Yuen CY, Lai JS. Efficacy and safety of Trabectome surgery in Chinese open-angle glaucoma. Medicine. 2016;95(15):e3212. Pubmed Central PMCID: 4839803

[20] Hardik A, Parikh PR, Dhaliwal A, Kaplowitz KB, Loewen NA. Trabectome patient selection, preparation, technique, management, and outcomes. touch Ophthalmol. 2015;8(2):5. Epub 2015

[21] Hu K, Gazzard G, Bunce C, Wormald R. Ab interno trabecular bypass surgery with Trabectome for open angle glaucoma. Cochrane Database Syst Rev. 2016;15(8):CD011693.

[22] Minckler DS, Baerveldt G, Alfaro MR, Francis BA. Clinical results with the Trabectome for treatment of open-angle glaucoma. Ophthalmology. 2005;112(6):962–7.

[23] Mosaed S. The first decade of global trabectome outcomes. touch Ophthalmol. 2014;8(2):113–9.

[24] Jea SY, Francis BA, Vakili G, Filippopoulos T, Rhee DJ. Ab interno trabeculectomy versus trabeculectomy for open-angle glaucoma. Ophthalmology. 2012;119(1):36–42.

[25] Okeke CO, Miller-Ellis E, Rojas M, Trabectome Study G. Trabectome success factors. Medicine. 2017;96(24):e7061. Pubmed Central PMCID: 5478308

[26] Pahlitzsch M, Davids AM, Zorn M, Torun N, Winterhalter S, Maier AB, et al. Three-year results of ab interno trabeculectomy (Trabectome): Berlin study group. Graefes Arch Clin Exp Ophthalmol. 2018;256:611–9.

[27] Ahuja Y, Pyi SMK, Malihi M, Hodge DO, Sit AJ. Clinical results of ab interno trabeculotomy using the trabectome for open-angle glaucoma: the Mayo clinic series in Rochester, Minnesota. Am J Ophthalmol. 2013;156:97.

[28] Neiweem AE, Bussel II, Schuman JS, Brown EN, Loewen NA. Glaucoma surgery calculator: limited additive effect of phacoemulsification on intraocular pressure in ab interno trabeculectomy. PLoS One. 2016;11(4):e0153585. Pubmed Central PMCID: 4831696

[29] Kaplowitz K, Bussel II, Honkanen R, Schuman JS, Loewen NA. Review and meta-analysis of ab-interno trabeculectomy outcomes. Br J Ophthalmol. 2016;100(5):594–600.

[30] Lavia C, Dallorto L, Maule M, Ceccarelli M, Fea AM. Minimally-invasive glaucoma surgeries (MIGS) for open angle glaucoma: a systematic review and meta-analysis. PLoS One. 2017;12(8):e0183142. Pubmed Central PMCID: 5574616

[31] Roy P, Loewen RT, Dang Y, Parikh HA, Bussel II, Loewen NA. Stratification of phaco-trabectome surgery results using a glaucoma severity index in a retrospective analysis. BMC Ophthalmol. 2017;17(1):30. Pubmed Central PMCID: 5360039

[32] Vold SD, Dustin L, Trabectome Study G. Impact of laser trabeculoplasty on Trabectome(R) outcomes. Ophthalmic Surg Lasers Imaging. 2010;41(4):443–51.

[33] Klamann MK, Gonnermann J, Maier AK, Bertelmann E, Joussen AM, Torun N. Influence of Selective Laser Trabeculoplasty (SLT) on combined clear cornea phacoemulsification and Trabectome outcomes. Graefes Arch Clin Exp Ophthalmol. 2014;252(4):627–31.

[34] Dang Y, Kaplowitz K, Parikh HA, Roy P, Loewen RT, Francis BA, et al. Steroid-induced glaucoma treated with trabecular ablation in a matched comparison with primary open-angle glaucoma. Clin Exp Ophthalmol. 2016;44(9):783–8.

[35] Ngai P, Kim G, Chak G, Lin K, Maeda M, Mosaed S. Outcome of primary trabeculotomy ab interno (Trabectome) surgery in patients with steroid-induced glaucoma. Medicine. 2016;95(50):e5383. Pubmed Central PMCID: 5268022

[36] Anton A, Heinzelmann S, Ness T, Lubke J, Neuburger

M, Jordan JF, et al. Trabeculectomy ab interno with the Trabectome(R) as a therapeutic option for uveitic secondary glaucoma. Graefes Arch Clin Exp Ophthalmol. 2015;253(11):1973–8.

[37] Ting JL, Damji KF, Stiles MC, Trabectome Study G. Ab interno trabeculectomy: outcomes in exfoliation versus primary open-angle glaucoma. J Cataract Refract Surg. 2012;38(2):315–23.

[38] Bussel II, Kaplowitz K, Schuman JS, Loewen NA, Trabectome Study G. Outcomes of ab interno trabeculectomy with the trabectome after failed trabeculectomy. Br J Ophthalmol. 2015;99(2):258–62. Pubmed Central PMCID: 4316927

[39] Fellman RL, Feuer WJ, Grover DS. Episcleral venous fluid wave correlates with Trabectome outcomes: intraoperative evaluation of the trabecular outflow pathway. Ophthalmology. 2015;122(12):2385–91. e1

[40] Minckler D, Mosaed S, Dustin L, Ms BF, Trabectome Study G. Trabectome (trabeculectomy-internal approach): additional experience and extended follow-up. Trans Am Ophthalmol Soc. 2008;106:149–59. discussion 59–60. Pubmed Central PMCID: 2646453

[41] Jordan JF, Wecker T, van Oterendorp C, Anton A, Reinhard T, Boehringer D, et al. Trabectome surgery for primary and secondary open angle glaucomas. Graefes Arch Clin Ex Ophthalmol. 2013;251(12):2753–60. Pubmed Central PMCID: 3889259

[42] Francis BA, Minckler D, Dustin L, Kawji S, Yeh J, Sit A, et al. Combined cataract extraction and trabeculotomy by the internal approach for coexisting cataract and open-angle glaucoma: initial results. J Cataract Refract Surg. 2008 Jul;34(7):1096–103.

[43] Berk TA, An JA, Ahmed IIK. Inadvertent cyclodialysis cleft and hypotony following abinterno trabeculotomy using the Trabectome device requiring surgical repair. J Glaucoma. 2017;26(8):742–6.

[44] Osman EA, AlMobarak F. Ciliochoroidal effusion with persistent hypotony after trabectome surgery. Indian J Ophthalmol. 2015;63(3):272–4. Pubmed Central PMCID: 4448246

[45] Maeda M, Watanabe M, Ichikawa K. Evaluation of trabectome in open-angle glaucoma. J Glaucoma. 2013;22(3):205–8.

[46] Kaplowitz K, Schuman JS, Loewen NA. Techniques and outcomes of minimally invasive trabecular ablation and bypass surgery. Br J Ophthalmol. 2014;98(5):579–85. Pubmed Central PMCID: 4108346

[47] Jea SY, Mosaed S, Vold SD, Rhee DJ. Effect of a failed trabectome on subsequent trabeculectomy. J Glaucoma. 2012;21(2):71–5.

[48] Töteberg-Harms M, Rhee DJ. Limited success of selective laser trabeculoplasty following failed combined phacoemulsification cataract extraction and ab interno trabeculectomy (Trabectome). Am J Ophthalmol. 2013;156:936–40. Aug 7 Epub ahead of print

[49] Grover DS, Godfrey DG, Smith O, Shi W, Feuer WJ, Fellman RL. Outcomes of Gonioscopy-assisted Transluminal Trabeculotomy (GATT) in eyes with prior incisional glaucoma surgery. J Glaucoma. 2017;26(1):41–5.

[50] Grover DS, Godfrey DG, Smith O, Feuer WJ, Montes de Oca I, Fellman RL. Gonioscopy-assisted transluminal trabeculotomy, ab interno trabeculotomy: technique report and preliminary results. Ophthalmology. 2014;121(4):855–61.

第5章 Hydrus 微支架

Hydrus Microstent

Panagiotis Laspas　Norbert Pfeiffer　著

王凯军　译

一、概述

Hydrus 微支架（Ivantis Inc.，Irvine，CA，USA）是一种可降低眼压的 Schlemm 管内支架，用于治疗青光眼。微支架预装于输送装置中，在前房角镜手术视野下经内路植入。Hydrus 经小梁网植入 Schlemm 管中，通常和白内障手术同时进行。Hydrus 的植入过程较为直观，如果联合白内障手术，通常在白内障手术结束时通过同一角膜切口进行[1]。

二、材料 / 设计

Hydrus 微支架长度为 8mm，其中 7mm 支架段位于 Schlemm 管的管腔内，而 1mm 的入口部分位于前房内（图 5–1）[1]。微支架的设计很好地适应了 Schlemm 管的曲率，能避免堵塞后壁的集合管口（图 5–2）[2]。这种 8mm 微支架是在早期较大、近圆形、长 15mm 微支架的基础上改进而来的[3]。

Hydrus 微支架由镍钛合金制成，具有独特的形状记忆性能，在心血管专业和其他医学领域被广泛应用[4, 5]。此前已有镍钛合金眼内生物相容性的报道，Hydrus 微支架最初也在兔子和灵长类动物眼部模型中进行了评估[6, 7]。

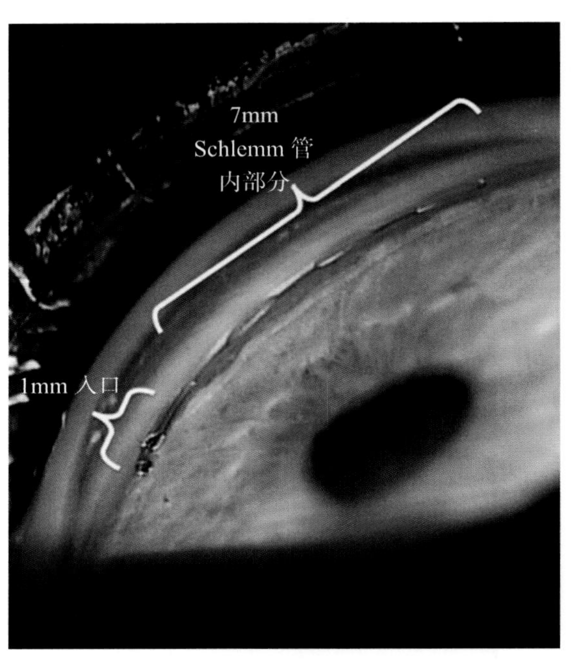

▲ **图 5–1　植入 Schlemm 管后，裂隙灯检查在前房角镜下可见 Hydrus 微支架，约 7mm 长的微支架在 Schlemm 管中对其支撑和扩张，更小的一段（约 1mm）则在植入处突出小梁网位于前房内**

经许可转载，根据 STM 指南，图片由 Elsevier Inc 提供[1]

作用机制

Hydrus 微支架有双重作用模式。首先，

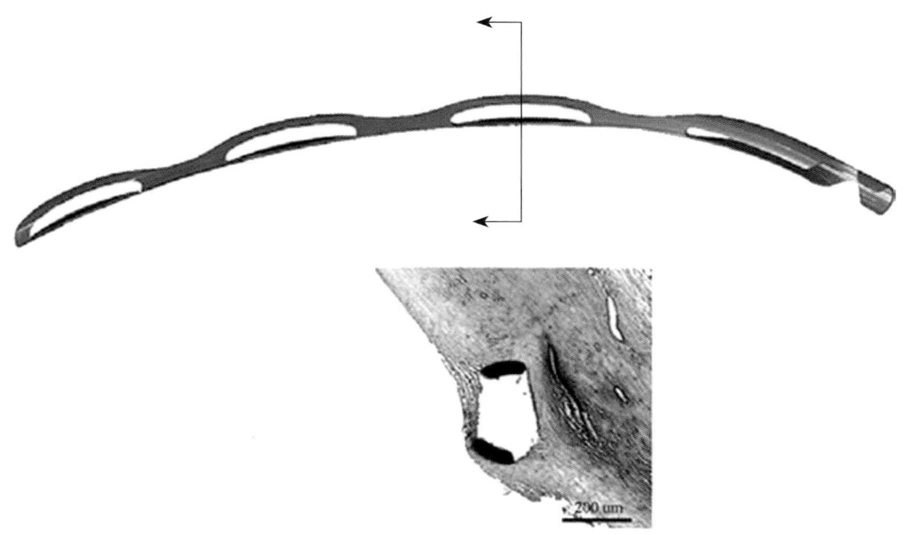

▲ 图 5-2 **8mm 的 Hydrus 微支架由 3 个窗口、3 个棘和 1 个入口区域组成；Schlemm 管内 Hydrus 微支架横截面显示 Schlemm 管得到扩张、小梁网被拉伸、集合管通道开口通畅**

经许可转载，根据 STM 指南，图片由 Elsevier Inc 提供[2]

它是微创青光眼手术（MIGS）装置，房水通过小入口部分可以直接流入 Schlemm 管，因此避开了小梁网阻力，即避开了开角型青光眼的主要导致眼压升高的部位；其次，它扩张、支撑了 Schlemm 管，增加并促进了房水进入集合管通道（图 5-3）。Schlemm 管成形术等外科手术也是基于类似的原理[8]。根据体外研究推测，眼压升高本身也可能导致小梁网和 Schlemm 管解剖结构发生变化，变窄或塌陷[9]。Schlemm 管扩张手术可使房水流出增加、眼压降低[10]。相较于 Schlemm 管成形术提供了 360° 的扩张，Hydrus 微支架仅扩

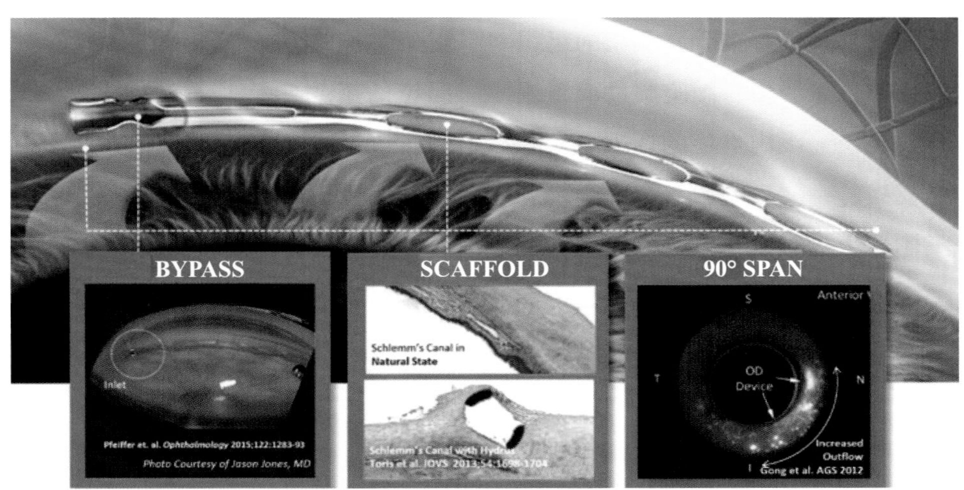

▲ 图 5-3 **Hydrus 微支架植入系统示意**

经许可转载，图片由 Ivantis Inc.，Irvine，CA，USA 提供

张了Schlemm管全周中一段。它可提供的最大Schlemm管扩张量为241μm，或在微支架长度可及的区域里，提供4～5倍的自然管腔横截面积[3]。

数学模型表明，经小梁旁路可增加Schlemm管内的压力和流量，以及毗邻的集合管的流量[11]。同样的模型表明扩张毗邻小梁旁路的Schlemm管可进一步降低扩张区域的压力，让房水流量进一步增加。因此，Hydrus微支架的设计便有其独到之处，它让房水从前房流入集合管而不受明显的阻力。微支架上约1mm的小入口位于前房，提供了小梁旁路，让房水可以直接从前房流入Schlemm管，而较大的管内结构给Schlemm管提供了持久的扩张，也为集合管开口提供了通道。

三、体外测试

Grierson等报道了植入Hydrus微支架后灵长类动物和兔眼的组织学变化[7]。一般认为机体对房角组织内微支架的反应是极小的，即在微支架附近或眼睛内的其他部位没有发现组织退化的证据，不存在金属沉积的组织病理学迹象，如色素脱失、细胞凋亡或组织坏死，并且没有明显眼内炎症的证据。在靠近和远离微支架的一些组织中存在由少量分散的巨噬细胞导致的轻度免疫炎症反应。微支架周围有一层极薄的囊壁，由1～2个细梭样成纤维细胞组成，没有大量的纤维胶原成分。

Johnstone等使用扫描电子显微镜评估了微支架植入后人尸眼Schlemm管外壁的结构[2]。在微支架里可见颗粒碎片，但没有堵塞Schlemm管。集合管通常可见完整边缘，没有阻塞或压缩。

研究者使用人供体眼眼前节灌注模型探究了Hydrus微支架的作用机制[3, 12, 13]。Gulati等和Hays等使用8mm的微支架进行了实验，Camras等测试了之前的15mm微支架的效果，总体而言，这些研究证实，与假处理后的对照组相比，植入微支架后房水流畅系数有所增加。当眼压升高时，房水流畅系数增加得更多。这意味着具有较高流出阻力的眼睛，植入微支架后在房水流出方面可得到更大的改善，因此，可以更大程度地降低眼压。此外，当眼压升高时，微支架可阻止Schlemm管闭合和塌陷，这一现象已在对眼压升高房角组织的解剖研究中得到证实[9, 14]。虽然整个Schlemm管只有四分之一被植入支架，但是通过Hydrus微支架扩张的Schlemm管，使眼压显著升高时房水流出量明显增加。在Camras等研究中的另一个有趣的发现是[12]，流出量的改善仅归因于微支架本身的存在，而不是由于植入过程或小梁网或Schlemm管的继发组织学变化，即在先植入然后再取出支架的眼中房水流出量未得到改善。植入部位的组织学检查提供了可能的解释，即Schlemm管被微支架加宽，而上面的小梁网看似被拉长但实际完好无损。因此，Hydrus微支架植入过程或微支架本身对房角结构的损伤非常轻微，不太可能降低小梁网阻力。

四、手术过程

Hydrus微支架预装在无菌输送管中（图5–4）。输送管略微弯曲，以符合Schlemm管

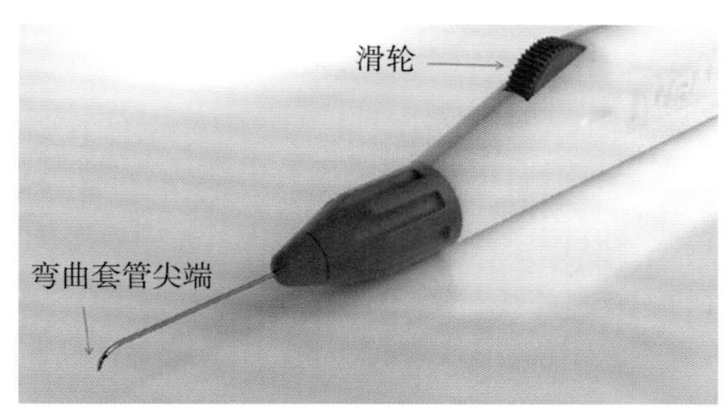

▲ 图 5-4　**Hydrus 微支架的植入装置**
经许可转载，图片由 Ivantis Inc.，Irvine，CA，USA 提供

的角度形态。在植入过程中，Hydrus 微支架在三点钟方向进入 Schlemm 管。为了便于植入，可以旋转输送管，让医生以舒适的角度植入。该装置通过透明角膜小切口穿刺进入前房。Hydrus 微支架的精确植入需要在前房角镜下操作。套管需要以与小梁网表面几乎相切的极小角度穿过小梁网，以便进入 Schlemm 管。随后，缓慢推动装置上的滑轮并植入 Hydrus 微支架，同时将套管尖端牢牢地固定在适当的位置。当微支架穿入小梁网后，其近端还露出 1mm 在前房时，就可以不再滚动滑轮。

五、植入位置

Hydrus 微支架最常见的植入部位是在鼻侧，因为其能顺利地通过角膜颞侧切口进行操作[15]，且鼻侧的集合管密度最高[16]。然而在某些眼睛中，绕过小梁网可能不足以降低眼压，因为远端固有的房水流出通道，如集合管、房水静脉，可能被阻塞并妨碍房水的回流。正确识别功能性集合管的部位，并精准地植入微支架，理论上可以有效降低眼压。

一些表明内路小梁切开术成功的术中体征也可用于评估 Hydrus 微支架是否已正确植入[17]。例如，巩膜上静脉液流涌动的现象（将平衡盐溶液注入前房时，巩膜上静脉丛变白）表明小梁旁路手术成功建立与下游集合管和房水静脉的联系。Fellman 报道，这种液流涌动可以在灌注和吸引系统的辅助下诱导出来，即在注入液体结束后，将灌注吸引头进入前房，然后启动最大灌注，产生高压梯度，将平衡盐溶液通过微支架从前房引流到集合管和静脉收集系统。

Hydrus 微支架植入术成功的另一个标志是，在低灌注压状态下，血液从微支架腔内反流至前房。当眼压低于上巩膜静脉压时，开放的集合管和 Schlemm 管中就会出现血液反流。将 Hydrus 微支架置入 Schlemm 管中，会进一步加剧血液从 Schlemm 管流入前房。Grieshaber 等的研究结果显示，为非洲患者的 28 只眼行外路 Schlemm 管成形术后，术后的眼压与流入 Schlemm 管的血液回流量相关[18]。在同一项研究中，使用软性微导管将荧光素染料注入 Schlemm 管，证明了集合管的通畅性。然而，这项手术技术需要进行结膜切开，不同于内路手术的微创特点（不需要切开结膜），并且会影响后续青光眼滤过手术的成功开展。用于评估房水流出系统的内路方法可在不破坏结膜的前提下，为 Hydrus 微支架置入位置提供有效信息，并提高 Schlemm 管相关手术的成功率。例如，Saheb 等在微支架植入后通过植入口注入染料，以评估远端流出通道的解剖结构和通畅程度[15]。此外，传统流出系统的高分辨率影像学检查也有助于确定最佳植入位置。Kagemann 等使用频域光学相干断层扫描（OCT）无创性评估 Schlemm 管、集合管通道和巩膜内静脉丛[19, 20]。未来，成像技术的不断发展、OCT 血管成像的广泛应用，将为确定 Hydrus 微支架的最佳植入位置及预估其植入成功率带来希望。

六、患者选择

Hydrus 微支架植入术的适应证为原发性开角型青光眼和假性囊膜剥脱综合征。禁忌证包括闭角型青光眼和继发性青光眼，如新生血管性、葡萄膜炎性、外伤性、激素相关性、晶状体相关性青光眼等。此外，不建议为接受过氩激光小梁成形术、睫状体破坏性手术、小梁切除术、微导管植入术或任何侵入性抗青光眼手术的患者实施 Hydrus 微支架植入，因为这些手术可能改变了 Schlemm 管的结构，从而增加了微导管植入的困难，因此，不能确定为上述这些患者开展 Hydrus 微支架植入术的术后疗效[1]。

七、有效性

一项 HYDRUS Ⅱ的研究中评估了 Hydrus 微支架在降低眼压方面的效果。HYDRUS Ⅱ研究是在 7 个欧洲中心开展的前瞻性、单盲、随机对照临床试验[1]，受试患者被随机分为 Hydrus 微支架植入联合白内障手术组和单纯白内障手术组，并进行了为期 2 年的随访。为了准确确定手术的疗效，患者进行了降眼压药物的洗脱以去除药物影响，类似于高眼压治疗研究（Ocular Hypertension Treatment Study，OHTS）研究方案中所做的[21]（表 5–1）。

在 Hydrus 微支架植入联合白内障手术组接受手术后的 1 年，不使用青光眼药物的平均眼压较术前显著下降 9.7mmHg（从 26.3mmHg 降至 16.6mmHg），术后 2 年观察到降压效果保持稳定，日间不用药的平均眼压仅比术后 1 年的 16.9mmHg 升高了 0.3mmHg。对于单纯行白内障手术组，术后 1 年眼压也显著下降，平均下降了 9.2mmHg

表 5–1　一些研究中对 Hydrus® 微支架单独或联合白内障手术疗效的报道[1, 8, 15, 22–24]

组　别	手术方式	随访时间	术前 IOP	术后 IOP
Pfeiffer 等[1]	Hydrus+ 白内障手术	2 年	26.3mmHg*	16.9mmHg*
Ahmed 等[15]	Hydrus+ 白内障手术	6 个月	17.9mmHg	15.3mmHg
Fea 等[22]	Hydrus+ 白内障手术	2 年	19.4mmHg	15.7mmHg
Al-Mugheiry 等[23]	Hydrus	2 年	18.1mmHg	15.3mmHg
Fea 等[24]	Hydrus	1 年	23.1mmHg	16.5mmHg
Gandolfi 等[8]	Hydrus	2 年	24.0mmHg	15.0mmHg

*. 在 Pfeiffer 等的研究中，患者在术前进行了降眼压药物的洗脱以去除药物影响，从而更加准确地判断 Hydrus 植入术的有效性

（从 26.6mmHg 降至 17.4mmHg），然而在术后 2 年，单纯白内障手术组的眼压值上升到 19.2mmHg，明显高于 Hydrus 微支架植入联合白内障手术组。

同时，Hydrus 微支架植入联合白内障手术组术后抗青光眼药物应用减少，不再需要使用抗青光眼药物控制眼压的患者数量在术后 1 年和 2 年分别达到了 77.1% 和 72.3%。在单纯行白内障手术组，患者术后 1 年和 2 年不使用抗青光眼药物的比例明显低于 Hydrus 微支架植入联合白内障手术组，分别为 49% 和 36.4%。此外，Hydrus 微支架植入联合白内障手术组患者在术后 2 年时的平均用药数为单纯白内障手术组的 50%。

HYDRUS Ⅱ研究的结果与其他一些规模更小的病例研究相似。Ahmed 等报道了 28 例轻度至中度原发性开角型青光眼的患者，行超声乳化联合 Hydrus 植入术后 6 个月的结果[15]。术前，使用（2.4 ± 1.0）种抗青光眼药物，基线眼压为（17.9 ± 4.1）mmHg，药物洗脱后眼压为（29.9 ± 5.8）mmHg。术后 6 个月时眼压显著降低至（15.3 ± 2.3）mmHg，使用抗青光眼药物的种类显著降低至（0.1 ± 0.4）。Fea 等报道了 92 只眼接受白内障手术联合 Hydrus 微支架植入术后长达 2 年的结果[22]，这是一项没有洗脱抗青光眼药物的回顾性研究，结果显示术后 2 年的平均眼压从术前的 19.4mmHg 降低至 15.7mmHg，眼压降低幅度为 20%。Al-Mugheiry 等在一项单中心研究中报道了 25 只眼接受 Hydrus 微支架植入联合白内障手术的结果，术后 2 年平均眼压由（18.1 ± 3.6）mmHg 降至（15.3 ± 2.2）mmHg[23]。

HORIZON 研究是一项为期 24 个月的前瞻性、多中心、单盲的随机对照试验，比较了白内障联合 Hydrus 微支架植入术（HMS，n=369）和单纯白内障手术（NMS，n=187）患者的眼压下降和药物使用情况。术后 24 个月时，未用降眼压药物治疗的情况下，HMS 组 77.3% 的眼日间眼压降低超过 20%，相比之下，NMS 组中有 57.8% 的眼睛达到了这一标准（差异 =19.5%，95%CI 11.2%～27.8%，P＜0.001）。术后 24 个月时，HMS 组无药物治疗日间眼压下降（−7.6 ± 4.1）mmHg，NMS 组为（−5.3 ± 3.9）mmHg（差异 =2.3mmHg，95%CI −3.0～−1.6，P＜0.001）。两组的安全性相似，没有发生与微支架相关的严重眼部不良事件[24]。这些结果证实了 HYDRUS Ⅱ的研究结果，相较于单纯超声乳化手术，超声乳化联合 Hydrus 微支架植入术能更有效地降低眼压，减少青光眼药物的使用。

虽然 Hydrus 微支架植入通常与白内障手术联合进行，但这种装置也可单独植入。Fea 等报道了 31 例原发性开角型青光眼（有晶体眼 20 例，人工晶体眼 11 例）行 Hydrus 微支架植入术后 1 年的结果[25]。术后 1 年，平均眼压下降（6.6 ± 5.6）mmHg（从 23.1mmHg 降至 16.5mmHg），其中 47% 的眼没有使用降眼压药物治疗。这项非随机前瞻性研究还比较了微支架植入术与选择性激光小梁成形术的效果。术后 1 年时，Hydrus 微支架植入术和选择性激光小梁成形术的眼压降低幅度相似。然而，即便 Hydrus 植入组的青光眼程度较选择性激光小梁成形术组的更严重，其达到目标眼压所需药物种类也显著低于选择性激光小梁成形术组。Gandolf 等报道了单纯 Hydrus 微支架植入术与 Schlemm 管成形术术后 2 年的效果比较[8]。两组患者的眼压均显著下降，且降幅相似，接受 Hydrus 微支架手术组，眼压从（24 ± 6）mmHg 降至（15 ± 3）mmHg，接受 Schlemm 管成形术组的眼压从（26 ± 4）mmHg 降至（16 ± 2）mmHg。在对比研究中，Ahmed 等在一项前瞻性、多中心、随机临床试验中将 152 例开角型青光眼患者的 152 只眼睛随机分配到 2 组中，其中包括 Hydrus 微支架组或两个 iStent 植入组，在 12 个月时，Hydrus 组的完全成功率更高（39.7% vs. 13.3%，$P<0.001$），使用更少的降眼压药物（差异 = –0.6 种药物，$P=0.004$），且更多的患者不需要再使用降眼压药物（差异 =22.6%，$P=0.0057$）[26]。

八、安全性

Hydrus 微支架植入具有良好的安全性[24, 27]。在 HYDRUS Ⅱ 和 HORIZON 研究中，白内障联合 Hydrus 微支架植入术后视力与单纯白内障术后视力相似[1, 24]。其导致的不良事件，如角膜点染、角膜上皮剥脱、角膜基质水肿、角膜内皮皱褶、前房细胞和前房闪辉，通常是轻微的。所有这些不良事件都在术后早期被观察到，并在 4 周内痊愈。在 HYDRUS Ⅱ研究的随访过程中，分别有 6 只和 9 只眼在植入 Hydrus 微支架 1 年和 2 年后出现周边前粘连（图 5–5）。研究人员认为，严重的眼部不良事件（如急性玻璃体黄斑牵引、前部缺血性视神经病变、视网膜脱离和黄斑水肿）很少见，且与手术无关[1]。Ahmed 等的一项研究报道表明，Hydrus 微支架术后

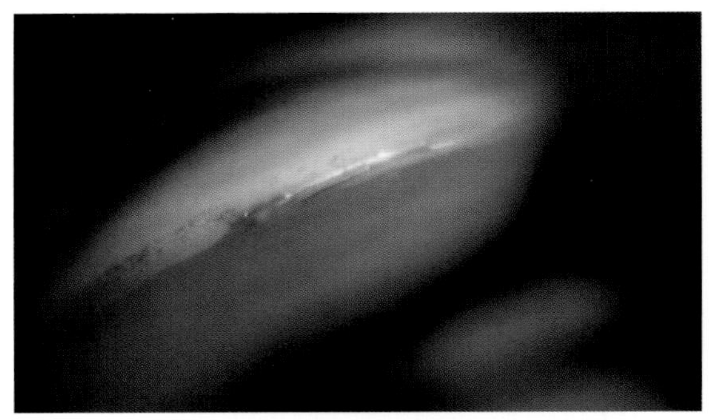

▲ 图 5–5　前房角镜照片显示在 **Hydrus®** 微支架入口形成局部粘连

经许可转载，图片由 Chelvin Sng，FRCSEd 提供

角膜水肿、前房积血和周边前粘连的发生率很低[15]。HORIZON 研究显示，周边前粘连的存在与眼压升高无关[24]。

Fea 等进行了一项回顾性研究，纳入了 92 只眼，均进行过 Hydrus 微支架植入联合白内障手术，发现其中有 1 名患者在术后早期出现＞2.0mm 的前房积血，随后自行消退且无任何后遗症[25]。有 2 只眼出现 Hydrus 微支架放置情况不满意的情况，并于术中进行了复位。在 8 只眼中观察到周边前粘连，无微支架阻塞；有 1 只眼发生微支架入口虹膜阻塞，并在术后 8 个月行氩激光治疗。1 只眼发生微支架错位（在 Schlemm 管外），眼压高于目标值，该患者随后在 18 个月时接受了小梁切除术。Al-Mugheiry 等报道了一位缺乏 Hydrus 微支架植入手术经验的外科医生对 25 只眼植入 Hydrus 微支架的结果[23]。尽管缺乏手术经验，但术中并发症很少。在植入微支架时，有 2 只眼发生前房积血。在 1 只眼中，首次尝试时微支架未能完全插入，但在第二次尝试时成功插入另一位置。术后第 1 天的不良事件有轻度至中度前葡萄膜炎反应（12 眼）、轻度角膜水肿（7 眼）、前房微量

积血（7 眼）、前房积血＞1.5mm（2 眼）。出现前房微量积血的一只眼，眼压升高至 28mmHg。有 2mm 前房积血的另一只眼，在微支架开口处可见血凝块，但 1 周后血凝块自行消退。术后第 1 天的并发症与预后没有相关性。

单纯植入 Hydrus 微支架对有晶状体眼也是安全的，其不良事件发生率较低。在 Fea 等的前瞻性研究中，31 只眼中有 2 只（6.45%）在术后第 1 天出现眼压升高[25]。在使用全身乙酰唑胺进行短暂治疗后，所有眼的眼压于术后第 3 天恢复正常。术后第 1 天有 3 只眼（9.68%）的视力出现短暂下降，是由于 1 只眼眼压升高继发的角膜水肿和 2 只眼前房积血所致。这 3 例患者术后 1 周视力均恢复到基线水平。Gandolfi 等报道，前房积血是最常见的术后不良事件（21 眼中有 4 眼发生前房积血）[8]。在所有病例中，前房积血于几天内都完全消除，有 1 只眼术后早期出现眼压升高（最初 48 小时内眼压≥30mmHg）。随访期间有 4 只眼出现周边前粘连，并进行了 YAG 激光治疗。Ahmed 等报道，在对比研究中，单纯植入 Hydrus 微支架的眼与植入 2 个 iStent 的眼在 1 年内的不良事件没有显著性差异。在 iStent 组中，有 2 名患者由于眼压失控无法用降眼压药物控制，后续行第二次青光眼手术治疗。而 Hydrus 组中的所有患者都无须进行额外的青光眼手术。两组患者的眼部不良事件大多数轻微而短暂[26]。

综上所述，Hydrus 微支架植入可能会产生短暂的眼压升高、前房积血、支架错位或阻塞及周边前粘连等并发症。眼压升高主要发生在术后早期，可通过青光眼药物有效控制。前房积血可以是微量的，也可以是大量前房积血，这种情况通常较短暂，且在几天或几周内自行好转。微支架错位与支架功能受损有关，在这种情况下可能需要手术干预。周边前粘连的发生在术后较为常见，但在大多数病例中无临床意义。然而，Hydrus 微支架入口的粘连形成可导致支架阻塞，采用激光治疗可缓解这种情况。由于 Hydrus 微支架植入术降低眼压的幅度受到上巩膜静脉压的限制，迄今为止，尚未有长期存在的低眼压或其他潜在威胁视力的并发症的相关报道。

九、结论

Hydrus 微支架植入联合白内障手术或作为单纯手术治疗原发性开角型青光眼是安全有效的。这种 Schlemm 管支架可在长达 2 年的时间内，将眼压降低到 15mmHg 左右，并减少青光眼药物的使用。因此，它有望成为治疗轻中度原发性开角型青光眼的一种长期策略。

参考文献

[1] Pfeiffer N, et al. A randomized trial of a Schlemm's canal microstent with phacoemulsification for reducing intraocular pressure in open-angle glaucoma. Ophthalmology. 2015;122(7):1283–93.

[2] Johnstone MA, et al. Effects of a Schlemm canal scaffold on collector channel ostia in human anterior segments. Exp Eye Res. 2014;119:70–6.

[3] Gulati V, et al. A novel 8-mm Schlemm's canal scaffold reduces outflow resistance in a human anterior segment perfusion model. Invest Ophthalmol Vis Sci. 2013;54(3):1698–704.

[4] Beeley NR, et al. Development, implantation, in vivo elution, and retrieval of a biocompatible, sustained release subretinal drug delivery system. J Biomed Mater Res A. 2006;76(4):690–8.

[5] Ko GY, et al. Obstruction of the lacrimal system: treatment with a covered, retrievable, expandable nitinol stent versus a lacrimal polyurethane stent. Radiology. 2003;227(1): 270–6.

[6] Olson JL, Velez-Montoya R, Erlanger M. Ocular biocompatibility of nitinol intraocular clips. Invest Ophthalmol Vis Sci. 2012;53(1):354–60.

[7] Grierson I, et al. A novel Schlemm's canal scaffold: histologic observations. J Glaucoma. 2015;24(6):460–8.

[8] Gandolfi SA, et al. Comparison of surgical outcomes between canaloplasty and Schlemm's canal scaffold at 24 Months' follow-up. J Ophthalmol. 2016;2016:3410469.

[9] Johnstone MA, Grant WG. Pressure-dependent changes in structures of the aqueous outflow system of human and monkey eyes. Am J Ophthalmol. 1973;75(3):365–83.

[10] Johnstone MA, Grant WM. Microsurgery of Schlemm's canal and the human aqueous outflow system. Am J Ophthalmol. 1973;76(6):906–17.

[11] Yuan F, et al. Mathematical modeling of outflow facility increase with trabecular meshwork bypass and Schlemm Canal dilation. J Glaucoma. 2016;25(4):355–64.

[12] Camras LJ, et al. A novel Schlemm's canal scaffold increases outflow facility in a human anterior segment perfusion model. Invest Ophthalmol Vis Sci. 2012;53(10):6115–21.

[13] Hays CL, et al. Improvement in outflow facility by two novel microinvasive glaucoma surgery implants. Invest Ophthalmol Vis Sci. 2014;55(3):1893–900.

[14] Moses RA, et al. Schlemm's canal: the effect of intraocular pressure. Invest Ophthalmol Vis Sci. 1981;20(1):61–8.

[15] Saheb H, Ahmed II. Micro-invasive glaucoma surgery: current perspectives and future directions. Curr Opin Ophthalmol. 2012;23(2):96–104.

[16] Bill A. Some aspects of aqueous humour drainage. Eye (Lond). 1993;7(Pt 1):14–9.

[17] Fellman RL, Grover DS. Episcleral venous fluid wave: intraoperative evidence for patency of the conventional outflow system. J Glaucoma. 2014;23(6):347–50.

[18] Grieshaber MC, et al. Clinical evaluation of the aqueous outflow system in primary open-angle glaucoma for canaloplasty. Invest Ophthalmol Vis Sci. 2010;51(3):1498–504.

[19] Kagemann L, et al. Identification and assessment of Schlemm's canal by spectral-domain optical coherence tomography. Invest Ophthalmol Vis Sci. 2010;51(8):4054–9.

[20] Kagemann L, et al. 3D visualization of aqueous humor outflow structures in-situ in humans. Exp Eye Res. 2011;93(3):308–15.

[21] Mansberger SL, et al. Reduction in intraocular pressure after cataract extraction: the ocular hypertension treatment study. Ophthalmology. 2012;119(9):1826–31.

[22] Fea AM, Rekas M, Au L. Evaluation of a Schlemm canal scaffold Microstent combined with phacoemulsification in routine clinical practice: two-year multicenter study. J Cataract Refract Surg. 2017;43(7):886–91.

[23] Al-Mugheiry TS, et al. Microinvasive glaucoma stent (MIGS) surgery with concomitant phakoemulsification cataract extraction: outcomes and the learning curve. J Glaucoma. 2017;26(7):646–51.

[24] Samuelson TW, Chang DF, Marquis R, et al. A Schlemm canal microstent for intraocular pressure reduction in primary open-angle glaucoma and cataract: the HORIZON study. Ophthalmology. 2019;126:29–37.

[25] Fea AM, et al. Hydrus Microstent compared to selective laser trabeculoplasty in primary open angle glaucoma: one year results. Clin Exp Ophthalmol. 2017;45(2):120–7.

[26] Ahmed IIK, Fea A, Au L, et al. A prospective randomized trial comparing Hydrus and iStent microinvasive glaucoma surgery implants for standalone treatment of open-angle glaucoma: the COMPARE study. Ophthalmology. 2020;127:52–61.

[27] Yook E, Vinod K, Panarelli JF. Complications of micro-invasive glaucoma surgery. Curr Opin Ophthalmol. 2018;29:147–54.

第 6 章 XEN 青光眼引流管

XEN Gel Implant

Leon Au Ingeborg Stalmans 著

王凯军 译

一、设计和发展

XEN 青光眼引流管最初是由澳大利亚珀斯的 Lions Eye Institute 研发的。它由 AqueSys，Inc.（Fort Worth，Texas，USA）公司商业化，该公司后来在 2015 年被 Allergan plc（Dublin，Ireland）收购。其概念是通过内路方法创建类似于小梁切除术的结膜下房水引流通路。XEN 青光眼引流管是一种长 6mm 的亲水性胶原圆柱形植入物，由交联的猪明胶组成。它的外径为 150μm，内径为 45μm，旨在提供直接联通前房和结膜下空间的永久通道（图 6-1）。XEN 青光眼引流管在干燥时是坚硬的，但在浸入房水后会变软和膨胀。软凝胶特性可以提高在结膜下空间中的生物相容性并降低排斥反应的风险，而少量的外部膨胀有助于装置固定并最大限度地减少移动。XEN 青光眼引流管于 2013 年获得 CE 标志，并于 2016 年获得 FDA 的批准。XEN 青光眼引流管的管腔尺寸已从最初的 140μm 和后来的 63μm，更改为当前市售的 45μm（也称为 XEN-45 引流管），根据哈根 – 泊肃

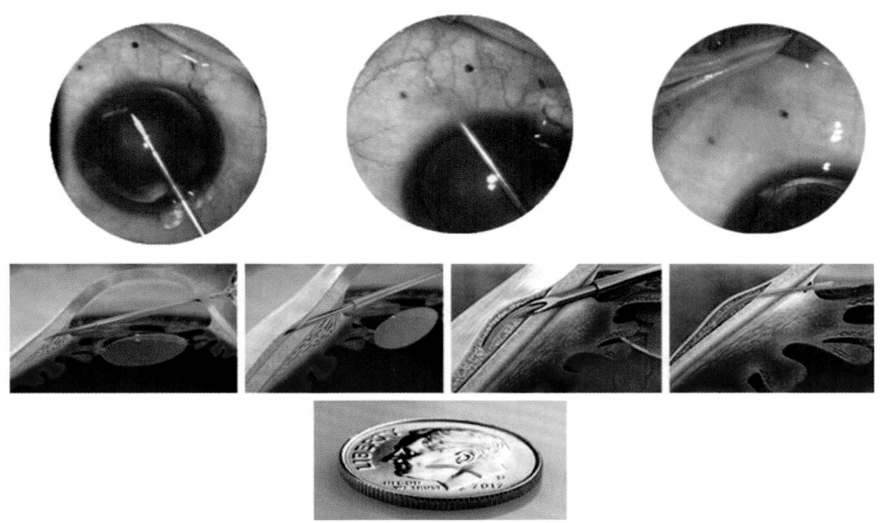

▲ 图 6-1 **XEN 青光眼引流管**

经许可转载，图片由 Allergan plc，Dublin，Ireland 提供

叶定律，可提供6～8mmHg的房水外流阻力，并防止术后低眼压[1]。

XEN青光眼引流管预装在XEN注射器中，该注射器是无菌的且仅供一次性使用（图6–2）。注射器包括一根带有预装XEN青光眼引流管的27G双斜面直针、一个白色手术手柄和一个用于植入引流管的蓝色滑块。注射器通过颞下透明角膜切口穿过前房，并将XEN青光眼引流管植入到鼻上象限的结膜下或Tenon囊下（图6–3）。植入完成后，XEN青光眼引流管的位置应为在前房内保留1mm、巩膜内保留2mm、结膜下保留3mm的眼外部分。引流管应在角膜缘后方3mm处离开巩膜，理想情况下会形成后部滤过泡。手术过程中需要使用抗代谢药物丝裂霉素C（MMC）进行辅助，MMC通常在引流管植入前以结膜下注射的形式给药。

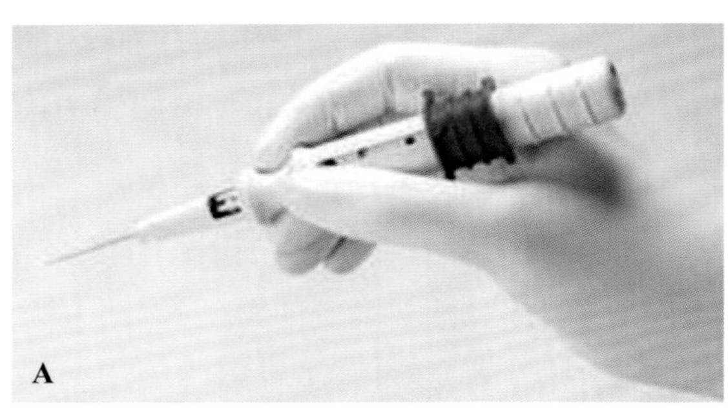

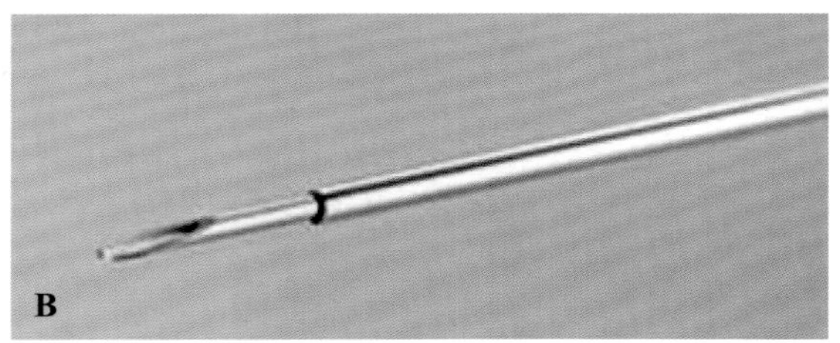

▲ 图6–2　XEN注射器

A. XEN青光眼引流管预装在一次性使用注射器中，当蓝色滑块向前移动时，XEN青光眼引流管被注射到结膜下空间；B. 注射器的尖端包括一个27G双斜面针（经许可转载，图片由Allergan plc，Dublin，Ireland提供）

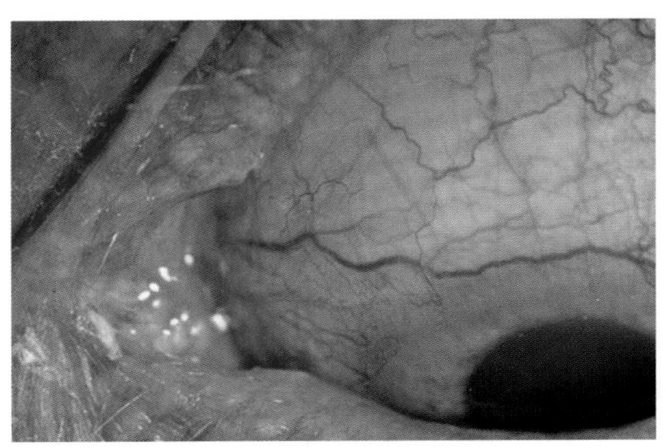

▲ 图6–3　鼻上XEN青光眼引流管及弥散的滤过泡

经许可可转载，图片由Leon Au，FRCOphth提供

二、患者选择

根据CE标志，XEN青光眼引流管旨在降低既往药物治疗失败的原发性开角型青光眼患者的眼压。在美国XEN青光眼引流管被批准用于治疗难治性青光眼（既往的手术治疗失败），或者对最大限度耐受药物治疗无反应的原发性开角型青光眼、假性剥脱性或色素性青光眼患者。

此手术适用于房角开放的患者，通常为Shaffer 3级或以上。与其他滤过性手术相比，XEN青光眼引流管的主要优点包括侵入性较小的手术程序、不需要切开周围结膜，良好的安全性，快速的视力恢复和较短的手术时间，使这种引流管特别适用于无法耐受长时间外科手术的患者，或那些不能接受术后视力下降明显且恢复缓慢的患者。尽管被设计为独立手术，但XEN青光眼引流管植入术可以与白内障患者的超声乳化术相结合。由于引流管放置在鼻上象限中，因此在手术失败的情况下，仍然可以选择在颞上象限进行其他青光眼手术。

XEN青光眼引流管植入后的效果取决于

滤过泡的形成和维护。与可以在术后通过去除缝线来控制流出量的传统小梁切除术相比，XEN 青光眼引流管是一种固定流量的装置。因此，其成功在很大程度上取决于术后结膜下的阻力。因此有滤过泡纤维化风险的患者，手术结果可能不太理想。所以，仔细选择患者对于手术成功至关重要。滤过性手术后纤维化的已知危险因素包括年龄较小、肤色较深、使用多种局部青光眼药物、糖尿病、全身性自身免疫性疾病，以及既往眼科手术史，尤其是涉及结膜的手术。此外，既往存在的眼内和眼表炎症会增加术后纤维化的风险。因此，仔细的术前裂隙灯检查，其中包括评估（鼻上）结膜的炎症状态、完整性和活动度，以及前房角镜检查评估房角，对于选择患者是必不可少的。术前的眼表疾病和炎症最好在手术前 1 个月进行治疗。手术医生可以考虑在手术前改变或减少局部青光眼药物，以减少炎症和减少防腐剂的影响，使用局部类固醇，甚至在没有禁忌证时从局部青光眼药物转换为口服乙酰唑胺。手术前应适当治疗眼睑疾病、睑缘炎和慢性干眼症。

与使用角膜牵引缝线将眼睛向下旋转的传统滤过手术相比，该手术获得良好的术野暴露是很重要的，因为该手术是在眼睛处于第一眼位的情况下进行的。因此，术前需要对患者进行评估，以确定睑裂是否足够宽，并确定可能导致手术困难的因素，其中包括眼睑紧绷（如接触性皮炎病史的患者）、眼窝凹陷或高颧骨（图 6-4）。此处，还应记录全面的医疗和手术史，不受控制的全身性高血压或使用口服抗凝药治疗瓣膜性心脏病会增加眼内和结膜下出血的风险，后者会导致滤过泡纤维化和手术失败。最后，手术中需要 MMC，因此角膜缘干细胞衰竭和妊娠是禁忌证。

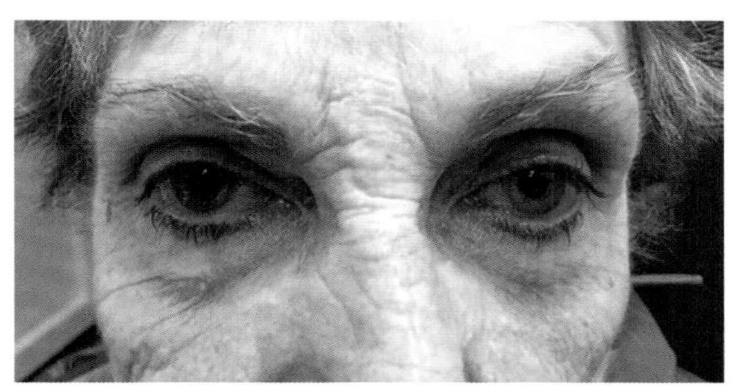

▲ **图 6-4　深且凹陷的眼窝可能导致 XEN 手术期间操作困难**

经许可转载，图片由 Ingeborg Stalmans，MD 提供

三、手术技术

为了标明预期的植入部位，在鼻上象限靠近 12 点钟位置距角膜缘 3mm 处标记结膜。通过在目标象限（角膜缘后至少 5mm）的结膜下注射 MMC 来进行 Tenon 囊的水分离。在颞下方角膜缘前约 1mm 处做透明角膜切口，并在鼻侧处做一个辅助的小切口。前房完全充满内聚性黏弹剂。预装的 XEN 注射器通过主切口穿过前房。针尖对准另一侧的鼻上房角，理想情况下，其位于色素小梁网 Schlemm 管的前方。在刺穿巩膜进入角膜缘后 2.5～3mm 的结膜下空间之前，可以使用术中前房角镜精确定位注射针的位置。在确保针头的整个斜面已穿出巩膜并位于结膜下空间后，推动注射器上的滑块向前移动。在滑块运动的前半段，引流管的远端部分从针尖注入结膜下空间。滑块的进一步向前移动使针头缩回到注射器中，同时释放巩膜和前房中的引流管的剩余部分。针头完全缩回注

射器后，将其从前房中取出。评估引流管结膜下段的位置和活动度，并通过前房角镜检查确认内部段的正确长度和位置。冲洗前房中的黏弹剂并水密切口（可按需缝合），稍微加压以确保形成滤过泡。

当 XEN 青光眼引流管植入术联合超声乳化术时，通常先进行白内障手术。在白内障手术结束时，前房内重新注射内聚性黏弹剂。XEN 青光眼引流管植入可以通过用于超声乳化术的角膜主切口（如果是颞侧的）进行，也可以使用额外的角膜切口。后续步骤类似于单独手术的操作。

（一）避免并发症和手术技巧

本节提供了有关手术细节的分步方法、如何改进手术技术，以及避免和纠正引流管放置位置不佳的实用建议。

手术医生可以坐在上方或颞侧。一般建议初次开始 XEN 青光眼引流管植入手术的医生坐在他们进行超声乳化的常用位置，当手术操作熟练后也可尝试其他位置。同样，有几种握持注射器的方式。最舒适的握持方式取决于手术医生，并由许多因素决定，如手的大小、医生相对于患者的位置等。但是，推荐在对右眼进行手术时用右手握住注射器，在对左眼进行手术时使用左手。接受培训的手术医生应尝试不同的座椅和手部位置，以找到最舒适的方式。对于最初的几例手术，右利手的手术医生应考虑在术野暴露良好的人工晶状体眼患者的右眼中进行手术，反之亦然。在熟练使用该技术之前，应避免在有晶状体眼患者中进行植入。

麻醉的选择也由手术医生自行决定。大多数手术是在表面麻醉下进行的，使用表面麻醉滴眼液联合前房内麻醉（单独注入或与黏弹剂合并注入前房）和（或）结膜下麻醉（与水分离液体组合或单独注射）相组合。当在结膜下使用时，麻醉药可以辅以肾上腺素作为血管收缩药。一些手术医生更喜欢使用 Tenon 囊下、球周或球后麻醉。后者的优点是麻醉更深，确保无痛过程。此外对于新手，球后麻醉一方面使眼球固定，手术操作更容易，但另一方面，因为不能指示患者向下看以暴露后上方的球结膜，操作可能会变得更困难。当手术技术成熟时，我们会鼓励手术医生转向使用表面麻醉（图 6–5）。

为避免引流管植入期间过度的结膜下出血（这可能会遮挡植入部位并使植入过程更具挑战性），可在手术前使用血管收缩药，如局部安普乐定滴眼液（Iopidine®，Alcon，Fort Worth，Texas，USA），这可以抵消由长期使用青光眼药物或在术前使用毛果芸香碱收缩瞳孔和保护晶状体而引起的充血。另外，可如上所述将肾上腺素添加到水分离液体中，或局部使用肾上腺素。肾上腺素有导致瞳孔扩张的潜在可能，可以通过术前局部使用毛

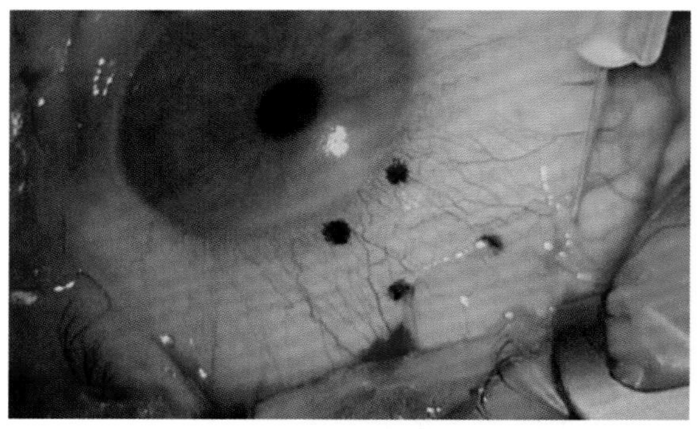

▲ **图 6–5　后方注射丝裂霉素 C 用于 Tenon 囊内水分离**

经许可转载，图片由 Ingeborg Stalmans，MD 提供

果芸香碱来预防。理想情况下，应使用细针头（30G）进行水分离并小心操作，以免刺穿结膜血管。如果确实发生了结膜下出血，可以立即在计划的植入部位注射一些液体，以防止血液扩散到该区域，或者用棉签压迫结膜并将血液推开。

强烈建议在水分离液中使用抗代谢药物。虽然是超适应证使用，但 MMC 被广泛应用于滤过性手术，并被视为防止瘢痕形成和改善手术结果的常用做法。MMC 的浓度可以根据预期的瘢痕形成趋势（如年龄、种族、既往手术史等）的患者特征确定。MMC 通常使用的剂量为 0.02mg/0.1ml，但可以在 0.01～0.05mg 变化。需要强调的是，使用 XEN 青光眼引流管时 MMC 剂量＞0.02mg 并不常见，因为导致薄壁滤过泡和相关并发症的风险较高。为了避免角膜缘薄壁滤过泡和极少数情况下术后滤过泡炎或眼内炎的风险 [2, 3]，MMC 应尽可能向后注射，如果它扩散到角膜缘附近，则用棉签向后按摩推动。

水分离后，理想情况下液体在预定的植入部位略微抬高结膜，以降低注射针从巩膜出来时刺穿结膜的风险，但不会因过度的结膜水肿而遮挡植入部位的视野。

颞下切口距角膜缘 1mm，以便以适当的角度对准植入部位。对于颧骨突出的患者，手术医生可能希望用注射器和辅助器械来稍微旋转眼睛，以便将注射器从患者的颧骨部位旋转到更偏颞侧的位置。另外，可以考虑更偏颞侧的切口，以更偏切线方向朝向鼻上方房角的方法植入，而非穿过瞳孔轴（图 6–6）。轻轻地将脸转向颞侧也有助于降低颧骨高度，同时将眼睛稍微转向鼻侧以在植入

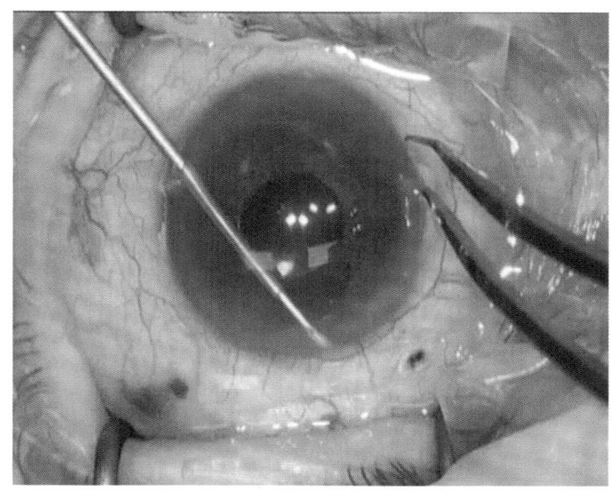

▲ 图 6–6 **在 XEN 青光眼引流管植入手术期间轻微旋转眼球，注射器沿切线方向，不穿过瞳孔轴，以便进入颧骨突出的患者的鼻上象限**

经许可转载，图片由 Leon Au，FRCOphth 提供

过程中保持第一眼位。然而，不建议在鼻侧放置引流管，因为鼻侧滤过泡引起不适感的发生率较高，并且鼻侧的引流管穿透结膜的潜在风险更大（可能是因为眼睑在引流管上摩擦）（图 6–7）。

使用内聚性黏弹剂填充前房以便在植入过程中提供稳定的前房，内聚性比弥散性黏弹剂更容易且更完全地被清除。我们建议在植入过程中充分填充前房，因为当眼球柔软时，用注射针刺入巩膜更为困难。同样，角膜切口不要太大，以避免黏弹剂溢出。切口应略大于 20G 以容纳注射器。采用超声乳化术的小切口即可达到满意的效果，较大的切口可能导致明显的黏弹剂溢出。黏弹剂与麻醉剂组合可用于补充表面麻醉并防止手术过程中的疼痛。

当注射器通过主切口进入眼睛时，轻微的侧向运动可以促进针头通过切口顺利进入。在针头的放置和注射过程中，可在侧面使用器械来稳定眼球。为此，可以使用各种器械以在侧

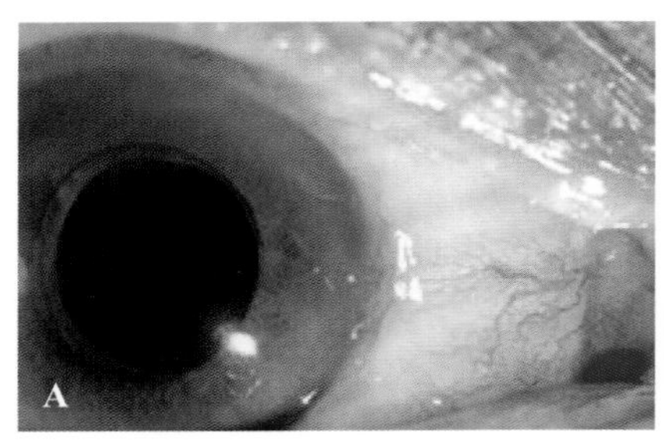

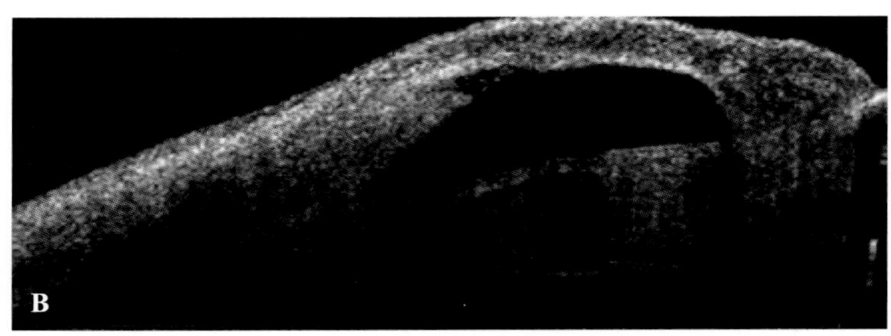

▲ 图 6-7 **XEN 青光眼引流管放置在鼻侧可能会导致大的鼻侧滤过泡**

A. 一个大的鼻侧滤过泡引起明显的不适感；B. 图 A 中鼻侧滤过泡的前段光学相干断层扫描图像，可见一个大的滤过泡腔（经许可转载，图片由 Chelvin Sng，FRCSEd 提供）

方固定角膜，如 Vera 钩（Katena，USA）或 Bonn 有齿镊。如上所述，建议将引流管放置在靠近 12 点钟的位置，因为放置在鼻部可能导致滤过泡相关的不适感。理想情况下，将引流管插入色素小梁和 Schwalbe 线之间。更靠后的位置会导致血液从 Schlemm 管回流以及虹膜阻塞引流管的开口。更靠前的位置会导致巩膜内部分非常短，引流管不稳定。偶尔会出现角膜内的植入。在学习曲线期间，建议在接近房角时使用术中前房角镜引导注射器针头。然而，随着手术经验增多，在这个阶段使用前房角镜的步骤可以省略。

当针头穿过巩膜时，需要一些向前的力，并且侧面辅助器械可以施加反方向的作用力。为了减少巩膜阻力，从而减少植入所需的注射器上的向前的力，可以轻轻地在手指之间来回转动注射器，从而产生针头的旋转运动。针头应在距角膜缘 2.5～3mm 处退出巩膜。如有必要，植入器可以在插入过程中稍微向上或向下倾斜，以使巩膜内部分更长或更短。较长的巩膜内部分可以减少引流管旁渗漏和早期低眼压，这在高度近视眼或巩膜薄的眼睛中可能更常见。缓慢而可控地穿出巩膜对于避免刺破结膜很重要。关于引流管在结膜/筋膜中的理想位置一直存在争议。一些手术医生更喜欢将注射针向上，将引流管放置在结膜下空间的浅层，使引流管可以自由活动，以便于引流。在理想的情况下，术者在 Tenon 囊下空间中穿出引流管，以避免薄壁滤过泡和引流管暴露，并最大限度地利用可用的潜在空间。反对意见是，在 Tenon 囊下空间中 XEN 青光眼引流管是否通畅的可视化将更加困难。一旦针头完全推进并且斜面完全从巩膜中露出，注射器应旋转 90°，斜面朝向 12 点钟位置，然后再推进滑块。在此操作的前半部分，引流管被弹出，而在后半部分，针头缩回。当滑块到达过渡点时，移动滑块的手指会感觉到轻微的阻力。这时应该停下来，将显微镜倍率减少查看角膜的概况，并放松双手，避免在注射器或辅助器械上施加作用力。这对于避免所谓的弹跳非常重要，弹跳是在缩回阶段由施加在注射器上的力引起的。在针头缩回到注射器中时，尖端从房角处释放，与锚定处脱离。此时的任何外力都可能导致注射器向一侧或另一侧弹跳。这会将引流管拖回前房，导致眼内部分过长。突然移动还可能导致出血、植入隧道扩大，或者在向下弹跳时损伤虹膜，甚至在极端情况下造成睫状体脱离。

当注射器缩回时，手术医生的注意力应该从结膜下的针尖转移到角巩膜缘。注射器应当保持向前，以确保注射器和房角之间保持接触。只有当滑块已到达其行程的前端（针头完全缩回）时，注射器才能安全地从前房中取出。过早移除会导致引流管的角度不当或错位。引流管放置不理想的常见原因（最常见的是引流管在前房中太长）是针头未完全进入结膜下或 Tenon 下空间、滑块推进不完全、注射器提前缩回和弹跳。

植入后，使用钝头器械轻轻地侧向移动引流管来检查引流管的位置和活动性非常重要。理想情况下，引流管应在前房 1mm、巩膜 2mm 和结膜下空间 3mm（所谓的 1–2–3 配置，图 6–8）。引流管的结膜下部分应该是直的，并且可以向两侧自由移动。如果引流管被卡在 Tenon 囊中不能自由移动或发生卷曲（图 6–9），即使引流管最初正常引流，Tenon 囊阻塞引流管、术后纤维化和滤过泡失败的风险也会很高。在这种情况下，许多手术医生会进行术中针拨。将 30G 针头插入结膜下方距引流管一定距离的位置，小心接近引流管的尖端，避开血管。通过用针轻轻地在引流管上方和下方滑动，将 Tenon 囊从引流管处移开，注意不要切割或拉出引流管。这种操作应使引流管变直且可移动。另一种方法是使用系线镊轻轻拉动引流管，有时可以通过这种方法从 Tenon 囊中松解出引流管。

如果去除黏弹剂后看不到滤过泡隆起，则应通过前房角镜检查引流管的内部位置。如前所述，青光眼引流管的理想位置位于小梁和 Schwalbe 线之间。虹膜经常被黏弹剂向后推，使引流管可能看起来位置适中。然而，如果引流管比小梁更靠后，特别是当它在巩膜入口处与虹膜根部接触时，黏弹剂冲洗后有发生虹膜嵌顿的风险。在这种情况下，可以考虑移除并重新插入引流管。0.5～1.5mm 的前房内长度（最好是 1mm）是可以接受的。如有必要可通过用无齿镊隔着结膜轻轻抓住引流管的眼外部分并将其推入或拉出以调整长度。如果在调整后引流管的位置仍不令人满意，则应考虑移除和重新插入。要移除引流管，首先使用无齿镊子（如系线镊）将引流管最大限度地推入前房，进而可以很容易地使用玻璃体视网膜镊从前房中取出引流管。也可通过向后移动滑块使注射针向前移动，再次将引流管放入针中，并重复植入过程。处理引流管时需要小心，因为它现在很软，如果用力过大很容易折断。如果怀疑引流管已损坏，更谨慎的方法是用新的引流管进行替换。

最后一个重点是完全去除前房中的黏弹剂，否则可能会在术后早期阻塞引流管并导致眼压升高。如果切口不水密则应缝合。前房彻底冲洗后应在手术结束时形成结膜滤过泡。如果在手术结束时没有看到滤过泡，则应仔细检查引流管及其位置，并在必要时重复该过程。推荐使用抗生素和结膜下类固醇抗感染治疗。

（二）术后管理

手术后应立即停用所有降眼压药物。典型的术后治疗方案包括局部广谱抗生素和强化局部类固醇治疗（如每 2 小时使用 0.1% 地塞米松或 1% 醋酸泼尼松龙）。2 周后，可以停用抗生素眼药水，而局部类固醇可以在 8～10 周逐渐减量。有明显或持续性结膜充血

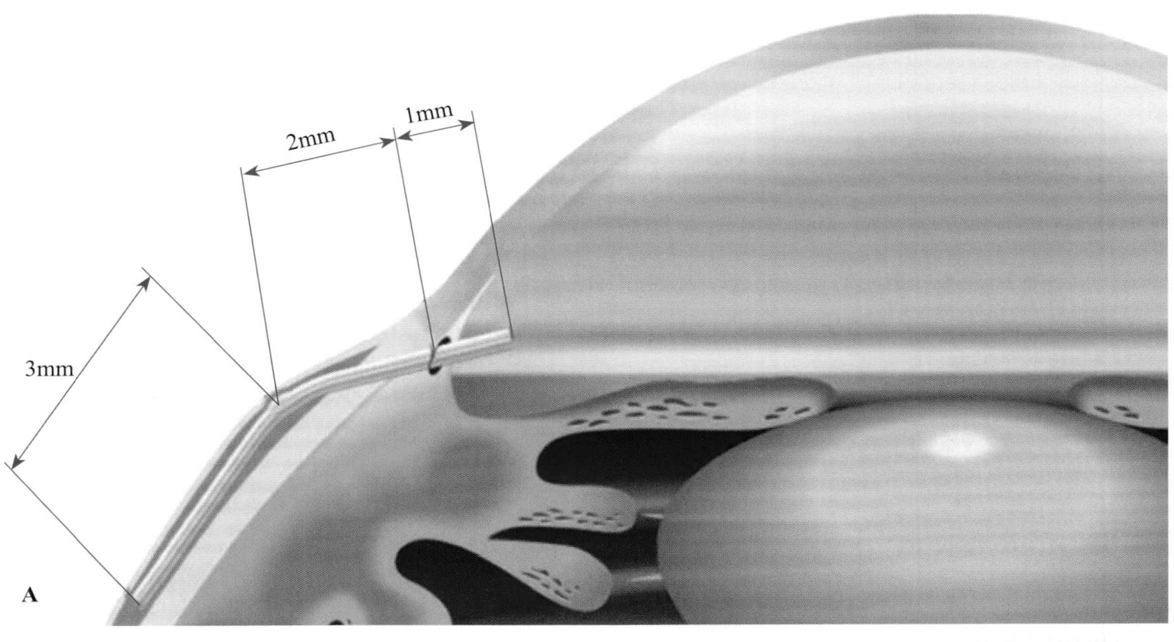

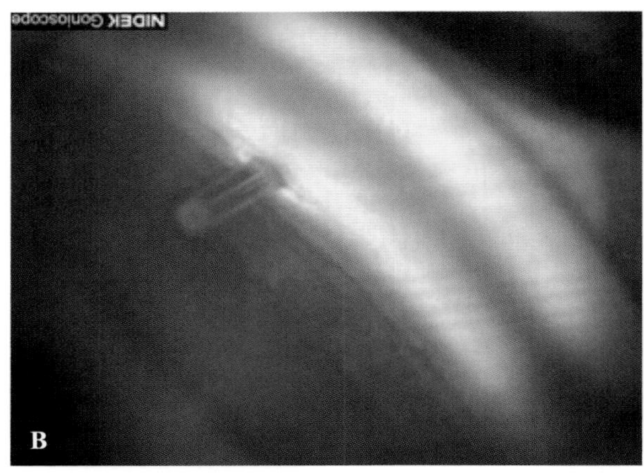

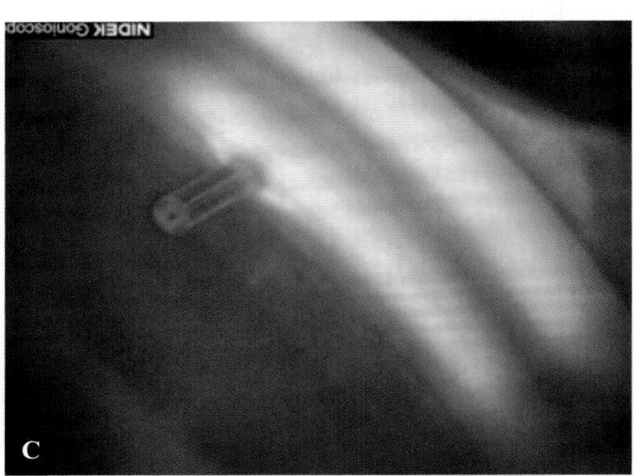

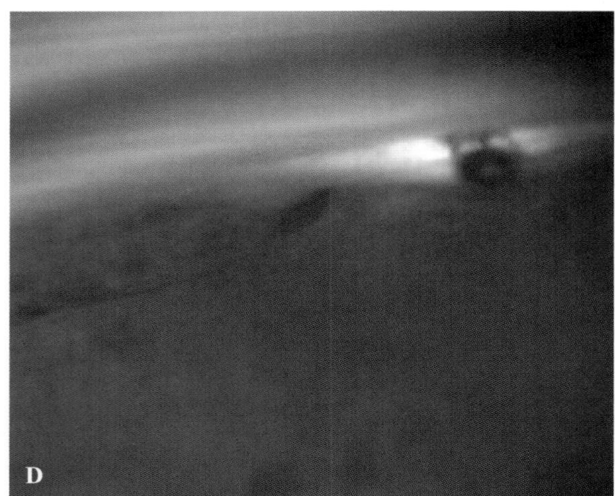

▲ 图 6-8 **XEN 青光眼引流管的 1-2-3 配置**

A. XEN 青光眼引流管的理想位置在前房中为 1mm，在巩膜中为 2mm，在结膜下空间中为 3mm；B. XEN 青光眼引流管入口部位的前房角镜照片，该部位理想情况下位于色素小梁和 Schwalbe 线之间；C.XEN 青光眼引流管的前房角镜照片，该引流管具有 1mm 的理想眼内段长度；D. 前房角镜照片显示 XEN 青光眼引流管的眼内段太短（经许可可转载，图片由 Luís Abegão Pinto，MD 提供）

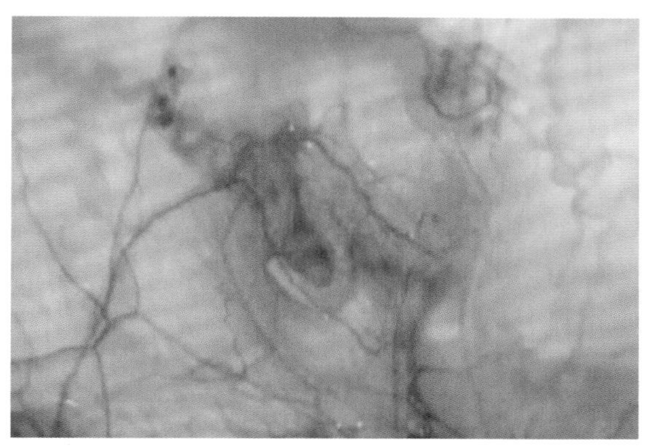

▲ 图 6–9 **一个卷曲、固定的 XEN 青光眼引流管被 Tenon 囊阻碍**

经许可转载，图片由 Ingeborg Stalmans，MD 提供

的术眼或有色素的术眼可能需要更长时间的局部类固醇治疗，这些患者有更严重的结膜瘢痕形成的风险。

通常，术后最初几天的眼压较低。根据哈根 – 泊肃叶定律和 XEN 青光眼引流管的尺寸，如果液体仅通过引流管而在结膜下空间没有阻力，眼压（IOP）理论上应为 6～8mmHg。实际上，第一天的 IOP 通常<6mmHg，可能是由于注射器造成的巩膜隧道比 XEN 青光眼引流管更宽，因此产生了少量的管旁渗漏。在植入后的几天内，亲水性引流管的外径膨胀，其在巩膜中的位置变得更“紧密”。因此，1 周后眼压通常增加到约 10mmHg。

早期低眼压通常在术后数天自发消退，无须额外治疗。如果前房变浅，可以考虑短效睫状肌麻痹药治疗。如果引流管位置靠后，最好避免使用长效睫状肌麻痹药，如阿托品，因为存在虹膜阻塞引流管内口的风险。如果手术后前房显著变浅或出现低眼压持续 1～2 周（罕见），若伴有明显的视力障碍、角膜 – 晶状体接触、脉络膜脱离或黄斑病变，可在裂隙灯下注射少量弥散性黏弹剂来处理。应避免使用内聚性黏弹剂，因为它们可能会引起眼压升高。

如果在植入过程中遵循了上述步骤，术后第一天很少会发生高眼压。高眼压很可能是由机械原因引起。应进行前房角镜检查以确认引流管位置正确并排除任何机械性阻塞，如虹膜、血液或纤维蛋白。早期高眼压的最常见原因是黏弹剂去除不完全，在这种情况下，眼压通常会在术后第 1 周恢复。在明显的眼压升高的情况下，应考虑前房冲洗。有限的前房积血通常会自发消退，但如果持续存在或与眼压升高有关，则偶尔可能需要冲洗，最好等待数天再进行冲洗以降低再出血的风险。

如果在术后 1 周出现了高眼压，则应再次通过前房角镜排除引流管内口的阻塞。在这个阶段要考虑的其他原因，包括类固醇反应与包裹性滤过泡，特别是如果滤过泡出现隆起。如果内部开口是通畅的，并且没有可见的滤过泡隆起，则引流管周围的纤维化更有可能是高眼压的原因，可以考虑针拨或滤过泡修复。只有当引流管可见时针拨才是可行的，而滤过泡修复在任何一种情况下都可以进行。包裹和纤维化往往在术后 3～4 周发生。如果 1～2 周出现眼压升高，则应考虑 Tenon 囊引起的引流管可逆性机械阻塞而非纤维化。

滤过泡修复通常在表面麻醉下进行。进行穹窿部为基底的结膜切开，并仔细分离结膜下的纤维化以暴露 XEN 青光眼引流管。引流管通常被包裹在一个“袜状”的筋膜组织中，需要缓慢细致的操作来释放引流管而不损坏它（图 6–10）。一旦 XEN 青光眼引流管

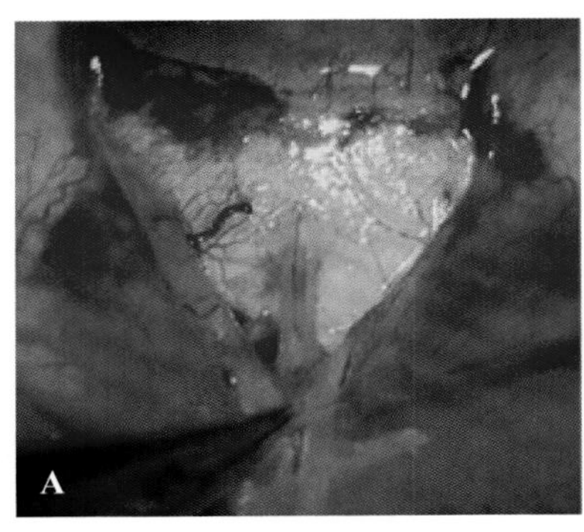
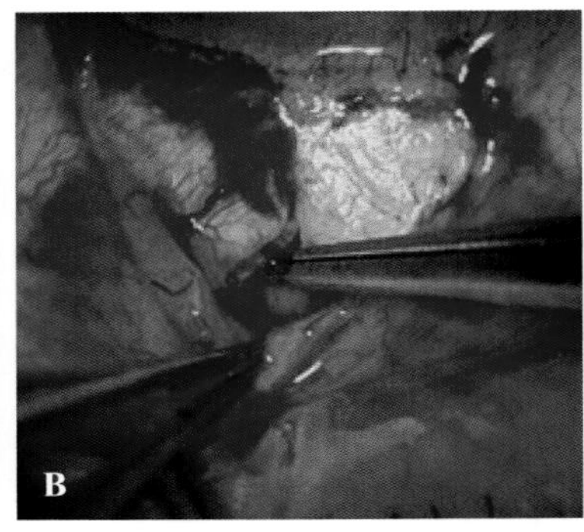
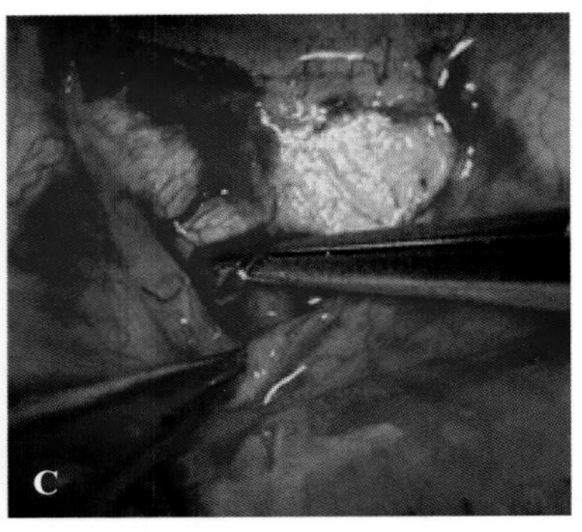

▲ 图 6–10 **XEN 青光眼引流管滤过泡修复**

A. 做穹窿部为基底的结膜切开；B. 仔细分离结膜下瘢痕以暴露和释放 XEN 青光眼引流管；C. 一旦 XEN 青光眼引流管可自由移动，其远端可以看到缓慢的水流（经许可转载，图片由 Ingeborg Stalmans，MD 提供）

可以移动，就应该能够观察到从其远端缓慢滴落的房水。使用荧光素滴眼液和（或）台盼蓝可以增强可视化。如果没有房水流出则引流管本身可能被阻塞，应考虑使用连接泪道插管的注射器，用平衡盐溶液冲洗装置。如果装置的外部和内部看起来都很通畅，但没有看到远端有房水流出，则应植入新的引流管。不需要取出原来无功能的引流管，但取出引流管也很容易进行。如果在修复期间使用 MMC，理想情况下应在打开结膜后松解 XEN 青光眼引流管之前使用，以避免 MMC 回流到前房。修复完成后，结膜以传统小梁切除术相似的方式缝合。术后滴眼液使用类似于标准 XEN 青光眼引流管植入手术。

四、安全性、有效性和临床结果

APEX 研究组报道了一项多中心、前瞻性、非随机开放研究的 2 年结果，该研究针对药物控制不佳的开角型青光眼进行 XEN 青光眼引流管植入手术[4]。在平均术前用药眼压为（21.4 ± 3.6）mmHg 的 202 只眼中，眼压显著降低至术后 1 年时的（14.9 ± 4.5）mmHg 和 2 年时的（15.2 ± 4.2）mmHg（P<0.001）。药物从术前的（2.7 ± 0.9）种减少到术后 1 年的（0.9 ± 1.1）种和 2 年的（1.1 ± 1.2）种。总体而言，分别有 51.1% 和 47.7% 的患者在术后 1 年和 2 年没有使用降眼压药物。接受 XEN 青光眼引流管植入手术的患者与接受超声乳化联合 XEN 青光眼引流管植入手术的患者之间结果没有差异性。手术成功定义为在基线眼压的水平上降低 20% 的眼压，65.8% 的手术眼在 2 年时达到了这个标准。这些结果与其他已发表的相关回顾性和前瞻性研究结果一致（表 6–1）[5–10]。

在美国的关键临床试验中，Grover 等报道了 XEN 青光眼引流管植入手术治疗难治性青光眼的 12 个月结果，其中 84.6% 的患者曾做过失败的青光眼手术，56.9% 的患者需要≥4 种降眼压药物[10]。平均视野 MD 值为（–15.0 ± 7.7）dB，平均杯盘比为（0.82 ± 0.13）。尽管该组患者病情复杂，但 75.4% 的患者在 12 个月时使用相同或更少的药物实现了≥20% 的眼压降低，平均术后眼

表 6-1　已发表的 XEN 研究总结，随访 1 年

作　者	病例数量	手　术	术前眼压（mmHg）	第 12 个月眼压（mmHg）	≥ 20% 眼压降低，无药物	针拨比例（%）
De Gregorio 等 [5]	41	超声乳化术 –XEN	22.5±3.7	13.1±2.4	80.4%（眼压 6～17mmHg 无药物）	2.4
Gala 等 [6]	13	XEN 和超声乳化术 –XEN	16±4	12±3	41.7%	30.7
Hengerer 等 [7]	242	XEN 和超声乳化术 –XEN	32.2±9.1	14.2±4.0	55.4%	27.7
Mensouri 等 [8]	149	XEN 和超声乳化术 –XEN	20.0±7.1	13.9±4.3	57.7%	37
Tan 等 [9]	39	XEN	24.9±7.8	14.5±3.4	56.2%（眼压＜18mmHg 无药物）	51.3
Grover 等 [10]	65	XEN	25.1±3.7	15.9±5.2	75.4%（相同或更少的药物）	21

压为（15.9±5.2）mmHg。在 12 个月期间，65 只眼睛中有 9 只（13.8%）需要二次青光眼手术。值得注意的是，在本研究中为了使用获得许可的 MMC 海绵（Mitosol，Mobius Therapeutics LLC，USA），所有病例中都进行了结膜切开，这与我们目前的植入技术不同，理论上可能会影响到手术结果。

XEN 青光眼引流管植入手术的术后针拨率差异很大。在 APEX 研究中，平均针拨率为 41.1%，但在不同研究中心之间差异很大，范围从 0% 到≥80% [4]。超过 2/3 的术眼只需要一次针拨，单独使用 XEN 青光眼引流管植入术和联合超声乳化术 –XEN 青光眼引流管植入手术没有区别。其他文献也报道了类似的针拨率，提示了术后滤过泡管理的重要性 [5–10]。

术中和术后并发症的报告发生率很低。在术后初期，多达 20% 的患者出现低眼压（眼压＜6mmHg），但大部分都在没有干预的情况下缓解 [4–10]。其他并发症，包括虹膜阻塞引流管、结膜侵蚀导致引流管暴露、眼内炎和显著视力丧失都很罕见。

在一项回顾性研究中，Schlenker 及其同事评估了 XEN 青光眼引流管植入手术与小梁切除术在未接受过手术的青光眼患者中的疗效 [11]。结果表明，两组在疗效、安全性和失败风险方面没有差异，XEN 青光眼引流管植入术组有利于更快的视力恢复，但有更高的针拨率。

五、标签外使用

尽管 XEN 青光眼引流管被许可用于治疗药物或前期手术不能控制眼压的开角型青

光眼和难治性青光眼，但其滤过特性类似于小梁切除术，因此，有可能用于其他类型的青光眼。Sng 及其同事报道使用 XEN 青光眼引流管治疗不受控制的葡萄膜炎继发性青光眼具有良好的疗效[2]。他们的 24 名患者行 XEN 青光眼引流管植入手术后，实现了从葡萄膜炎常见的高基线眼压（30.5 ± 9.8）mmHg 到显著降低 60.2% 的眼压，83.3% 的患者在 1 年内避免了进一步的手术。然而，由于术后低眼压的风险显著增加，因此在考虑将 XEN 青光眼引流管用于葡萄膜炎继发青光眼时应慎重。在 Sng 的报道中，20.8% 的患者因低眼压需要前房重建术。此外，如果引流管位置太靠后，可能被葡萄膜炎患眼中的炎性碎片或萎缩的虹膜组织堵塞。房角关闭目前被认为是 XEN 青光眼引流管植入术的禁忌证。Sng 等报道了 19 只房角关闭眼行白内障手术联合 XEN 青光眼引流管植入术，术后眼压较基线显著降低［（11.7 ± 3.0）mmHg vs.（21.7 ± 3.7）mmHg，$P<0.001$）］，同时，术后青光眼药物的使用数量显著减少［（0.2 ± 0.5）vs.（1.4 ± 0.7），$P<0.001$）］。在他们的小样本病例报道中，XEN 青光眼引流管植入术的安全性与 POAG 相似，尽管在术后一只房角关闭眼中发生了引流管的虹膜阻塞[12]。然而，他们无法确定与单独的超声乳化术相比，XEN 青光眼引流管植入术在降低眼压方面的额外作用，因此有必要进行随机对照研究，在房角关闭眼中对比单独的超声乳化术与联合手术的降眼压效果。在 ICE 综合征和内皮移植患者中，以及在既往行小梁切除术和 Ahmed 引流阀治疗失败的难治性青光眼患者中也报道了成功的 XEN 青光眼引流管植入手术[13, 14]。D'Alessandro 及其同事报道了一种新的 XEN 青光眼引流管和 Baerveldt 管组合治疗难治性青光眼的方法[15]。XEN 青光眼引流管为房水通过 Baerveldt 植入物引流盘向后方分流提供了潜在优势。前房中较小的 XEN 青光眼引流管比较大的青光眼引流植入物对内皮更好。然而，XEN 青光眼引流管和大得多的 Baerveldt 管之间的持续摩擦可能会在该交界处产生远期植入物断裂的风险，从而使 Baerveldt 与前房断开连接。XEN 青光眼引流管也可能会滑出 Baerveldt 管，除非它被牢固地缝合，因为 XEN 青光眼引流管的外径明显小于 Baerveldt 管的内径。此外，将 Baerveldt 管与 XEN 青光眼引流管连接不一定能防止术后早期低眼压[16]。值得注意的是，大多数 XEN 青光眼引流管的新应用都是小规模的，其长期结果尚待确定。

六、结论

XEN 青光眼引流管是目前唯一通过内路途径的结膜下滤过手术。与其他内路 MIGS 相比，它提供了更显著的眼压降低和药物减少。然而，它在技术上的要求也更高，细致的手术方法至关重要。滤过泡的形成需要仔细的术前和术后管理，以确保成功。

参考文献

[1] Vera VI, Horvath C. XEN gel stent: the solution designed by AqueSys. In: Samples JR, Ahmed IIK, editors. Surgical innovations in glaucoma. New York: Springer Science+Business Media; 2014. p. 189–98.
[2] Sng CC, Wang J, Hau S, Htoon HM, Barton K. XEN-45 collagen implant for the treatment of uveitic glaucoma. Clin Exp Ophthalmol. 2018;46:339–45.
[3] Kerr NM, Wang J, Sandhu A, Harasymowycz PJ, Barton K. Ab interno gel implant-associated bleb-related infection. Am J Ophthalmol. 2018;189:96–101.
[4] Reitsamer H, Sng C, Vera V, Lenzhofer M, Barton K, Stalmans I, for the Apex study group. Two-year results of a multicenter study of the ab interno gelatin implant in medically uncontrolled open-angle glaucoma. Graefes Arch Clin Exp Ophthalmol. 2019;257:983–96.
[5] De Gregorio A, Pedrotti E, Russo L, Morselli S. Minimally invasive combined glaucoma and cataract surgery: clinical results of the smallest ab interno gel stent. Int Ophthalmol. 2018;38:1129–34. https://doi.org/10.1007/s10792–017–0571–x.
[6] Galal A, Bilgic A, Eltanamly R, Osman A. XEN glaucoma implant with mitomycin C 1–year follow-up: result and complications. J Ophthalmol. 2017;2017:5457246.
[7] Hengerer FH, Kohnen T, Mueller M, Conrad-Hengerer I. Ab interno gel implant for the treatment of glaucoma patients with or without prior glaucoma surgery: 1–year results. J Glaucoma. 2017;26(12):1130–6.
[8] Mansouri K, Guidotti J, Rao HL, et al. Prospective evaluation of standalone XEN gel implant and combined phacoemulsification-XEN Gel implant surgery: 1–year results. J Glaucoma. 2018;27(2):140–7.
[9] Tan SZ, Walkden A, Au L. One-year result of XEN45 implant for glaucoma: efficacy, safety, and postoperative management. Eye. 2018;32(2):324–32.
[10] Grover DS, Flynn WJ, Bashford KP, et al. Performance and safety of a new ab interno gelatin stent in refractory glaucoma at 12 months. Am J Ophthalmol. 2017;183:25–36.
[11] Schlenker MB, Gulamhusein H, Conrad-Hengerer I, et al. Efficacy, safety, and risk factors for failure of standalone ab interno gelatin microstent implantation versus standalone trabeculectomy. Ophthalmology. 2017;124(11):1579–88.
[12] Sng CCA, Chew PTK, Htoon HM, et al. Case series of combined XEN implantation and phacoemulsification in Chinese eyes: one-year outcomes. Adv Ther. 2019;36(12):3519–29.
[13] Sandhu S, Dorey MW. Case report: Xen Ab Interno gel stent use in a refractory glaucoma patient with previous filtration surgeries. J Glaucoma. 2018;27(3):e59–60.
[14] Hohberger B, Welge-Lüen UC, Lämmer R. ICE-syndrome: a case report of implantation of a microbypass Xen gel stent after DMEK transplantation. J Glaucoma. 2017;26(2):e103–4.
[15] D'Alessandro E, Guidotti JM, Mansouri K, Mermoud A. XEN-augmented Baerveldt: a new surgical technique for refractory glaucoma. J Glaucoma. 2017;26(2):e90–2.
[16] Sng CCA, Wang J, Barton K. Caution in using the XEN-augmented Baerveldt surgical technique. J Glaucoma. 2017;26:e257.

第 7 章 PRESERFLO 微型引流器

PRESERFLO MicroShunt

Nathan M. Kerr　Iqbal Ike K. Ahmed　Leonard Pinchuk　Omar Sadruddin　Paul F. Palmberg　著

王大江　译

一、概述

降低眼压（IOP）是目前已证实预防青光眼视力丢失的唯一治疗方法[1-3]。青光眼治疗不足仍然是一个重要问题，眼压降低不充分会增加视力丢失的风险[4]。小梁切除术自 20 世纪 60 年代出现以来一直被视为青光眼手术的金标准[5]。然而，虽然小梁切除术是有效地降低眼压治疗方法之一，但可能会发生严重的并发症，术后恢复时间可能会延长，并且需要严格的术后管理。

众所周知，小梁切除术可显著持续降低眼压。在引流管与小梁切除术对比（TVT）研究中，小梁切除术后 5 年的平均眼压为 12.6mmHg。但是，本研究中 37% 的患者在术后早期出现并发症并且 18% 需要再次手术[6]。此外，小梁切除术有显著的手术学习曲线，需要高水平的手术技能[7]。强化术后随访是实现最佳预后的必须要求，经常需要围术期干预，高达 78% 的病例需要处理滤过泡和（或）缝线拆除[8]。小梁切除术后出现的罕见但严重威胁视力的并发症包括低眼压、脉络膜渗漏和脉络膜上腔出血等[6]。因此，小梁切除术通常被用在其他治疗手段失败的晚期青光眼患者[9]。

PRESERFLO® 微型引流器（Pharmaceutical Co. Ltd.，Osaka，Japan）是一种新型青光眼微引流管，旨在采用更简单、更安全、创伤更小、恢复更快的方式，提供与小梁切除术相似的显著且长效降眼压和减少青光眼用药的效果。本章总结了微型引流器的开发、实验室测试、临床前研究和人体临床试验。

二、设备的设计和发展

在引流器的设计过程中有三次主要的更新，以提高易插性、减少并发症和提高成功率。最终设计为 PRESERFLO 微型引流器，其长为 8.5mm，内径为 70μm，外径为 350μm（图 7–1），2012 年获得 CE 认证。该装置的长度设计为前房内 1～2mm，巩膜内 3mm，针道后 3mm，这些尺寸总长为 8.5mm。内腔直径利用 Hagen–Poiseuille 方程原理，根据房水流速和黏滞性提供足够的抵抗力来避免低眼压[11]。引流器由聚（苯乙烯 – 嵌段 – 异丁烯 – 嵌段 – 苯乙烯）或“SIBS”材料制成。前端的斜面设计便于插入巩膜隧道和前房，并且斜面面向角膜以便在内腔阻塞时能够看

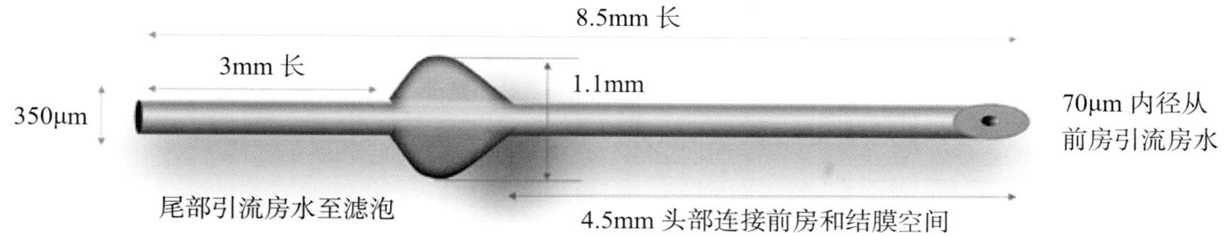

▲ 图 7-1 **PRESERFLO® 微型引流器**

经许可转载，图片由 Pharmaceutical Co. Ltd.，Osaka，Japan 提供

到和清除。固定侧翼大约位于引流管的一半处，具有三个重要功能。侧翼使得引流器紧贴在巩膜隧道内，并且可防止引流器周围房水渗漏，阻止引流管进入前房，并定位引流器方向使斜面朝向角膜。最终设计没有引流盘，减少了插入的复杂性，并将复视的风险降至最低。

最初的设计被称为 MIDI 管（Miami InnFocus 引流植入物的首字母缩写），手术医生将其原位修剪为长约 11mm，内径为 70μm，外径为 250μm（图 7-2）。早期的动物研究评估了内径大小对眼压降低的影响，发现与较大的 100μm 和 150μm 管腔相比，70μm 管腔的并发症较少，且眼压水平相当[10]。单侧有一个固定片，以防止移行到前房。通过开槽针植入器插入，植入器侧翼与槽孔相连并突出。使用这种开槽针植入器将该装置插入巩膜隧道，但是，由于引流管的柔软和弹性，它经常会卡在植入器中，手术医生宁愿直接用镊子将它穿入巩膜隧道。初始的成功，定义为眼压≤21mmHg，与基线相比降低≥20%，在早期人体临床试验中，1 年时手术成功率为 42%[11]。然而，值得注意的是，在第一个人体试验（Bordeaux Ⅰ）中，

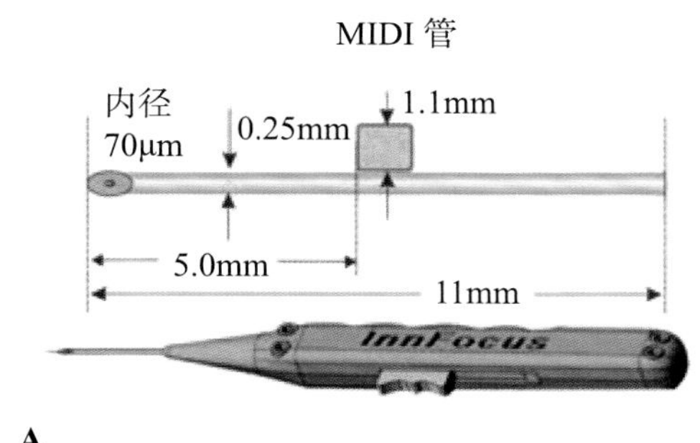

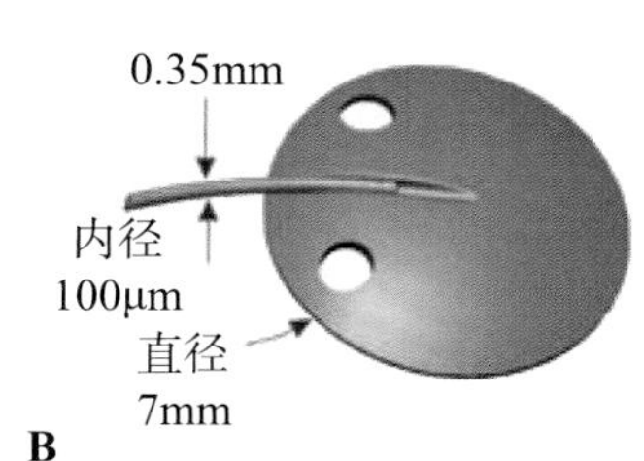

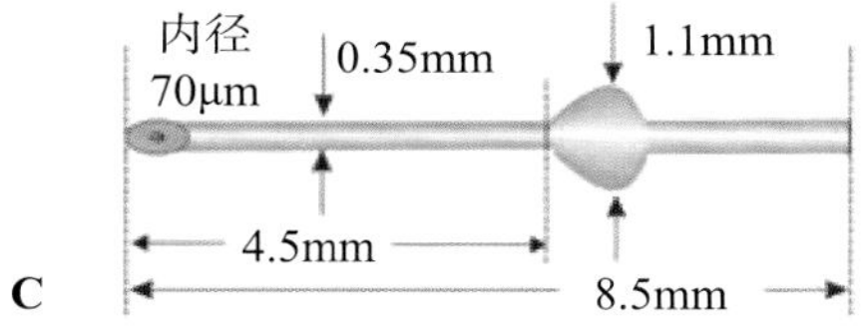

▲ 图 7-2 **青光眼引流管设计中的三代产品**

A. MIDI 管；B.MIDI 射线；C. PRESERFLO® 微型引流器，这是最终设计（经许可转载，图片由 Pharmaceutical Co. Ltd.，Osaka，Japan 提供）

没有使用抗代谢药物，并且超过 50% 的患者既往经历过失败的青光眼手术。在随后对 16 名既往切开手术失败的患者进行的临床试验（Bordeaux Ⅱ）中，仅对引流管周围巩膜应用丝裂霉素 C（MMC）0.2mg/ml，时间 2～3min，1 年后手术成功率增加到 67%[11]。

第二代设备被称为 MIDI 射线，因为它像一根刺状射线，由一根长度为 12mm、外径为 350μm、内径为 100μm 的略大的引流管连接到直径为 7mm 的引流盘组成（图 7–2）[11]。据推测，该引流盘可预防包裹从而消除对抗代谢药物的需要[11]。然而，由于引流管直径较大和不良的囊性滤泡形态，该装置的低眼压发生率较高。MIDI 射线没有进行大规模临床试验。

第三代设备称为 MIDI 箭，翼展为 1.1mm 的对称的平面侧翼，位于外径为 350μm，内径为 70μm，长度为 8.5mm SIBS 管的中间。由于担心患者会认为箭会射入眼内，MIDI 箭的名字被取消。当时，许多植入的手术医生将该设备称为“InnFocus 设备”或“InnFocus 程序”，因此该设备被称为 InnFocus 微型引流器®，通常简称为“IMS”。Pharmaceutical Co. Ltd.，Osaka，Japan 于 2016 年 5 月收购 InnFocus 公司，3 年后将该设备更名为 PRESERFLO 微型引流器（图 7–3）。

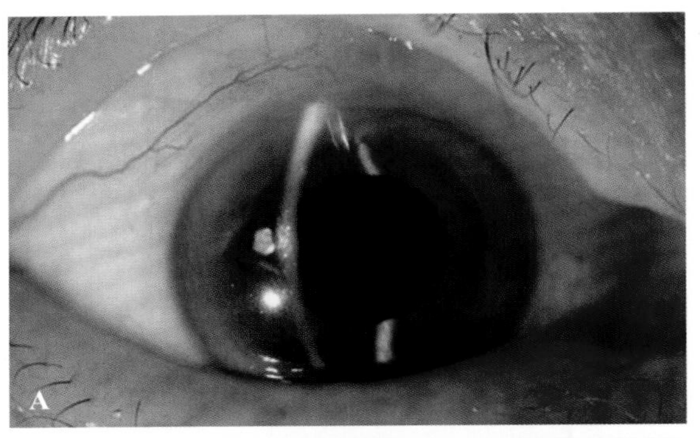

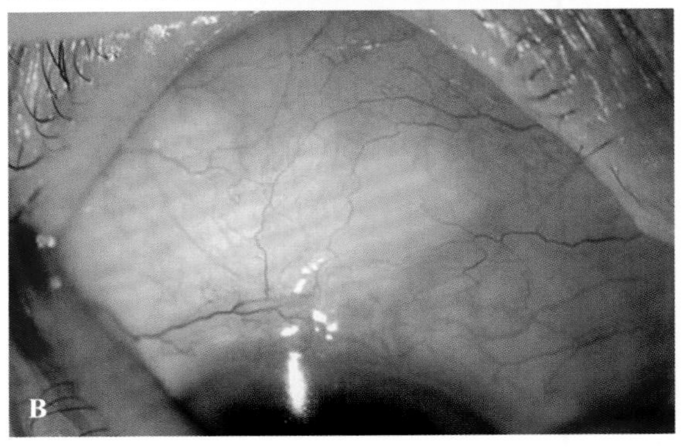

▲ 图 7–3　眼前节照片

A. 前房内的 PRESERFLO® 微型引流器；B. 与 PRESERFLO® 微型引流器相关的弥漫性滤过泡（经许可转载，图片由 Chelvin Sng，FRCSEd 提供）

三、SIBS 的发展

结膜下间隙内的炎症和纤维化可能导致手术失败。因此，选择一种产生最小炎症的生物相容性材料对于提高成功率非常重要。传统的青光眼引流装置，如 Molteno（新西兰达尼丁 Molteno 眼科有限公司）或 Baerveldt（加利福尼亚州圣安娜市雅培医疗光学公司），已被证实可引起多核巨细胞的强烈炎症反应和植入物周围致密纤维组织的沉积[12, 13]。

传统的植入材料如聚醚聚氨酯，由于水解和氧化可在体内缓慢降解[14]。这种降解会聚集粒细胞（如多形核白细胞）和巨噬细胞，导致异物反应和包裹形成；这是结膜下滤过装置不希望出现的现象[15]。硅酮比聚氨酯更具生物稳定性，但通常被未反应的起始材料和过滤器污染，并引发异物反应[14]。PRESERFLO 微型引流器由超纯化医用级聚（苯乙烯 – 嵌段 – 异丁烯 – 嵌段 – 苯乙烯）或 SIBS 制成，SIBS 是一种新型的生物稳定和生物相容性的合成聚合物，其主链和侧基上均不含可拆分基团，如酰胺、酯、脲、氨基甲酸酯等。SIBS 于 2004 年首次被批准用于医疗用途，由于其缺乏生物降解性、无血小板活化、组织反应极小以及能够用作药物洗脱系统，已广泛用于心脏支架[16, 17]。

聚（苯乙烯 – 嵌段 – 异丁烯 – 嵌段 – 苯乙烯）是一种合成聚合物，不含任何易于通过氧化、水解或酶降解等机制降解的位点（图 7–4）[16]。SIBS 由稳定的交替次级和四级碳组成，不易形成可导致脆化或应力开裂的双键[16]。SIBS 通过阳离子聚合合成可以被注入和模压成型，在恶劣条件下保持稳定[18]。SIBS 材料柔软且易弯曲，可塑成无表面裂纹的各种形状[19]。此外，SIBS 是一种热成型材料，可以塑成放置的形状，且不会像硅胶管一样有变直的趋势，硅胶管是热固性材料，随着时间的推移会变直。硅胶需要原位固定，通常用补片覆盖，而 SIBS 管则保持球形。SIBS 可以用环氧乙烷灭菌，但不能用 γ 射线辐照灭菌[19]。

SIBS 的生物相容性已在动物和人体研究中得到证实。将 SIBS 材料制成的盘片植入正常兔眼的角膜和 Tenon 囊下间隙，并与硅胶制成的盘片进行比较[20]。硅胶片显示血管生成、成肌细胞和包裹形成，而 SIBS 材料周围没有血管生成、成肌细胞和完整的包裹[20]。进一步的研究调查了正常新西兰白兔的 SIBS 青光眼引流装置的生物相容性[21]。将 SIBS 制成的青光眼引流装置植入前房，同时将远端置于结膜下间隙[21]。对照组动物插入类似设计的硅胶管[21]。3 个月时，苏木精 – 伊红（HE）染色显示硅胶管周围有大量Ⅳ型胶原沉积及 α– 平滑肌肌动蛋白表达[21]。相比之下，植入 SIBS 装置的眼明显缺少成肌细胞、炎症细胞和纤维化[21]。此外，在 SIBS 组中未观察到包裹形成和新生血管化。

青光眼装置的通畅性通过前房注射荧光素进行评估。所有 SIBS 管在 6 个月内保持通畅，而 6 根硅胶管中只有 2 根在 3 个月时通畅[21]。

四、临床数据

在许多临床试验中已经评估了 PRESERFLO

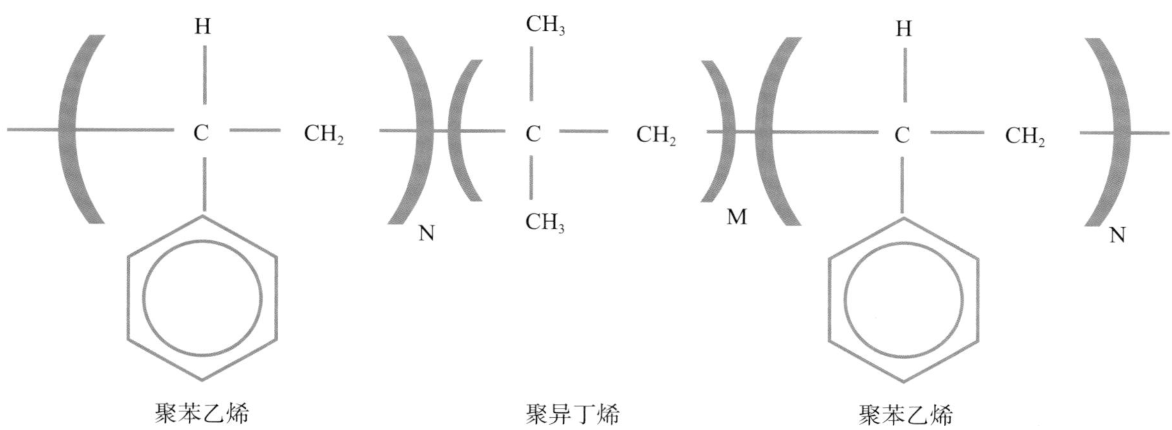

▲ 图 7–4 聚（苯乙烯 – 嵌段 – 异丁烯 – 嵌段 – 苯乙烯）或“**SIBS**”的简化结构

经许可转载，图片由 Pharmaceutical Co. Ltd.，Osaka，Japan 提供

微型引流器的安全性和有效性。在一项多中心、回顾性临床试验中，Beckers 等报道了 91 例开角型青光眼患者的结果，这些患者接受了单纯的微型引流器植入术（*n*=73）或白内障和微型引流器植入联合手术（*n*=18）[22]。所有病例术中均使用 MMC，但浓度不同（结膜瓣下湿敷 2～3min，剂量为 0.2～0.4mg/ml）。12 个月时，平均眼压已从 2.4 种药物治疗的基线 24.3mmHg 降至 0.4 种药物治疗的 13.3mmHg，83% 的患者停用了所有青光眼药物[22]。最常见的不良事件是一过性低眼压，发生在 11% 的患者中[22]。所有低眼压病例均未经干预而恢复[22]。

第二项临床试验研究了 MMC 浓度对手术结果的影响[23]。在这项回顾性双中心研究中，开角型青光眼患者被单纯植入微型引流器（*n*=66）或联合白内障手术（*n*=21）[24]。术中在角膜缘附近使用 0.2mg/ml 的 MMC，或是在角膜缘附近使用 0.4mg/ml 的 MMC，或在结膜下深部间隙使用 0.4mg/ml 的 MMC[23]。所有 MMC 的接触时间为 2～3min。总体来说，所有组的眼压和青光眼药物需求都有所降低，眼压最低的是在角膜缘附近使用 0.4mg/ml MMC 治疗的患者[23]。在这些患者中，眼压从基线时应用（2.4 ± 0.9）种药物的平均值（23.8 ± 5.3）mmHg 降至 12 个月时应用（0.3 ± 0.8）种药物的平均值（10.7 ± 2.8）mmHg[23]。任何一组均未发生影响视力的反应[23]。

对在角膜缘附近使用 0.4mg/ml MMC 的患者进行随访并在 2 年和 3 年时总结结果[16, 24]，即患者均患有原发性开角型青光眼，且最大耐受药物治疗失败[16]，结果排除结膜下滤过手术失败的患者[16]。从最大耐受药物治疗的基线眼压为（23.8 ± 5.3）mmHg 开始，100% 的患者在 1 年和 2 年时均达到 18mmHg 或更低的眼压[16]。不良反应较轻微，包括短暂的浅前房和眼压＜5mmHg（3/23，13%）[16]。

3 年后，100% 的患者眼压≤18mmHg，18 名患者（82%）的眼压为≤14mmHg[24]。3 年时的平均眼压为（10.7 ± 3.5）mmHg，表明眼压降低 50%[24]。平均药物使用量从基线时的（2.4 ± 0.9）种药物减少到（0.7 ± 1.1）种，80% 的患者停用青光眼药物[24]，没有出现威胁视力的并发症，也没有患者丢失超过 1 行的视力[24]。最常见的不良事件是短暂性低眼压（3/23，13%）和短暂性脉络膜渗漏（2/23，8.7%）[24]。以上不良反应都会自发消退[24]。没有出现滤过泡渗漏、感染、导管暴露或持续性角膜水肿的病例[24]。

2019 年 8 月，Pharmaceutical Co. Ltd.，Osaka，Japan 宣布了美国上市前审批（PMA）的结果，这是一项关于 PRESERFLO 微型引流器与小梁切除术的头对头研究[25]。这项前瞻性、随机、对照、单盲、多中心研究比较了术中应用 0.2mg/ml MMC 的单独微引流管植入术与应用相同浓度 MMC 的小梁切除术。12 个月时，MicroShunt 组的平均昼夜眼压的平均值（± 标准差）从（21.1 ± 4.9）mmHg 降至（14.2 ± 4.4）mmHg，小梁切除术组的平均昼夜眼压从（21.1 ± 5.0）mmHg 降至（11.2 ± 4.2）mmHg。两组在第 12 个月时青光眼药物的平均使用量都有所减少，从基线时的 3.0 种药物减少到微型引流器组的 0.6 种药物和小梁切除术组的 0.3 种药物，微型引流器组 71.6% 的受试者无须药物治疗，而小梁切除术组 84.8% 的受试者无须药物治疗。尽管与微型引流器组相比，小梁切除术组的 12 个月眼压在统计学上较低，但小梁切除术更容易发生低眼压（51.1% vs. 30.6%）、滤过泡渗漏和晶状体混浊。

五、选择患者

PRESERFLO 微型引流器适用于药物治疗无效的开角型青光眼患者。对于难治性青光眼合并视力影响显著的白内障患者，可以单独手术或与白内障手术联合进行。微型引流器提供了一种简单、快速的替代原发性小梁切除术的方法，无须进行巩膜瓣剥离、虹膜切除和术后缝线松解。一旦有效性和安全性得到充分确认，微型引流器可能允许提前过渡到手术治疗。由于与其他 MIGS 相比，微型引流器手术后有相当显著比例的患者无须药物治疗，因此，它可能特别适合于对局部青光眼药物不耐受或依从性问题的患者。与其他一些微创手术不同的是，由于微型引流器能够将眼压控制在 13～17mmHg，因此它可用于病情较严重的患者。理论上，微型引流器可以放置在任何象限，但是与小梁切除术一样，既往失败的结膜下滤过手术可能会降低手术成功率。下方放置可能会增加滤过泡相关感染的风险，因此不推荐使用。

当合并白内障手术或人工晶状体眼患者时，PRESERFLO 微型引流器可能有助于治疗闭角型青光眼。由于 PRESERFLO 微型引流器兼具小梁切除术和青光眼引流装置的特点，因此它可能在虹膜角膜内皮综合征、葡萄膜炎性青光眼和新生血管性青光眼等疾病中具有潜在的作用。然而，目前，关于这些适应证外使用的有效性和安全性的数据有限。

六、手术技术

PRESERFLO 微型引流器配备有一个无菌套包，其中包括一把 3mm 的标记尺、标记笔、用于湿敷 MMC 的海绵、一把 1mm × 1mm 三角形角膜刀（用于制作巩膜袋），以及一根 25G 或 27G 的针头。

该手术通常在局麻下进行，植入的首选位置在上方的 11 点或 1 点（图 7–5）。最初，在角膜缘进行 6～8mm 宽的结膜切开，再使用 Westcott 剪刀向后分离 8～10mm，确保在 Tenon 囊下进行分离。然后使用双极电凝止血，再应用 MMC。将三块浸泡在 MMC 中的海绵（通常为 0.2～0.4mg/ml）置于 Tenon 囊下 3min，然后用＞20ml 的生理盐水冲洗。应注意在角膜缘附近，以及结膜瓣下均应用 MMC 海绵。尺子标记 3mm，角膜刀穿刺形成 2mm 巩膜隧道。一根 25G 的针头通过巩膜隧道到达顶点在虹膜平面进入前房并远离角膜内皮。用镊子将微型引流器插入巩膜隧道，并将翼固定确保微型引流器在隧道内（图 7–6）。观察远端的液流（图 7–7）。如果没有液流，可以对眼球轻微施压，或者如果需要，可以使用薄壁 23G 套管冲洗引流器，远端置于 Tenon 囊下，结膜瓣平铺至角膜缘后闭合结膜。应检查远端，以确保其未被 Tenon 囊堵塞，最后应确认无渗漏。

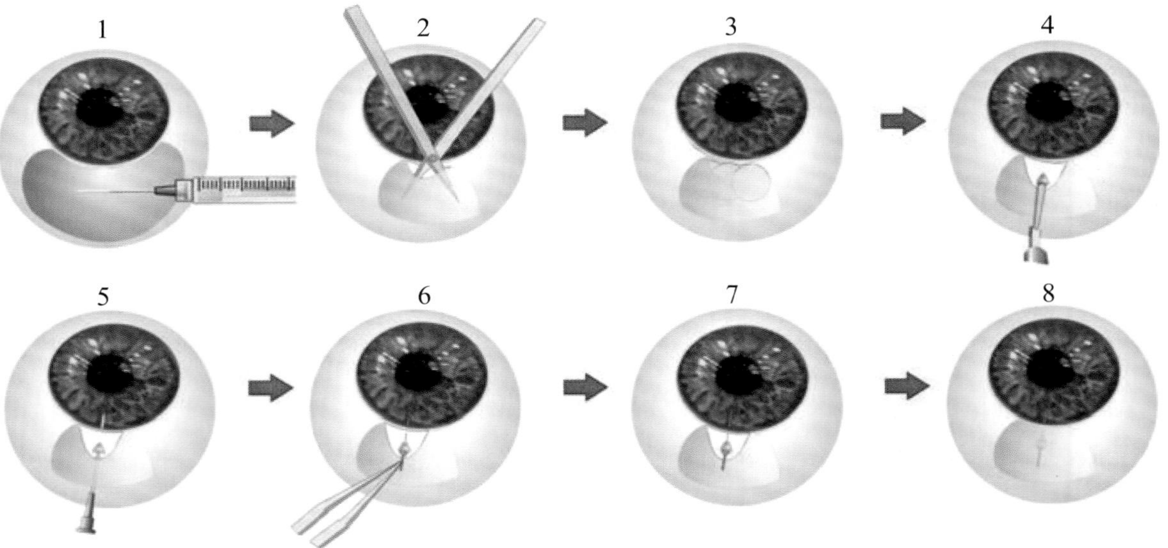

▲ 图 7-5 **PRESERFLO® 微型引流器植入**

经许可转载，图片由 Pharmaceutical Co. Ltd.，Osaka，Japan 提供

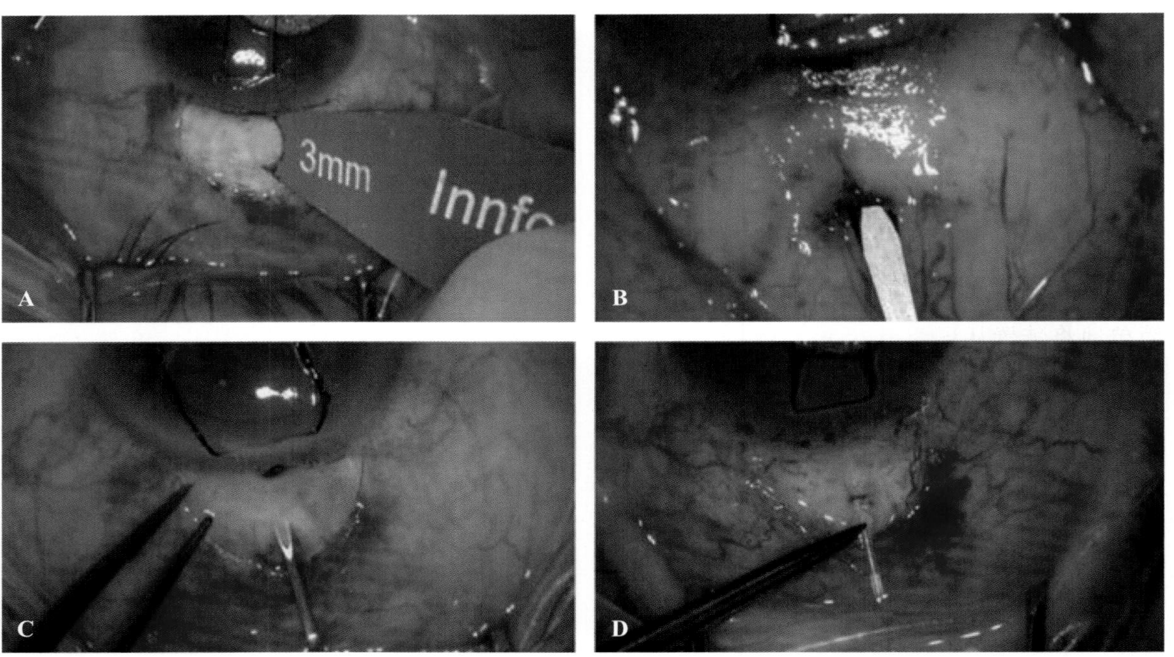

▲ 图 7-6 **PRESERFLO® 微型引流器植入**

A. 在距角膜缘 3mm 处做一个标记；B. 在巩膜内用角膜刀形成一个 2mm 的浅隧道；C. 一根 25G 的针穿过隧道进入前房；D. 通过针道植入微型引流器，斜面向上，直到翼固定在巩膜切口处（经许可转载，图片由 Moorfelds Eye Hospital 和 Keith Barton 提供）

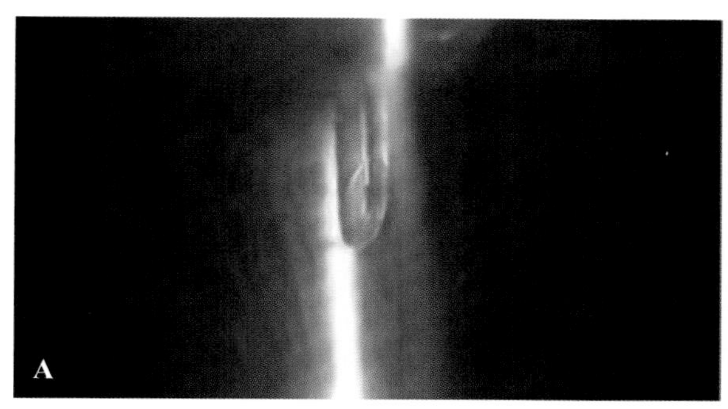
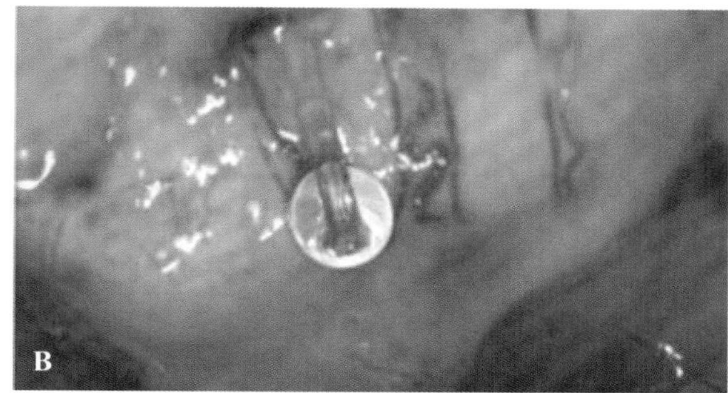

▲ 图 7-7　**PRESERFLO® 微型引流器将房水从前房引流至结膜下 /Tenon 囊空间**

A. 微型引流器的近端位于前房；B. 房水从微型引流器的远端流出（经许可转载，图片由 MoorfeldsEye Hospital 和 Keith Barton 提供）

七、并发症

（一）术中并发症

PRESERFLO 微型引流器的术中并发症并不常见。潜在的并发症包括前房积血或引流器位置不当，伴有虹膜阻塞，或装置的尖端靠近内皮，有内皮细胞损伤的风险。这是任何青光眼引流装置植入前房理论上的风险，可通过仔细的手术操作避免。直接通过角膜或借助前房角镜观察装置可以确保装置的安全放置，如果手术医生对放置不满意，可以简单地将装置从巩膜隧道中拉出，并在新的隧道中重新植入。确认该装置无管周渗漏，也无虹膜或角膜阻塞管腔。

（二）术后早期并发症

微型引流器术后第 1 周内很少见极端的眼压波动。传统的引流装置，如 Molteno 或 Baerveldt 阀，需要结扎管腔以防止低眼压，以及管道开窗以允许少量房水流出维持滤过泡。同样，小梁切除术需要加强巩膜瓣缝合，以防止术后立即出现低眼压。这些操作可能会在术后第 1 周内出现极大的压力变化。微型引流器是一个固定的流体阻器，压力变化减小到（±4～5）mmHg，眼压变化可以是上述装置的一半。

术后早期潜在并发症包括前房积血（图 7-8）、引流管阻塞（图 7-9）、伤口渗漏和低眼压。短暂性低眼压是最常见的并发症，可以进行临床观察。如果前房变浅或脉络膜大量渗漏，可以给予睫状肌麻痹，必要时可以向前房注射黏弹剂。如果将黏弹剂注射到前房，应密切观察患者眼压峰值。如果微型引流器的内端位置偏后且靠近虹膜，要考虑引流管的虹膜阻塞问题（图 7-9B），如果需

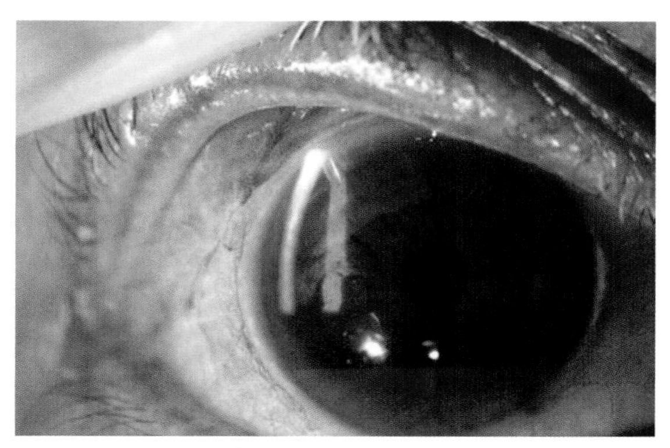

▲ 图 7-8　**PRESERFLO® 微型引流器相关的前房积血**

经许可转载，图片由 Chelvin Sng，FRCSEd 提供

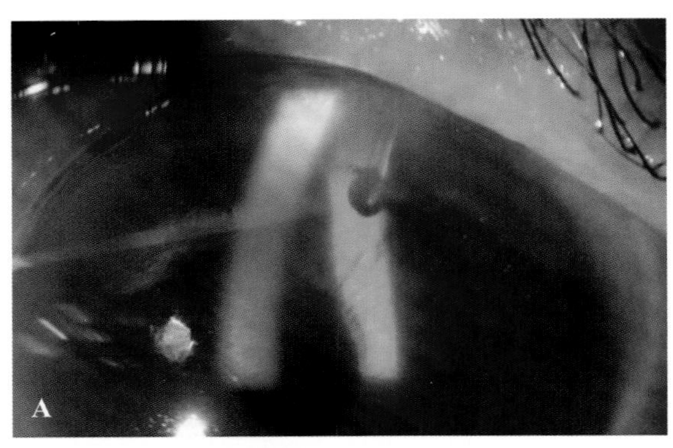

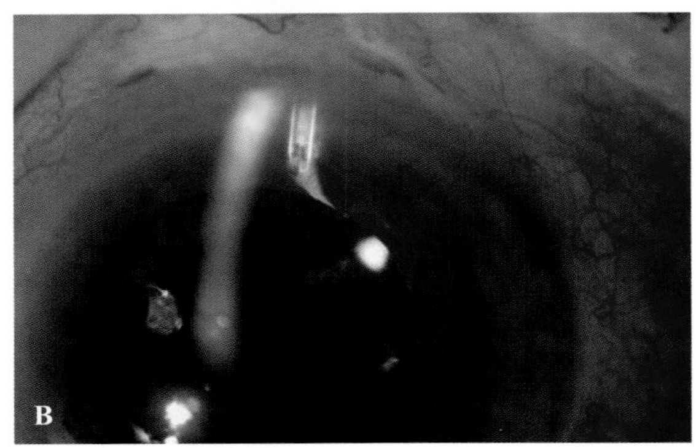

▲ 图 7-9 **PRESERFLO®微型引流器阻塞**

A. 血凝块；B. 虹膜（经许可转载，图片由 Chelvin Sng，FRCSEd 提供）

要，可使用 YAG 激光或针从尖端移除虹膜。纤维蛋白或炎症碎屑阻塞引流管通常是暂时的，使用局部类固醇药物可自行消退。如果结膜闭合不充分，可能存在伤口渗漏。渗漏通常通过保守治疗解决，如前部渗漏可使用绷带性接触镜。这种装置很少出现房水迷流。同样，虽然在理论上存在出现术后低眼压性视网膜病变的可能，但临床上并没有观察到。

（三）晚期并发症

与小梁切除术一样，微型引流器术后可能会发生滤过泡包囊，可能需要针刺和（或）滤过泡修补。针刺和滤过泡修补通常都使用抗代谢药物来调节伤口愈合。引流管的侵蚀或移动非常少见，可以通过修正引流管和滤过泡来处理。植入微型引流器后，目前没有关于滤过泡炎和眼内炎的报道，但这是任何产生滤过泡的青光眼滤过手术的潜在并发症。未见连续两次随访超过 90 天的持续性低眼压报道。最后，角膜失代偿是一种潜在的并发症，但可以通过防止引流管或 MMC 接触内皮来降低这种风险。

八、结论

PRESERFLO 微型引流器是一种很有前景的新设备，它能以一种侵入性更小、更安全的方式提供与小梁切除术相媲美的足够的降眼压幅度。其改进的安全性可能适用于青光眼治疗的早期手术干预。

参考文献

[1] Investigators A. 7. The relationship between control of intraocular pressure and visual field deterioration. The Advanced Glaucoma Intervention Study (AGIS). Am J Ophthalmol. 2000;130:429–40.

[2] Anderson D, Drance S, Schulzer M. Comparison of glaucomatous progression between untreated patients with normal-tension glaucoma and patients with therapeutically reduced intraocular pressures. Am J Ophthalmol. 1998;126:487–97.

[3] Chauhan BC, Drance SM. The relationship between intraocular pressure and visual field progression in glaucoma. Graefes Arch Clin Exp Ophthalmol. 1992;230:521–6.

[4] Susanna R, De Moraes CG, Cioffi GA, Ritch R. Why do people (still) go blind from glaucoma? Transl Vis Sci Technol. 2015;4:1.

[5] Cairns JE. Trabeculectomy. Preliminary report of a new method. Am J Ophthalmol. 1968;66:673–9.
[6] Gedde SJ, Herndon LW, Brandt JD, Budenz DL, Feuer WJ, Schiffman JC. Postoperative complications in the Tube Versus Trabeculectomy (TVT) study during five years of follow-up. Am J Ophthalmol. 2012;153:804–14.e1.
[7] Gerente VM, Regatieri CVS, Teixeira SH, Paranhos A Jr. Trabeculectomy learning curve: limbus versus fornix based conjunctival flaps—efficacy and complications. Invest Ophthalmol Vis Sci. 2007;48:844.
[8] King AJ, Rotchford AP, Alwitry A, Moodie J. Frequency of bleb manipulations after trabeculectomy surgery. Br J Ophthalmol. 2007;91:873–7.
[9] King A, Azuara-Blanco A, Tuulonen A. Glaucoma. BMJ. 2013;346:f3518.
[10] Arrieta EA, Aly M, Parrish R, et al. Clinicopathologic correlations of poly-(styrene-b-isobutylene- b- styrene) glaucoma drainage devices of different internal diameters in rabbits. Ophthalmic Surg Lasers Imaging Retina. 2011;42:338–45.
[11] Pinchuk L, Riss I, Batlle JF, et al. The development of a micro-shunt made from poly (styrene-block-isobutylene- block-styrene) to treat glaucoma. J Biomed Mater Res B Appl Biomater. 2017;105:211–21.
[12] Lloyd MA, Baerveldt G, Nguyen QH, Minckler DS. Long-term histologic studies of the Baerveldt implant in a rabbit model. J Glaucoma. 1996;5:334–9.
[13] Minckler DS, Shammas A, Wilcox M, Ogden T. Experimental studies of aqueous filtration using the Molteno implant. Trans Am Ophthalmol Soc. 1987;85:368.
[14] Stokes K, Coury A, Urbanski P. Autooxidative degradation of implanted polyether polyurethane devices. J Biomater Appl. 1986;1:411–48.
[15] Zhao Q, Topham N, Anderson J, Hiltner A, Lodoen G, Payet C. Foreign-body giant cells and polyurethane biostability: in vivo correlation of cell adhesion and surface cracking. J Biomed Mater Res A. 1991;25:177–83.
[16] Pinchuk L, Riss I, Batlle JF, et al. The use of poly (styrene-block-isobutylene-block-styrene) as a microshunt to treat glaucoma. Regen Biomater. 2016;3:137–42.
[17] Strickler F, Richard R, McFadden S, et al. In vivo and in vitro characterization of poly (styrene-b-isobutylene- b-styrene) copolymer stent coatings for biostability, vascular compatibility and mechanical integrity. J Biomed Mater Res A. 2010;92:773–82.
[18] Pinchuk L. Biostable elastomeric polymers having quaternary carbons. Google Patents; 1998.
[19] Pinchuk L, Wilson GJ, Barry JJ, Schoephoerster RT, Parel J-M, Kennedy JP. Medical applications of poly (styrene-block-isobutylene-block-styrene)(“SIBS”). Biomaterials. 2008;29:448–60.
[20] Acosta A, Fernandez V, Lamar P, et al. Ocular biocompatibility of quatromer (polystyrenepolystyrene triblock polymers) for glaucoma applications. Invest Ophthalmol Vis Sci. 2004;45:E-abstract 2929.
[21] Acosta AC, Espana EM, Yamamoto H, et al. A newly designed glaucoma drainage implant made of poly (styrene-b-isobutylene-b-styrene): biocompatibility and function in normal rabbit eyes. Arch Ophthalmol. 2006;124:1742–9.
[22] Beckers H, Kujovic-Aleksov S, Webers C, Riss I, Batlle J, Parel J-M. One-year results of a three-site study of the MicroShunt (R). Acta Ophthalmol. 2017;95:28–9.
[23] Riss I, Batlle J, Pinchuk L, Kato YP, Weber BA, Parel JM. One-year results on the safety and efficacy of the InnFocus MicroShunt depending on placement and concentration of mitomycin C. J Fr Ophtalmol. 2015;38:855–60.
[24] Batlle JF, Fantes F, Riss I, et al. Three-year follow-up of a novel aqueous humor microshunt. J Glaucoma. 2016;25:e58–65.
[25] Santen Pharmaceutical. Santen Announces Topline Data for DE-128 (MicroShunt) Demonstrating Reductions in IOP and Medication Use in Patients with Glaucoma. Press Release, 30 Aug 2019. https://eyewire.news/articles/santen-announces-topline-data-for-de- 128–microshunt-demonstrating-reductions-in-iop-and-medication-use-in-patients-with-glaucoma/. Accessed 18 Sep 2019.

第 8 章　脉络膜上腔 MIGS 装置

Suprachoroidal MIGS Devices

Julian Garcia-Feijoo　Jose Maria Martinez-de-la-Casa　Lucia Perucho　著

王大江　译

一、概述

脉络膜上腔引流通道有可能显著降低眼压，因为前房和脉络膜上腔间隙 / 葡萄膜毛细血管之间存在压力梯度（胶体渗透压），即使在眼压非常低的情况下，也允许液体流动。因为脉络膜上腔房水引流不依赖于巩膜上静脉压，所以与小梁网微创青光眼手术（MIGS）装置相比，脉络膜上腔 MIGS 利用了一条具有更大降低眼压潜力的通路。然而，正是由于更大的压力梯度，这种途径具有更严重和长期低眼压的风险。大多数患者没有出现严重低眼压的原因是脉络膜上腔的纤维化限制了房水从前房通过装置流入脉络膜上腔间隙，同时这也可能会限制脉络膜上腔引流装置的长期成功率[1]。

二、脉络膜上腔流出通道的生理学

正常情况下，脉络膜上腔流出通道通过睫状肌将房水从前房引流至脉络膜上腔[2]。尽管这种引流途径的存在早在一个多世纪前就被提出了，但直到 20 世纪 60 年代 Bill 等对猴子的研究使其生理学得到了更好的解释[3, 4]，它才被充分认识。房水通过睫状肌渗透到具有负压的睫状体上腔和脉络膜上腔，而睫状肌是流出阻力的主要部位[3, 5]。该引流在很大的眼压范围内（4～35mmHg），因此与眼压无关[3, 6, 7]。房水通过两种不同的引流途径从脉络膜上腔流出眼球，包括葡萄膜巩膜途径（大分子：从脉络膜上腔通过巩膜到眼眶）和葡萄膜涡静脉途径（小分子：从脉络膜上腔到葡萄膜毛细血管和涡静脉）。在两种引流途径中，葡萄膜涡静脉引流途径是主要途径，取决于葡萄膜间质液（低）和葡萄膜毛细血管（高）之间胶体渗透压的差异，以及眼内静水压[3, 8]。

三、早期手术方法

在手术中，通过破坏睫状体与巩膜突的连接，可以绕过睫状肌通路，从而允许房水直接在前房和脉络膜上腔之间流动。1905 年，Heine 描述了一种使用铲刀从巩膜外路进行睫状体分离的技术[9, 10]。20 世纪，有人提出对该技术进行改进，以防止腔隙闭合，其中包括植入组织或其他材料[11–13]。

不幸的是，这些技术引起了严重的眼球

创伤，其降低眼压的效果是不可预测的，在自发性腔裂闭合后，有很大比例的眼球在长期低眼压后出现显著的眼压峰值，因此该技术被放弃。此外，包括脉络膜上腔出血、前房积血和继发性白内障在内的并发症也很常见。尽管如此，这一途径在其显著的降低眼压潜力方面仍然是独特的，因此多年来，有人提出各种对小梁切除术[14, 15]、非穿透性青光眼手术[16]和青光眼引流装置[17]的手术技术改进，除了使用外引流外，还尝试使用脉络膜上腔引流，但都徒劳无功。尽管与传统手术技术相比，这些改进并没有导致更高的并发症发生率，但也没有提高疗效。

四、外路分离脉络膜上腔装置

为了避免过度滤过相关的并发症，需要一些控制房水流至脉络膜上腔速率的方法。因此，出现了几种外路分离脉络膜上腔装置，其中包括 Gold 青光眼引流阀（GGS，SOLX Ltd.，Waltham，MA，美国）、STARfo 青光眼植入物（iSTAR Medical，Isnes，比利时）和房水分流装置（OPKO Health Inc.，Miami，FL，美国）。尽管 GGS 采用了复杂的设计，结合液流控制以防止早期低眼压，但因为装置周围出现了纤维化和包裹，因此长期效果不佳[18, 19]。为了植入这种外路分离脉络膜上腔装置，还需要进行结膜环形切开和巩膜瓣剥离，这增加了瘢痕形成的风险，此外，还存在一个问题，即 GGS 可能由于其位置而导致显著的角膜内皮细胞丢失。因此，这促进了内路分离脉络膜上腔 MIGS 装置的发展，该装置具有保护结膜和微创的特点。

五、内路分离脉络膜上腔装置

MIGS 的出现彻底改变了青光眼手术方式[20]。MIGS 的高安全性允许在青光眼治疗策略中尽早使用手术。内路分离脉络膜上腔 MIGS 装置通过角膜切口植入，因此保护了结膜。与外路分离脉络膜上腔装置相比，内路分离 MIGS 装置进入脉络膜上腔有明显的潜在优势，包括创伤小、安全性好、炎症少和瘢痕少。然而，与外路分离脉络膜上腔装置一样，内路分离装置的长期疗效也可能受到脉络膜上腔瘢痕形成的限制。

（一）CyPass 微支架

CyPass 微支架（Alcon Laboratories，Inc.，Fort Worth，Texas，美国）是第一个商用脉络膜上腔 MIGS 装置（图 8-1）。CyPass 微支架最初由 Transcend 医疗公司开发，是一个 6.35mm 的聚酰胺管，外径为 430μm，内径为 300μm。植入脉络膜上腔后，允许前房和脉络膜上腔之间无限制的液体流动。CyPass 微支架在其长度方向上有开窗（76μm 孔），以促进额外的液体侧流，近端的三个套环可作为植入时安放位置的参考点。

1. 手术技术

通过透明角膜切口将 CyPass 微支架从内路插入脉络膜上腔。首先，将该装置加载到植入器的可伸缩导丝上，其曲率与植入器导丝相同，从而便于沿巩膜形态插入脉络膜上腔。为了更好观察房角，患者的头部向远离手术医生的方向倾斜，显微镜向手术医生的方向倾斜。药物缩瞳后，在与植入部位相对的位置行 20G 角膜切口，黏弹剂填充目标区域。将前房角镜放置在角膜上，通过角膜切口插入植入器（图 8-2）。植入器导丝的钝头在巩膜突和睫状体之间缓慢推进，确保进入房角时没有虹膜移动。如果将导丝插入正确的组织平面，并且插入角度正确，则在睫状体和巩膜之间插入装置时阻力非常小。植入器导丝的曲率使 CyPass 微支架沿着巩膜曲率前进。一旦 CyPass 微支架到达正确的深度，按下释放按钮可使导丝缩回。理想情况下，该装置的位置应确保套环边缘位于小梁网的上边缘。植入 CyPass 微支架后，充分清除黏弹剂，水密角膜切口。该技术的演示可在线获取（www.youtube.com/watch ？ v=WXNL0CoJws&list=UUnkpnhwaQCC4Ary7gIyXRIw&index=2，2019 年 11 月 2 日始访问）。

(1) 前房角可视化差：植入过程中前房角的良好可视化非常重要。睫状体带是虹膜根部之前房角最后面的结构，尽管不如小梁网作为植入靶点那么关键，但是更不容易被忽视。CyPass 被批准植入开角型青光眼患眼（Shaffer 3 级或 4 级）。

(2) 植入过程中遇到的阻力：如果在推进装置时遇到阻力，这可能是由于装置未能遵循巩膜曲率或导丝尖端进入虹膜或睫状体，而不是在睫状体和巩膜之间。如果矫正了植入器的角度和位置，该装置可以在阻力很小

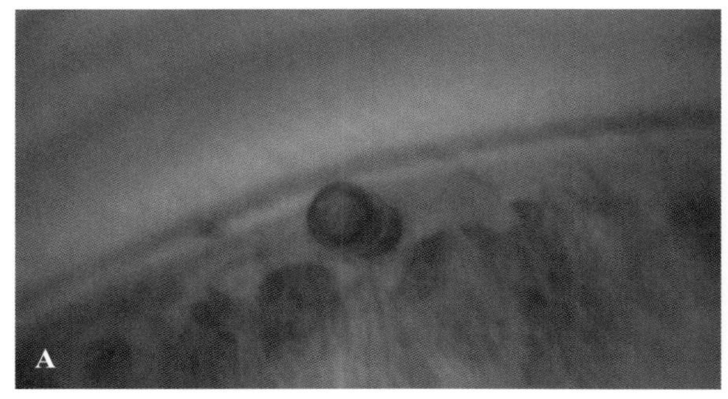

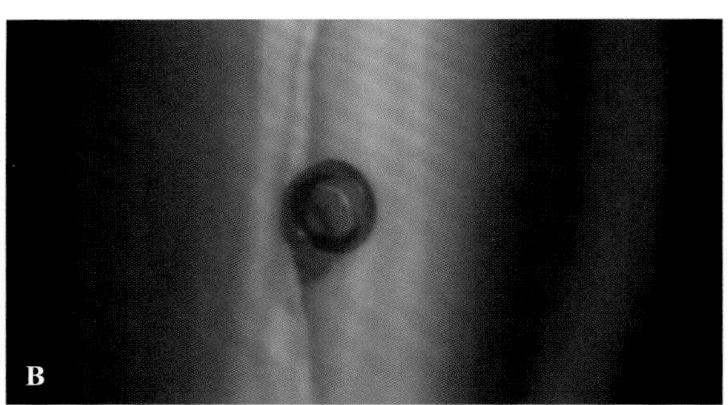

▲ 图 8-1 **A.** 手术结束时，在手术室的前房角镜检查中，**CyPass** 微支架位置良好，请注意，**Schlemm** 管的血液回流表明 **CyPass** 微支架的套环位于小梁网水平，远离角膜，**CyPass** 微支架进入睫状体带，虹膜根部周围（经许可转载，图片由 **Moorfelds Eye Hospital** 和 **Keith Barton** 提供）；**B.** 手术后数周，前房角镜检查中可以看到 **CyPass** 微支架位置良好且明显（经许可转载，图片由 **Moorfelds Eye Hospital** 和 **Keith Barton** 提供）

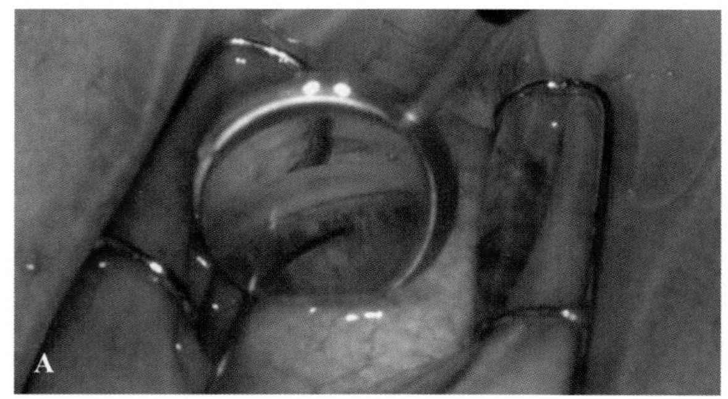

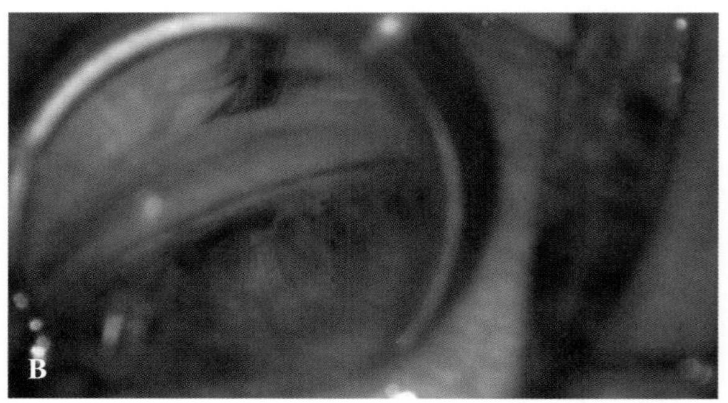

▲ 图 8-2 插入图 **8-1** 所示的 **CyPass** 微支架

经许可转载，图片由 Moorfelds Eye Hospital 和 Keith Barton 提供

的情况下植入脉络膜上腔。

(3) 装置位置偏前：如果 CyPass 微支架近端的位置比理想位置（套环边缘位于小梁网水平）更靠前（图 8-3），则可以使用植入器的导管轻轻地将装置向深推入脉络膜上腔。

(4) 装置位置偏后：如果 CyPass 微支架被推到脉络膜上腔太深，则术后虹膜阻塞装置的风险更高。有时，可以用视网膜镊小心地抓住装置，轻轻地向前拉入前房。如果 CyPass 微支架植入的位置太靠后，以至于无法看到其套环的尖端，那么该装置将不得不废弃并留在脉络膜上腔，因为试图移除会造成过度创伤。然后，在同一只眼内植入第二个 CyPass 微支架，通常距离第一次植入至少两个钟点位，以避免在装置之间形成睫状体分离裂隙。

2. 作用机制

超声生物显微镜[21] 和光学相干断层扫描（OCT）[22] 研究表明，房水聚集在 CyPass 微支架周围和后方的脉络膜上腔。此外，当导丝撤回后装置恢复直线形态时，在装置和巩膜之间形成了一个液体空间（帐篷）。超声生物显微镜成像显示，CyPass 微支架植入后，脉络膜上腔池可沿眼球 360° 延伸。然而，由于脉络膜上腔的纤维化，装置周围和后部的液体，以及装置与巩膜之间的间隙随着时间的推移而变小。脉络膜积液随眼压升高而易于吸收，脉络膜上腔池的水很可能通过脉络膜和涡静脉系统流出眼球。

3. 有效性

CyPass 微支架的安全性和有效性已在多项临床研究中进行了调查，包括一项大型随机对照试验。

Hoeh 等[23] 报道了一项 98 例关于白内障和 CyPass 微支架植入联合手术 6 个月结果的探索性多中心病例研究。根据基线眼压，将患者分为两组，即失控组（≥21mmHg，组 1）或可控组（IOP＜21mmHg，组 2）。在失控组患者（n=57）中，平均眼压在 6 个月时下降了 37%（P＜0.001），青光眼药物的平均数量在 6 个月时下降了 50% 以上（P＜0.001）。基线眼压可控的患者（n=41）的青光眼药物数量减少了 71%。

HöH 等[24] 的一项类似研究报道了白内障和 CyPass 微支架植入联合手术的 2 年结果，

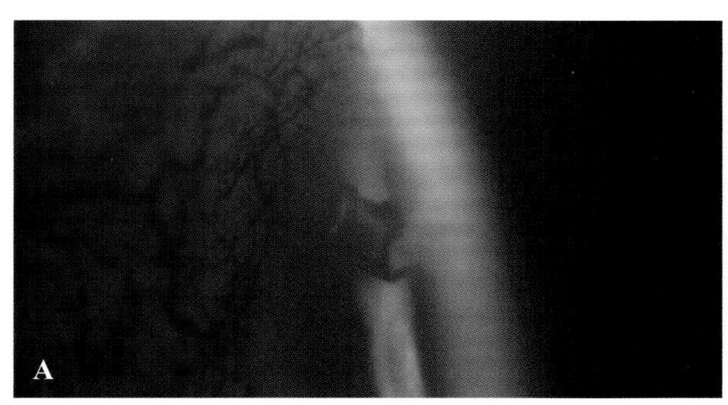

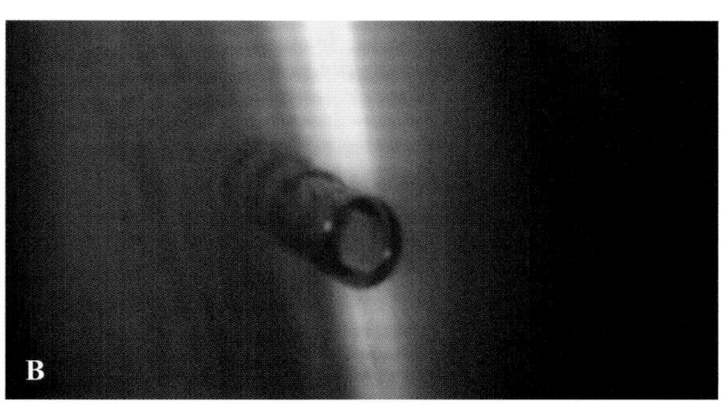

▲ 图 8-3　**A. CyPass 微支架位置不当，在手术后 2 年向前突出并与角膜相贴（经许可转载，图片由 Moorfelds Eye Hospital 和 Keith Barton 提供）；B. 与 A 相同的 CyPass 微支架，显示在前房角镜检查中可以看到三个环，并且环边非常靠近角膜，因此角膜内皮细胞丢失的风险很高（经许可转载，图片由 Moorfelds Eye Hospital 和 Keith Barton 提供）**

患者再次被分为基线眼压失控的患者（*n*=23，眼压≥21mmHg，组 1）和基线眼压可控患者（*n*=59，眼压<21mmHg，组 2）。组 1 和组 2 的 24 个月眼压分别为（15.8 ± 3.8）mmHg［比基线眼压降低（37 ± 19）%］和（16.1 ± 3.2）mmHg［比基线眼压降低（0 ± 28）%］。组 1 和组 2 在 24 个月时青光眼药物治疗的平均数量分别为（1.0 ± 1.1）种和（1.1 ± 1.1）种。15 名受试者（11%）需要再次行抗青光眼手术。

Garcia Feijoo 等[25]报道了 DUETTE 研究的结果，这是一项多中心的单一效应研究，调查 CyPass 微支架植入作为一项单独操作对药物失控的原发性开角型青光眼患者的有效性和安全性。65 名患者中获得了 55 名患者的 12 个月数据。12 个月时，平均眼压［（16.4 ± 5.5）mmHg vs.（24.5 ± 2.8）mmHg，*P*<0.001］和青光眼药物的平均数量［（1.4 ± 1.3）种 vs.（2.2 ± 1.1）种，*P*=0.002］显著降低。9 名患者需要二次抗青光眼手术，2 名患者接受第二次 Cypass 微支架植入。

Vold 等[26]报道了 COMPASS 研究（*n*=505）的两年结果，这是一项比较单独白内障手术（对照组，*n*=131）与白内障和 CyPass 微支架植入联合手术（微支架组，*n*=374）的随机对照试验。在基线水平，两组的平均眼压［对照组为（24.5 ± 3.0）mmHg，微支架组为（24.4 ± 2.8）mmHg，*P*>0.05］和平均用药数量［（对照组为（1.3 ± 1.0），微支架组为（1.4 ± 0.9），*P*>0.05］相似。在 2 年时，微支架组与对照组相比未用药眼压降低≥20% 的患者比例更大（77% vs. 60%，*P*<0.001）。联合手术时平均眼压降低 7.4mmHg，单独白内障手术时平均眼压降低 5.4mmHg（*P*<0.001）。2 年时，对照组 59% 的患者不需要任何青光眼药物，而微支架组 85% 的患者不需要任何青光眼药物。微支架的 3 名患者和对照组的 4 名患者需要再行手术治疗。

4. 并发症

作为一种微创、无滤泡性青光眼手术，CyPass 微支架的安全性优于传统青光眼手术，如小梁切除术和引流管分流术。手术后的随访管理强度也低于上述手术[27]。然而，与小梁网 MIGS 相比，CyPass 微支架可能会导致潜在的更严重的并发症。

(1) 术中并发症：CyPass 的严重术中并发症是罕见的。通常情况下，如果导丝尖端出现在前房角周边不合适的位置，碰到虹膜根部，可能会发生少量出血。出血很少影响植入的观察，但是，当出血影响观察时，向前房内注入黏弹剂通常可以改善视野。植入过程中也可能出现意外的晶状体或角膜损伤。

植入器明显的侧向移动或过度创伤的植入可能导致 CyPass 周围的睫状体分离，导致术后慢性低眼压。

(2) 术后并发症。

① 炎症：据报道，CyPass 微支架植入术后早期炎症（第 1 个月内）的发生率为 4.2%～8.6%，且在所有病例中均已消退，无任何后遗症[25, 26]。Hoeh 等观察到 3.7%（*n*=5）的迟发性炎症[28]，而 Kerr 等在他们的研究中的报道是 10%（*n*=2）[29]。值得注意的是，Kerr 等报道的两名迟发性炎症患者有葡萄膜炎病史。

术后早期或迟发性眼部炎症需要增加局部类固醇激素的用药频次，可根据炎症的严重程度应用，可能需要持续数月。同时密切监测眼压，以便早期发现和治疗激素性青光眼。

② 低眼压：当 Cypass 发生术后低眼压时，是房水通过 Cypass 微支架或装置周围（睫状体分离）流入脉络膜上腔的结果。

在 COMPASS 研究中，接受 CyPass 微支架植入和白内障联合手术的 11 名受试者（2.9%）出现低眼压，其中 3 名被认为具有临床意义（如伴随早期黄斑病变）。所有 11 名受试者的低眼压均为短暂性，并自行缓解。微支架组中有 7 名受试者出现了＞2mm 的睫状体分离，但没有 1 名受试者出现低眼压且无须再次手术，因此，显然是无功能性分离[26]。

Hoeh 等观察到 CyPass 微支架植入和白内障联合手术的患者中，13.8% 出现短暂的早期低眼压。除 1 名患者需要 6 个月才消退外，低眼压在 1 个月内自发消退[23]。Hoeh 等还报道了另外一个 CyPass 微支架植入和白内障联合手术后受试者系列中 14% 出现早期低眼压，所有病例均自发消退，无视觉后遗症或行进一步的手术干预[28]。一项报道 CyPass 微支架植入和白内障联合手术 2 年结果的研究发现，早期短暂性低眼压（15.4% 的患眼）的发生率相似，在所有病例中也能自发消退[24]。

当 CyPass 微支架植入术后出现低眼压时，应当降低局部使用类固醇的频率，以促进装置周围的脉络膜上腔纤维化。低眼压很少会持续存在或伴随低眼压性黄斑病变或脉络膜脱离。如果出现这种情况，有时需要手术干预来阻塞 Cypass 微支架。Sii 等[30]报道了两例持续性低眼压病例，通过使用 4–0 尼龙线从内路阻塞装置内腔成功治疗（www.youtube.com/watch? v=5zZnrSyB5vM&list=UUnkpnhwaQCC4Ary7gIyXRIw&index=11&t=0s，2019 年 11 月 2 日始访问）。

高度近视眼患低眼压的风险较高。

③ 眼压升高：术后即刻（术后 48 小时内）的眼压升高最常见的原因是黏弹剂残留，可通过裂隙灯下使用针头对角膜切口进行后唇加压或药物治疗来降低眼压。由于血液或虹膜阻塞所致术后即刻眼压升高较不常见。术后第 2 周或第 3 周出现眼压峰值，可能是由于类固醇激素反应或植入物或周围裂隙纤维化阻塞所致（或两者兼而有之）。

在 COMPASS 研究中，微支架组的 16 名受试者（4.3%）出现短暂的眼压升高，定义为眼压较基线升高值≥10mmHg。尽管有 3 名受试者需要青光眼再手术干预以控制眼压，但所有病例均已治愈[26]。在 Hoeh 等的研究[23]和 García-Feijoó 等的研究中，短暂性眼压升高的发生率分别为 10.5% 和 10.8%（定义为眼压＞30mmHg，自愈或加用青光眼药物治愈）[25]。Kerr 等报道 20% 的受试者术后出现短暂性眼压升高的发生率较高。幸运的是，这些受试者都不需要再次抗青光眼手术，也未出现最佳矫正视力（BCVA）的降低[29]。

④ 前房积血：据报道，术后前房积血的发生率为 1.5%～15%，所有病例在第 1 个月内自发消退[24–26, 28, 29]。

⑤ 视力下降［最佳矫正视力（BCVA）下降≥2 行］：CyPass 微支架植入后，1.1%～3.1% 的患者丢失了≥2 行 BCVA[25, 26, 28]。视力丢失的原因包括黄斑囊样水肿、白内障进展（单

独 CyPass 微支架植入术的有晶状体眼患者中)、角膜水肿或后囊混浊，并针对每种原因进行处理（如白内障手术、YAG 激光囊膜切开术）。

⑥装置阻塞：在COMPASS研究中，2.1%的受试者出现周围前粘连（PAS）阻塞 CyPass 微支架[26]。García-Feijoó 等报道 2 名受试者(3.1%）出现装置被 PAS 阻塞，其中 1 名受试者使用 Nd:YAG 激光成功清除阻塞[25]。Hoeh 等报道了 9 名受试者（5.4%）出现部分或完全装置阻塞，其中 2 名受试者的装置是 PAS 阻塞[28]。在他们的另一项报道中，CyPass 微支架阻塞的 12 名受试者（8.8%）中有 80% 在前 3 个月内发生，通常是由于该装置植入偏后[24]。

⑦ 装置位置不良：在 COMPASS 研究中，2 名患者发生了装置位置不良，2 名患者发生了装置移位[26]。Hoeh 等报道，1 名受试者 CyPass 微支架位置偏前需要进一步手术将装置推入脉络膜上腔[23]。Kerr 等报道，在经验丰富的手术医生手中，可以使用 30G 针在裂隙灯下轻松进行装置再定位[29]。如果术后 CyPass 微支架的位置太靠前，则应在出现纤维化和包裹之前尽快将其再定位。

相反，如果 CyPass 微支架植入的位置过于靠后，则虹膜或 PAS 阻塞装置的风险较高[28]。

⑧ 青光眼再手术：在 COMPASS 研究中，微支架组的 3 名受试者（0.8%）需要再次行抗青光眼手术来控制眼压[26]。GarcíA-Feijoó 等报道了较高的青光眼再手术率，其中 11 名受试者（16.9%）需要青光眼再手术，大部分在前 6 个月内。2 名受试者植入了第 2 个 CyPass 微支架，其余 9 名受试者需要小梁切除术[25]。Hoeh 等报道，11.0%[15] 受试者需要进行青光眼再手术[28]。COMPASS 研究纳入轻度至中度 POAG 受试者，基线使用（1.4 ± 0.9）种青光眼药物，其中许多受试者得到药物控制[26]。另外，在 Garcia Feijoo 等的研究中，基线检查时青光眼药物的平均数量为（2.2 ± 1.1）种，所有受试者用药均未控制[25]。

⑨ 角膜内皮细胞丢失和角膜失代偿：COMPASS-XT 研究（随机临床试验 COMPASS 的批准后扩展研究）表明，术后 5 年，CyPass 微支架植入和超声乳化联合手术的患者的内皮细胞计数降低明显高于单独行超声乳化术的患者。基于这些发现，制造商 Alcon 于 2018 年 8 月主动从全球市场上召回了 CyPass 微支架（www.alcon.com/cypass-recall-information）。COMPASS-XT 研究中内皮细胞丢失的程度与前房角镜下可见的保留套环数量相关，因此，相关的角膜损伤几乎肯定是装置在房角中位置不当的结果。当前房可见两个或两个以上的保留套环时，内皮细胞丢失更为明显。虽然没有患者出现临床上明显的角膜失代偿，但要考虑美国食品药品管理局（FDA）限制 CyPass 微支架在轻度至中度开角型青光眼联合白内障手术的成年患者中使用的原因。该装置的安全性对于这组常规使用青光眼药物治疗的患者尤为重要。如果 CyPass 微支架将来再次可用，则可能需要修改制造商关于手术植入技术的指导说明，推荐更向后的定位，特别规定装置不应突出，理想情况下不应超出小梁网，至少不应超出 Schwalbe 线。在这些情况下，发生显著内皮细胞丢失的可能性较小。Alcon 也可以考虑将 CyPass 微支架的适应证扩展到更多的难治性

青光眼病例。

在早期的一项研究中，Hoeh H 等报道，CyPass 微支架与角膜内皮之间接触的发生率为 1.2%，这是由于装置放置偏前所致。短期随访（294 ± 121）天，这些受试者均未出现视力丧失或需要再手术[28]。在 Höh 等的另一项研究中，3.7% 的受试者发生了装置 – 角膜内皮接触[24]。

如果 CyPass 微支架放置得太靠前，或者如果发现装置与角膜内皮之间有接触，建议在术后早期重新放置装置。在几周内，装置周围会出现纤维化，不易重新定位或移出。在这种情况下，可以使用 23G 玻璃体切割头处理 CyPass 微支架，使其不超出 Schwalbe 线（www.you tube.com/watch？ v=mRHdplofoBM&list=UUnkpnhwaQCC4Ary7gIyXRIw&index=5&t=0s，2019 年 11 月 2 日始访问）。

⑩ 白内障进展：在 Garcia Feijoo 等的一项多中心单臂介入研究中，单独 CyPass 微支架植入术后 1 年，12.2% 的有晶状体眼发生白内障进展[25]。HöH 等报道，CyPass 微支架植入术与 2% 有晶状体眼的白内障进展相关[24]。

（二）iStent Supra

iStent Supra（Glaukos 公司，San Clemente，CA，美国）是另一种具有 CE 标志的内路脉络膜上腔 MIGS 装置（图 8–4）。它是由肝素涂层聚醚砜和钛制成的脊形弯曲管。iStent Supra 长度为 4mm，内径为 165μm。iStent Supra 的作用机制与 CyPass 微支架非常相似。

1. 植入技术

iStent Supra 的植入技术类似于上述 CyPass 微支架的植入技术。1.5mm 的透明角膜切口足以插入装置。

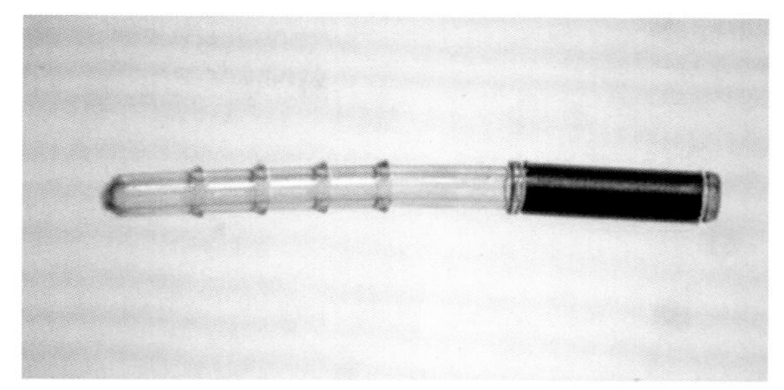

▲ 图 8–4　**iStent Supra**

经许可转载，图片由 Glaukos Corporation，SanClemente，CA，USA 提供

2. 有效性和安全性

Myers 等[31]报道了在难治性开角型青光眼和先前青光眼滤过手术失败的患者中，iStent Supra 联合两个 iStent 小梁旁路支架植入和术后曲伏前列素的效果。本病例系列报道了 4 年的结果，尽管最初设计为 5 年研究。所有就诊的患者平均未用药眼压为≤13.7mmHg（与基线相比降低值≥37%）。在所有术后随访中，没有额外使用药物或手术的情况下，≥91% 的眼用一种药物的眼压比术前用药的眼压降低≥20%。术后 4 年，一种药物治疗后 97% 和 98% 的眼可分别达到眼压≤15mmHg 和≤18mmHg。6 只眼需要额外的药物治疗，没有患者需要青光眼再手术。最常见的不良事件是白内障进展（16% 的受试者）[31]。

（三）MINIject

MINIject（iSTAR Medical，Isnes，比利时）是最新推出的脉络膜上腔 MIGS 装置（图 8–5）。与它的前身 STARfo 青光眼植入物（iSTAR Medical，Isnes，比利时）一样，MINIject 由 STAR®

材料制成，它由柔软、弹性的医用级硅胶制成，符合眼球的曲率。STAR® 材料由具有微孔、多通道基质组成的空洞网络组织组成，可促进周围组织与材料的生物融合，旨在减少纤维化和瘢痕，从而提高装置的有效性。MINIject 长 5mm，装置前部的绿环可作植入过程中装置位置的参考点。

1. 植入技术

MINIject 的植入技术类似 CyPass 微支架。MINIject 植入物预加载在一个透明鞘中，

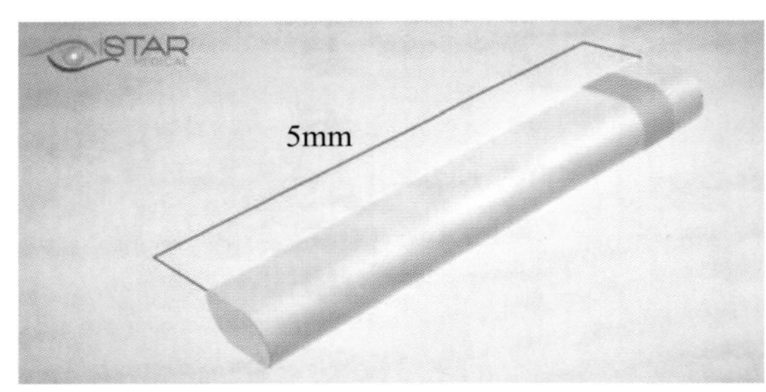

▲ 图 8-5　**MINIject**
经许可转载，图片由 iSTAR Medical，Isnes，Belgium 提供

该鞘连接到一个植入器手柄上，滑动植入器手柄上的一个齿轮将鞘缩回手柄中，使装置留在脉络膜上腔。当绿环位于巩膜突水平时，可获得正确的放置深度。

2. 有效性和安全性

第一项单独 MINIject 植入人体试验 STAR-I（Clinical-Trials.gov Identifer:NCT03193736）包含 25 名轻度至中度局部青光眼药物无法控制的原发性开角型青光眼患者。STAR-I 试验的 6 个月数据显示眼压［(23.2 ± 0.6) mmHg vs.(14.2 ± 0.9) mmHg，$P<0.0001$）］和青光眼用药数量［(2.0 ± 1.1) 种 vs.(0.3 ± 0.7) 种］的降低，其中 21 名患者（87.5%）未用药，23 名患者（95.8%）眼压比基线降低最少 20%。没有出现与装置或手术相关的严重不良事件，也不需要青光眼再手术。平均中央或周边角膜内皮细胞密度与基线无显著差异[32]。在撰写本文时，STAR-I 试验的 1 年数据尚未公布。

参考文献

[1] Bakharev AV, Fedorov AA, Batmanov LE. Comparative experimental morphological study of the impact of various drainages for cyclodialysis to adjacent tissues. Vestn oftalmol. 2008;12(2):44–6.

[2] Johnson M, McLaren JW, Overby DR. Unconventional aqueous humor outflow: a review. Exp Eye Res. 2017;158:94–111.

[3] Bill A, Phillips CI. Uveoscleral drainage of aqueous humor in human eyes. Exp Eye Res. 1971;12:275–81.

[4] Bill A. The aqueous humor drainage mechanism in the cynomolgus monkey (Macaca irus) with evidence for unconventional routes. Investig Ophthalmol. 1965;4:911–9.

[5] Alm A, Nilsson SFE. Uveoscleral outflow—a review. Exp Eye Res. 2009;88(4):760–8.

[6] Bill A. Some thoughts on the pressure dependence of uveoscleral flow. J Glaucoma. 2003;12(1):88–9.

[7] Yablonski ME. Some thoughts on the pressure dependence of uveoscleral flow. J Glaucoma. 2003;12(1):90–2.

[8] Pederson JE, Gaasterland DE, et al. Uveoscleral aqueous outflow in the rhesus monkey: importance of uveal reabsorption. Investig Ophthalmol Vis Sci. 1977;16:1008–17.

[9] Böke H. History of cyclodialysis. In memory of Leopold Heine 1870–1940. Klin Monbl Augenheikd. 1990;197(4):340–8.

[10] Knapp A. The operative treatment of glaucoma by cyclodialysis. JAMA. 1909;53(10):765–7.

[11] Barkan O, Boyle SF, Maisner S. On the surgery of glaucoma: mode of action of cyclodialysis. Cal West Med. 1936;44(1):12–6.
[12] Barkan O. Cyclodialysis, multiple or single, with air injection; an operative technique for chronic glaucoma. Am J Ophthalmol. 1947;30(9):1063–73.
[13] Jordan JF, Engels BF, Dinslage S, et al. A novel approach to suprachoroidal drainage for the surgical treatment of intractable glaucoma. J Glaucoma. 2006;15(3):200–5.
[14] Lázaro García C, Benítez del Castillo JM, Castillo Gómez A, García Feijoó J, Macías Benítez JM, García Sánchez J. Lens fluorophotometry following trabeculectomy in primary open angle glaucoma. Ophthalmology. 2002;109:76–9.
[15] Gupt S, Gupta V. Trabeculectomy augmented with ciclodialysis: a surgical option for refractory Glaucomas. J Glaucoma. 2016;25(7):e726.
[16] Muñoz G. Nonstich suprachoroidal technique for T-Flux implantation in deep sclerectomy. J Glaucoma. 2009;18(3):262–4.
[17] Ozdamar A, Aras C, Karacorlu M. Suprachoroidal seton implantation in refractory glaucoma: a novel surgical technique. J Glaucoma. 2003;12:354–9.
[18] Hueber A, Roters S, Jordan JF, Konen W. Retrospective analysis of the success and safety of Gold Micro Shunt Implantation in glaucoma. BMC Ophthalmol. 2013;13:35.
[19] Figus M, Lazzeri S, Fogagnolo P, et al. Supraciliary shunt in refractory glaucoma. Br J Ophthalmol. 2011;95:1537–41.
[20] Saheb H, Ahmed II. Micro-invasive glaucoma surgery: current perspectives and future directions. Curr Opin Ophthalmol. 2012;23(2):96–104.
[21] Gonzalez-Pastor E, et al. UBM findings after suprachoroidal CyPass implant for glaucoma: one year follow-up. ARVO; 2013.
[22] Saheb H, Ianchulev T, Ahmed II. Optical coherence tomography of the suprachoroid after CyPass Micro-Stent implantation for the treatment of open-angle glaucoma. Br J Ophthalmol. 2014;98:19–23.
[23] Hoeh H, Ahmed II, Grisanti S, Grisanti S, Grabner G, Nguyen QH, Rau M, Yoo S, Ianchulev T. Early postoperative safety and surgical outcomes after implantation of a suprachoroidal micro-stent for the treatment of open-angle glaucoma concomitant with cataract surgery. J Cataract Refract Surg. 2013;39(3):431–7.
[24] Höeh H, Grisanti S, Grisanti S, Rau M, Ianchulev S. Two-year clinical experience with the CyPass micro-stent: safety and surgical outcomes of a novel supraciliary micro-stent. Klin Monatsbl Augenheilkd. 2014;231(4):377–81.
[25] García-Feijoó J, Rau M, Grisanti S, et al. Supraciliary micro-stent implantation for open-angle glaucoma failing topical therapy: 1 year results of a multicenter study. Am J Ophthalmol. 2015;159:1075–81.
[26] Vold S, Ahmed II, Craven ER, et al. Two-year COMPASS trial results: supraciliary microstenting with phacoemulsification in patients with open-angle glaucoma and cataracts. Ophthalmology. 2016;123(10):2103–12.
[27] Gedde SJ, Herndon LW, Brandt JD, et al. Postoperative complications in the Tube Versus Trabeculectomy (TVT) study during five years of follow-up. Am J Ophthalmol. 2012;153:804–14.
[28] Hoeh H, Vold SD, Ahmed IK, et al. Initial clinical experience with the CyPass micro-stent: safety and surgical outcomes of a novel supraciliary microstent. J Glaucoma. 2016;25:106–12.
[29] Kerr NM, Wang J, Perucho L, Barton K. The safety and efficacy of supraciliary stenting following failed glaucoma surgery. Am J Ophthalmol. 2018;190:191–6.
[30] Sii S, Triolo G, Barton K. Case series of hypotony maculopathy after CyPass insertion treated with intra-luminal suture occlusion. Clin Exp Ophthalmol. 2019;47(5):679–80.
[31] Myers JS, Masood I, Hornbeak DM, et al. Prospective evaluation of two iStentRtrabecular stents, one iStent SUPRARsuprachoroidal stent, and postoperative prostaglandin in refractory glaucoma: 4–year outcomes. Adv Ther. 2018;35(3):395–407.
[32] Denis P, Hirneib C, Reddy KP, et al. A first-in-human study of the efficacy and safety of MINIject in patients with medically uncontrolled open-angle glaucoma (STAR-I). Ophthalmol Glaucoma. 2019;2(5):290–7.

第 9 章 睫状体手术新进展和高强度聚焦超声
New Modalities of Cycloablation and High-Intensity-Focused Ultrasound

Natasha Nayak Kolomeyer　Marlene R. Moster　著
李树宁　译

一、概述

睫状体消融或睫状体破坏性手术的目的是通过破坏睫状体功能从而减少房水生成达到降低眼压的目的。睫状体消融手术通常用于视力低下的难治性青光眼；然而，随着聚焦能量和靶向破坏睫状体技术的发展，睫状体破坏性治疗的选择增多，已经成为青光眼手术的重要补充之一。

二、经巩膜二极管激光睫状体光凝术（TSCPC）

自 20 世纪 20 年代以来，睫状体破坏性手术不断发展，从睫状体切除术、睫状体透热术、睫状体冷凝术逐渐发展到睫状体光凝术[1-3]。睫状体光凝最初于 1961 年使用氙弧激光进行光凝[4]，至 1969 年使用红宝石激光[5]。随着 Nd:YAG（钕 – 钇 – 铝石榴石）激光和最终半导体二极管激光器的开发应用，睫状体光凝术得到了更广泛的应用。Nd:YAG 睫状体光凝（波长为 1064nm）可在有或无眼表接触的条件下实施；然而，非接触性方法由于其较高的并发症发生率而被淘汰。目前，半导体二极管激光器是经巩膜二极管激光睫状体光凝术（transscleral diode cyclophotocoagulation，TSCPC）的主流设备。与既往的激光相比，它具有以下几项优势，包括葡萄膜黑色素吸收率更大、设备体积更小和维护要求更低。人类尸检研究表明，接受经巩膜二极管激光睫状体光凝术的眼睛中会发生上皮凝固性坏死和睫状体基质和脉管系统的热凝固[6]。

（一）步骤

1. 通常，局部麻醉或镇静与阻滞（球后 / 球周 / 筋膜囊下）麻醉一起使用。

2. 常见的二极管激光设置：激光光凝持续时间通常设置为 2～3s，开始激光功率设置为 1250～2500mW，根据光凝反应每次以 250mW 的功率上调（最大约为 4000mW），直到听到“砰”的一声爆破音；然后将激光功率下调 250mW 至低于爆破音阈值[3]。

3. 光凝点数为 14～20 个，避开 3 点钟与 9 点钟方向，以防损伤睫状后长神经及血管。

4. G– 探头放置在角膜缘后方，垂直于角膜缘，使光凝点位于角膜缘后方 1.2 mm 处。在整个治疗期间，保持向 G– 探头施加轻柔的压力。

5. 有些医生在 TSCPC 术后选择结膜下注射激素。术眼用敷料遮盖并戴上眼罩保护。

6. 激光治疗后，患者接受激素类滴眼制剂治疗，根据炎症的严重程度调整局部激素类滴眼液的使用频率。所有术前应用的青光眼药物在术后应继续使用，并根据眼压变化选择性停药。患者通常在术后 1 天和 1 周复诊，在这之后的复诊时间取决于患者的反应。

（二）适应证

TSCPC 适用于难治性青光眼或失明眼伴疼痛的患者。它通常用于视力低下的患者，也可以早期用于滤过手术效果不太理想的患者，如有严重疾病、出血或结膜瘢痕的患者。当治疗视力较好的眼时，可能需要降低 TSCPC 的激光功率，以降低发生威胁视力的并发症风险。

（三）结果

最近的一篇综述对 TSCPC 术后的可能结果和并发症进行了全面的总结，下文将重点介绍最相关的内容[7]，即治疗效果多于术后 1 个月左右显现；如果可能的话，建议至少等待 1 个月再进行二次治疗。TSCPC 已被证实可大幅降低眼压（眼压可降低 12.3%～66%）；据报道，54%～92.7% 的术眼激光后眼压≤21mmHg。多项研究表明，眼压的降低与每次治疗的激光能量强度或光凝次数相关。然而，也有几项研究发现两者没有直接相关性。其他影响治疗效果的因素包括激光术前眼压和青光眼亚型。据报道无晶状体眼、外伤性青光眼和青少年型青光眼的成功率较低。TSCPC 的成功率也随着年龄的增长而增加，而有既往手术史的患者成功率降低。治疗含色素较多的眼睛通常需要较少的能量，但色素含量多少与 TSCPC 成功率之间没有明确关系。

（四）并发症

与治疗相关的不良反应包括视力丧失（8.8%～47%）、低眼压（0%～26%）、前房积血（0%～2%）、前葡萄膜炎（9%～28%）、瞳孔改变（0.8%～50%）、眼球萎缩（0%～10%）、视网膜脱离（1%）、眼压激增、白内障进展、玻璃体积血、晶状体半脱位、坏死性巩膜炎和少见的交感性眼炎[1]。

文献指出激光光凝能量与患者发生低眼压和眼球萎缩的风险之间存在联系[8]。目前尚不清楚这是否是一种非线性关系，但使用＞80J 的能量进行治疗往往伴有较高的并发症发生率。青光眼亚型［包括新生血管性青光眼（NVG）］和治疗前眼压较高也被认为是术后低眼压和眼球萎缩的危险因素。这表明，在高风险患者中降低治疗时能量设置对于减少这些并发症可能很重要。

据报道，平均 22.5% 的眼睛（0%～55% 范围内浮动）的视力下降 2 行以上（Snellen 视力表）[7]。Rotchford 等评估了视力在 20/60 以上患者的 TSCPC 结果。5 年后，73.5% 的患者眼压≤16mmHg，30.6% 的患者视力下降了 2 行或 2 行以上[9]。睫状体光凝术后和滤过手术术后视力下降的患者比例是一致的，这表明对于有良好视力的青光眼患者，TSCPC 可作为治疗的一种选择。

对于术后并发症的顾虑应与每位患者的总体疗效进行综合评估后谨慎权衡，因为研究表明，激光光凝总能量与眼压降低，以及低眼压和眼球萎缩的风险之间存在关系。

三、经巩膜微脉冲激光睫状体光凝术（MP-TSCPC）

二极管激光的微脉冲传输模式（MP-TSCPC，微脉冲 P3，IRIDEX IQ810 激光系统，加利福尼亚州山景城，美国）是 TSCPC 的一种较新形式。MP-TSCPC 在“on”和“off”循环模式下运行，从二极管源发射 810nm 红外线激光。在“on”循环期间，装置发出多次激光脉冲，色素组织中热能吸收增加，并诱发凝固性坏死。理论上，非色素组织不会超过凝固阈值，因为它们的热能吸收率较低，并且能够在“off”循环中冷却。MP-TSCPC 还采用了一种新型光凝头，该光凝头有如下特点：①与单个光凝斑激光光凝头相比，允许应用连续性的扫描模式；②靶作用部位为睫状体扁平部而非睫状冠。

（一）步骤

1. MP-TSCPC 可在表面麻醉、阻滞麻醉（球周 / 筋膜囊下 / 球后）或全身麻醉下进行。有些医生发现，在手术室中若实施表面麻醉或局部麻醉加上短暂的强镇静药就可以不用球后麻醉。但是，如果在诊室（非手术室）环境中进行，则通常采用阻滞（球后 / 球周 / 筋膜囊下）麻醉。

2. 默认激光设置为：微脉冲模式，功率 2000mW，激光发射占比 31.33%，微脉冲激光“on”时间为 0.5ms，微脉冲激光“off”时间为 1.1ms。由手术医生决定，光凝可在 360° 范围内，时间为 100～360s，同时和前述的 TSCPC 一样避开 3 点钟和 9 点钟位置。治疗持续时间通常根据患者病史进行调整。虽然默认激光设置为 2000mW，但最近手术医生也根据患者的病史情况将功率设置调整至 2000～2500mW。

3. MP-TSCPC 的微脉冲探头沿角膜缘垂直于巩膜放置。然后，探头沿着角膜缘以连续、滑动、缓慢的动作移行，同时施加一定的压力，注意避开 3 点钟和 9 点钟方向。建议在每个象限的移动速度为 10～20s。特殊设计的探头尖端将光纤尖端定位在角膜缘后 3mm 处（图 9–1）。

4. 有些医生选择在 MP-TSCPC 术后结膜下注射激素类药物。

5. 通常术后每天 4 次局部应用激素类滴眼剂以控制炎症，然后随着炎症反应减弱，逐渐减少用量。

（二）适应证

MP-TSCPC 的适应证很广，包括无创早期干预，以及难治性的原发性和继发性青光眼。如果使用 MP-TSCPC 作为早期干预措施，我们建议向患者说明可能出现的所有并发症。

（三）MP-TSCPC 与 TSCPC 的比较

经巩膜微脉冲激光睫状体光凝术（MP-TSCPC）与经巩膜二极管激光睫状体光凝术（TSCPC）的比较：一项随机探索性研究比较了在 48 名难治性终末期青光眼患者中使用 MP-TSCPC（治疗时间为 100s）和连续

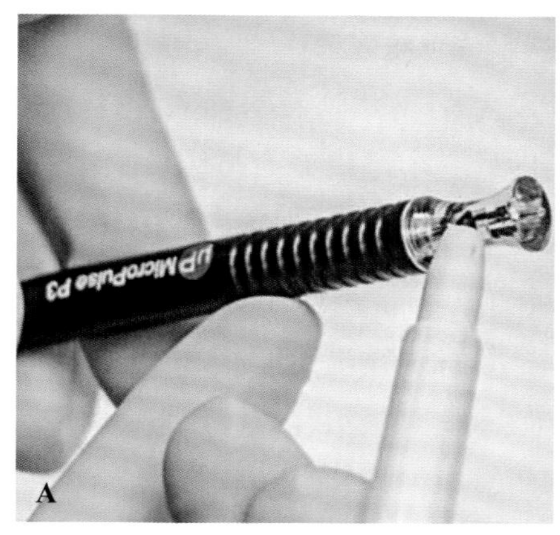

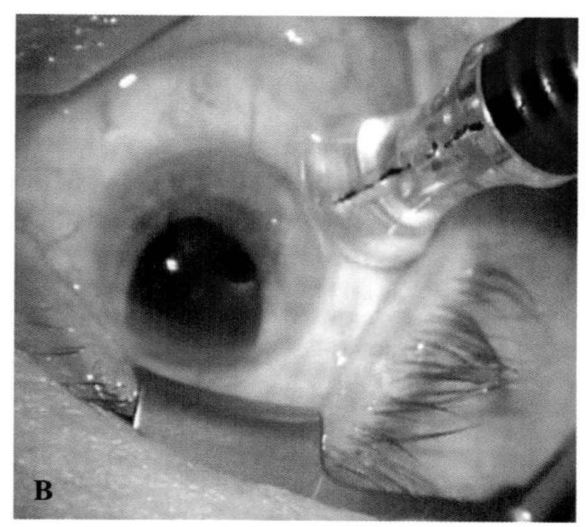

▲ 图 9-1 经巩膜微脉冲激光睫状体光凝术（MP-TSCPC）

A. 探头上的凹槽应朝向角膜缘放置，凹槽位于探头较钝圆的一半，可以用记号笔进行标记以便于查看；B. 将探头上标记的凹槽垂直于角膜缘放置（经许可转载，图片由 Marlene Moster，MD；Bill Romano；Natasha Nayak Kolomeyer，MD 提供）

TSCPC 的结果[10]。在接受 MP-TSCPC 和连续 TSCPC 后，分别有 52% 和 30% 的患者（P=0.13）达到了成功的主要结局指标（眼压 6～21mmHg，并且在术后 18 个月，在使用或不使用抗青光眼药物的情况下眼压至少降低 30%），术后 1 年结果显示两组（75% vs. 29%）在统计学上有显著差异（P＜0.01）。在术后随访（17.5 ± 1.6）个月，两组的平均眼压从 36.5mmHg 和 35mmHg 的基线降低了 45%。降眼压药物的数量上两组没有显著差异，而连续 TSCPC 组的并发症发生率较高（P=0.01），包括长时间的前房（A/C）炎症、低眼压和眼球萎缩。连续 TSCPC 组的眼压波动更大，但术中参数设置变化也更大。

（四）结果

Tan 等[11]对 40 只患有难治性青光眼的眼睛进行了前瞻性病例系列研究，平均接受了 100s MP-TSCPC 治疗 1.4 次。80% 的眼睛在使用或不使用补充性青光眼药物的情况下都取得了相对较好的结果（眼压＜21mmHg 或从基线降低 30%），其中 65% 的眼睛在一次治疗后成功实现了眼压的控制。此研究的平均随访时间为（17.3 ± 2.0）个月，明显长于大多数其他研究。

对接受 120～360s MP-TSCPC 手术的 79 名难治性青光眼患者的回顾性研究表明，在 3 个月后的治疗成功率为 75%（眼压为 6～21mmHg 或眼压降低 20%），另外还有 10% 的患者加用降眼压药物后达到治疗成功标准[12]。在术后 6 个月时，治疗成功率下降到 66%，对随访至少 6 个月的患者，治疗成功率能稳定至最后一次随访。

Emanuei 等对 84 只眼进行了回顾性研究分析，平均随访时间为 4.3 个月。术后 1 个月和 3 个月的眼压分别降低了 41% 和 53%[13]。

另一项回顾性研究比较了 9 名儿童（1—17 岁）和 37 名成年人青光眼患者接受 320s MP-TSCPC 的结果[14]。在 12 个月的随访期间内，72%（26/36）的成年患者获得了成功，但只有 22% 的儿童（2/9）获得了治疗的成功（*P*=0.02）。治疗成功定义为眼压 5～21mmHg，在未使用口服碳酸酐酶抑制药、无视力丧失或青光眼再次手术的情况下，随访 12 个月与基线相比眼压降低 20%。儿童组术后第 1 个月和第 6 个月的平均眼压较基线检查时显著降低，但 12 个月时效果失去显著性。大部分（7/9）的儿童在随访期间需要再次手术以控制眼压。

（五）并发症

Williams 等对 79 只眼的 MP-TSCPC 的并发症进行了回顾性研究[12]，其中包括 7 名低眼压的患者（9%），21 名（26%）长时间前房炎症的患者，13 名（16%）随访≥3 个月的患者最佳矫正视力降低 2 行或更多，4 名（5%）黄斑水肿的患者，2 名（2.5%）角膜水肿的患者，2 名（2.5%）眼球萎缩的患者，无术后瞳孔散大或丧失调节功能的病例。但是鉴于该研究为回顾性研究，研究信息并不是直接从患者处获得的。接受了二次治疗的 10 名患者并未出现更易发生并发症的情况。

Tan 等[11] 没有观察到 MP-TSCPC 术后低眼压或视力丧失的情况。所有病例术后都有轻度炎症，90% 的患者炎症在 2 周内消退，其余患者在 4 周内消退。7 名（17.5%）新生血管性青光眼的患者出现前房积血。与 Williams 等的研究（120～360s）相比，该研究采用了更短的治疗持续时间（100s），因此，需要进一步研究以确定治疗持续时间是否对结果和并发症有影响。

Emanuel 等[13] 观察到，持续性低眼压 5 例（6%）、眼压激增 3 例（4%），以及前房积血（4%）和脉络膜脱离（1%）。74% 患者在术后 3 个月仍然有持续性炎症。在术后 1 个月，35% 患者视力下降 2 行。3 名患者术前视力光感，术后无光感。Tan 等还发现在荷兰系带兔中 MP-TSCPC 和连续波长 TSCPC 相似，与对照组相比，引起的结膜炎症和瘢痕明显更严重[25]。因此，需要进一步的研究来探索 TSCPC 后，结膜的变化对将来滤过泡形态和存活的影响。

四、高强度聚焦超声治疗（HIFU）

高强度聚焦超声（high-intensity focused ultrasound，HIFU）（治疗性超声系统；Sonocare Inc.，Ridgewood，NJ，USA）在 20 世纪 80 年代被认为是破坏睫状体的选择之一[15]。由于治疗的持续时间和复杂性，以及严重的并发症（巩膜葡萄肿、眼球萎缩、持续性低眼压、角膜变薄和视力丧失）的存在，HIFU 的研究热度开始逐渐消退。然而，最近 HIFU 技术的改进使研究者们对这种治疗方式重新产生兴趣。一种微型 HIFU 技术，超声环形睫状体凝结术，即超声睫状体成形术（UC3，EyeOP1 HIFU，EyeTechCare，Rillieux-la-Pape，France），采用非术者依赖性的圆形探头，将超声能量沿圆周方向聚焦在睫状体上，无须术者移动。与二极管激光不同，聚焦超声技术可以治疗眼内任何深度或任何位置的明确体积的组织，而不受色素沉着的影响。复杂的换能器和更高的工作频率也改善了在治疗区域上的选择性。

（一）手术过程

1. 超声睫状体成形术可以在局部麻醉、阻滞麻醉（球周 / 筋膜囊下 / 球后）或全身麻醉下进行。

2. 耦合锥以角膜缘为中心，与眼表组织直接接触放置。然后将耦合锥连接到一个抽吸环，其可形成低水平真空（70mmHg）以保持耦合锥与眼表吸附在一起，从而保证在手术过程中耦合锥与眼球的位置固定。将超声探头插入耦合锥；探头环形直径有 11mm、12mm、和 13mm（环形直径尺寸是根据术前生物学数据确定）。在眼表、耦合锥和超声探头之间的间隙充满约 4ml 的室温平衡盐溶液。超声探头（直径为 30mm，高度为 15mm）由六个圆柱形压 – 电陶瓷换能器构成，可产生超声波束，可治疗 45% 的睫状体。超声波束聚焦在睫状体的深度（巩膜下方 2mm）[1]（图 9–2）。

3. 每个换能器可发射超声时间为 4s、6s 或 8s（持续时间长短取决于术前制订的治疗方案），每个换能器发射超声之间有 20s 的间隙，以利于每次治疗之间进行冷却。整个治疗过程通过脚踩踏板自动进行，整个过程大约需要 2.5min。

4. 这些设备有特殊设置可以避免对视网膜、角膜、晶状体，以及鼻侧和颞侧区域的损伤。

（二）机制

超声可产生高达 80℃的热量，主要作用机制是利用超声的热效应使睫状上皮细胞热坏死从而导致房水产生减少。Aptel 等对兔子进行的组织病理学研究显示，睫状体远端和中间的睫状突出现局灶性坏死，但睫状体的基底部和其他部分保留了正常结构[15]。未治疗的邻近睫状体区域未发现炎症反应，并且此区域的组织结构和血管系统未见异常。此外，治疗热量与睫状突破坏程度之间似乎存在相关性[1]。其他作用机制可能包括重塑了巩膜和结膜的解剖结构[16]以及增加了经脉络膜上腔和巩膜的房水流出量[17–19]。

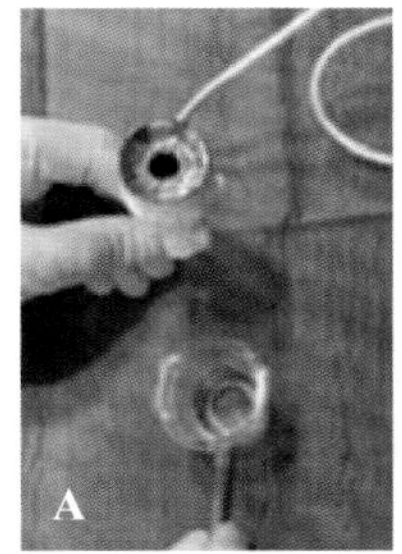

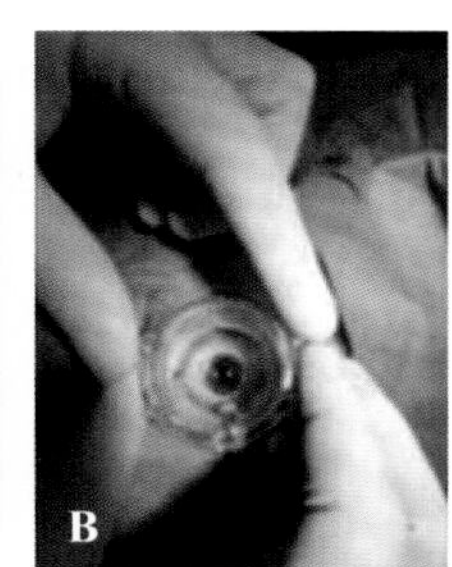

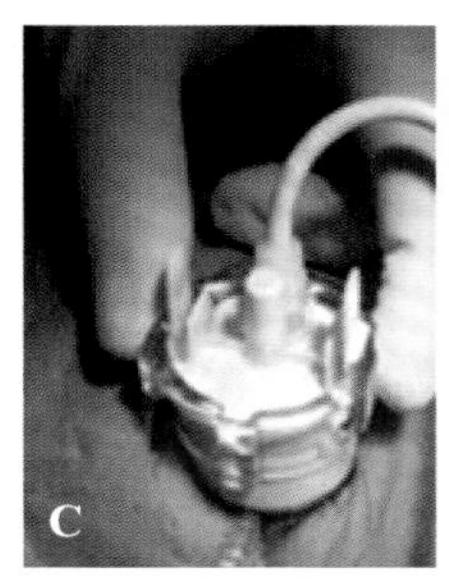

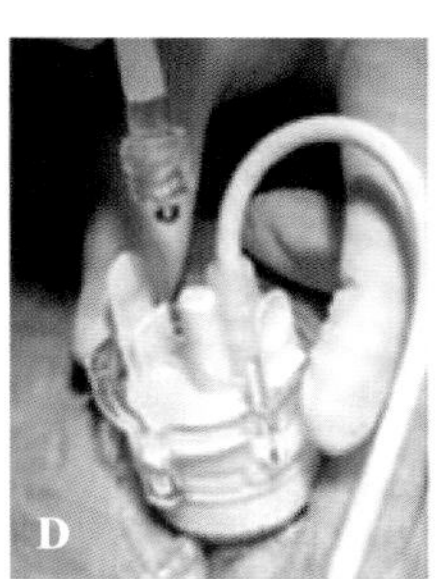

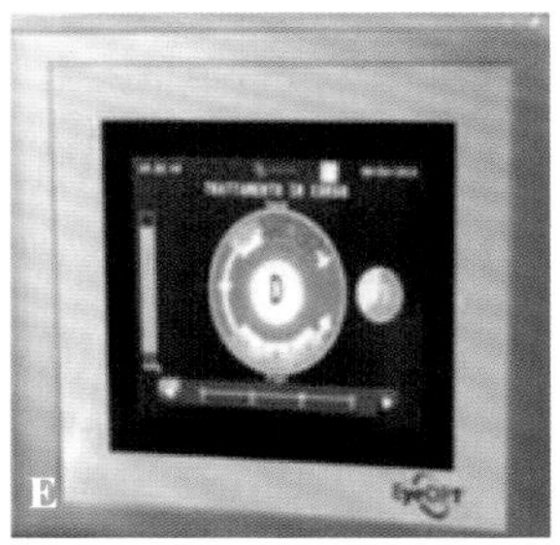

▲ 图 9–2　**A.** 超声睫状体成形术由两个部件来完成：带有六个压 – 电换能器的探头，产生超声波束和耦合锥；**B.** 耦合锥正确定位时，必须能看到一个均匀的环形巩膜区域，当这个环形区域是规则的时候，通过柔和的真空系统维持耦合锥的位置；**C.** 在验证有效吸引后，将探头插入并使其固定于耦合锥体中；**D.** 在此过程中，耦合锥内要一直充满平衡液溶液，以允许超声波传输；**E.** 随着每个换能器的逐步激活，从上方扇区开始治疗

图片和描述从 Mastropasqua 等开放获取的文章中获取[1]

（三）结果

Giannacare 等对已经接受最大量药物治疗的 30 只眼开展了一项前瞻性多中心干预性研究，随访时间为 6 个月[20]。结果显示条件成功率和完全成功率分别为 70% 和 46.7%（眼压降低≥20% 和眼压≥5mmHg），治疗失败率为 6.6%。与超声暴露时间较短（4s 或 6s）的病例相比，随机接受更长超声暴露时间（每个换能器 8s）的病例眼压降低幅度更大。研究方案要求除非眼压＞21mmHg，患者在术后立即停用降眼压药物，术后第 1 天，39% 的患者眼压显著降低。

EyeMUST1 研究是一项针对 52 名难治性青光眼患者的前瞻性多中心干预性研究[18]。患者接受每个换能器暴露时间为 4s（第 1 组）或 6s（第 2 组）（非随机化）。手术成功的定义为眼压降低至少 20% 和眼压＞5mmHg，并且无须额外的降压药物，但可能进行 HIFU 再治疗。第 6 个月时，第 1 组患者中 61.9% 和第 2 组患者中 65.4% 达到手术成功标准，在 12 个月时，该比例分别为 57.1% 和 48.0%（在任一时间点差异没有显著性）。差异在统计学上并不显著。其中 8 名（15%）患者接受了 HIFU 再治疗。12 名（22%）患者在 HIFU 后 6～12 个月需要二次青光眼手术干预。

Melamed 等对 20 名接受 HIFU 治疗的患者（每个换能器使用 6s 的暴露时间）进行了一项前瞻性干预研究，其中 4 名（20%）患者需要再次治疗[21]。分别有 45% 和 65% 的患者获得了手术的完全成功（眼压降低≥20% 和眼压＞5mmHg）和条件成功［允许额外的药物治疗和（或）再治疗］。

Aptel 等进行了一项多中心前瞻性临床试验，30 名没有滤过手术史的青光眼患者接受每个换能器暴露时间为 6s 的治疗，随访 12 个月[22]。47% 的病例获得完全成功（眼压降低≥20%，眼压＞5mmHg 和眼压＜21mmHg，可能进行再次干预但未用额外的降眼压药物），63% 的病例达到条件成功（允许在没有额外用药的情况下进行再治疗）。

De Gregorio 等完成了一项针对 40 名患者的前瞻性干预研究，每个换能器的暴露时间为 8s[23]。在 4 个月随访时，如果眼压＞21mmHg 且没有与 HIFU 手术相关的严重不良并发症，则给予再次治疗。治疗成功的定义为术后眼压为 5～21mmHg，同时没有使用降眼压药物，以及没有出现威胁视力的并发症。在 4 个月随访时，18 只眼（45%）获得了完全成功，平均眼压降低了 44.3%；在 12 个月随访时，45.7% 的病例获得了完全成功。此外，在 12 个月随访时，85% 的治疗眼获得了成功，其中患者最多接受三次 HIFU 治疗。

（四）并发症

一过性并发症包括瞳孔固定和瞳孔散大（0%～3%）、前房炎症（20%～24%）、浅层点状角膜炎（13%～45%）、结膜下出血（4%～30%）、角膜水肿（7%～20%）、一过性高眼压（0%～7%）、诱发角膜源性散光（0%～3%）、黄斑水肿（0%～3%）和低眼压（0%～2%）[18, 20–23]。据报道，5%～20% 的患者最佳矫正视力降低了三行或以上[18, 22]。值得注意的是，DeGregorio 等注意到 25% 的病例在治疗部位出现了巩膜变薄[23]。这些证据及 AS-OCT 的结果提示，超声睫状体成形术治疗后出现了巩膜重塑，因此，要重视进一步分析巩膜重塑的程度，以及是否会影响未来可能的滤过性手术。据作者所了解，目前尚无超声睫状体成形术治疗后持续性低眼压或眼球萎缩的报道。

需要注意的是，超声睫状体成形术设备需要负压吸引将设备耦合到眼表，这会导致眼压升高 2.5min。尽管还没有与这个特殊装置相关的视神经病变、静脉 / 动脉闭塞或视野丧失的病例报道，但考虑到已报道的 LASIK 相关的并发症，我们应关注到这一点[24]。

五、结论

青光眼的睫状体破坏治疗近年来不断有新的进展。最新进展如 MP-TSCPC 和 HIFU 等治疗方法提高了睫状体破坏手术的安全性，但结果各不相同。我们提醒读者，在选择任何手术策略尤其是选择睫状体破坏手术时，平衡手术的安全性和有效性是非常重要的。

参考文献

[1] Mastropasqua R, Fasanella V, Mastropasqua A, Ciancaglini M, Agnifili L. High-intensity focused ultrasound circular cyclocoagulation in glaucoma: a step forward for cyclodestruction? J Ophthalmol. 2017;2017:7136275. Pubmed Central PMCID: 5420440

[2] Pantcheva MB, Schuman JS. Chandler and Grant's glaucoma. 5th ed. Thorafore, NJ: SLACK Incorporated; 2013. p. 511–22.

[3] Rand Allingham R, et al. Shields textbook of glaucoma. 6th ed. Philadelphia, PA: Lippincott Williams & Wilkins; 2011.

[4] Weekers R, Lavergne G, Watillon M, Gilson M, Legros AM. Effects of photocoagulation of ciliary body upon ocular tension. Am J Ophthalmol. 1961;52:156–63.

[5] Vucicevic ZM, Tsou KC, Nazarian IH, Scheie HG, Burns WP. A cytochemical approach to the laser coagulation of the ciliary body. Bibl Ophthalmol. 1969;79:467–78.

[6] Schuman JS, Noecker RJ, Puliafito CA, Jacobson JJ, Shepps GJ, Wang N. Energy levels and probe placement in contact transscleral semiconductor diode laser cyclophotocoagulation in human cadaver eyes. Arch Ophthalmol. 1991;109(11):1534–8.

[7] Ishida K. Update on results and complications of cyclophotocoagulation. Curr Opin Ophthalmol. 2013;24(2):102–10.

[8] Vernon SA, Koppens JM, Menon GJ, Negi AK. Diode laser cycloablation in adult glaucoma: long-term results of a standard protocol and review of current literature. Clin Exp Ophthalmol. 2006;34(5):411–20.

[9] Rotchford AP, Jayasawal R, Madhusudhan S, Ho S, King AJ, Vernon SA. Transscleral diode laser cycloablation in patients with good vision. Br J Ophthalmol. 2010;94(9):1180–3.

[10] Aquino MC, Barton K, Tan AM, Sng C, Li X, Loon SC, et al. Micropulse versus continuous wave transscleral diode cyclophotocoagulation in refractory glaucoma: a randomized exploratory study. Clin Exp Ophthalmol. 2015;43(1):40–6.

[11] Tan AM, Chockalingam M, Aquino MC, Lim ZI, See JL, Chew PT. Micropulse transscleral diode laser cyclophotocoagulation in the treatment of refractory glaucoma. Clin Exp Ophthalmol. 2010;38(3):266–72.

[12] Williams AL, Moster MR, Rahmatnejad K, Resende AF, Horan T, Reynolds M, et al. Clinical efficacy and safety profile of micropulse transscleral cyclophotocoagulation in refractory glaucoma. J Glaucoma. 2018;27:445–9.

[13] Emanuel ME, Grover DS, Fellman RL, Godfrey DG, Smith O, Butler MR, et al. Micropulse cyclophotocoagulation: initial results in refractory glaucoma. J Glaucoma. 2017;26(8):726–9.

[14] Lee JH, Shi Y, Amoozgar B, Aderman C, De Alba CA, Lin S, et al. Outcome of micropulse laser transscleral cyclophotocoagulation on pediatric versus adult glaucoma patients. J Glaucoma. 2017;26(10):936–9.
[15] Coleman DJ, Lizzi FL, Driller J, Rosado AL, Burgess SE, Torpey JH, et al. Therapeutic ultrasound in the treatment of glaucoma. II. Clinical applications. Ophthalmology. 1985 Mar;92(3):347–53.
[16] Mastropasqua R, Agnifili L, Fasanella V, Toto L, Brescia L, Di Staso S, et al. Uveo-scleral outflow pathways after ultrasonic cyclocoagulation in refractory glaucoma: an anterior segment optical coherence tomography and in vivo confocal study. Br J Ophthalmol. 2016;100(12):1668–75.
[17] Aptel F, Charrel T, Lafon C, Romano F, Chapelon JY, Blumen-Ohana E, et al. Miniaturized high-intensity focused ultrasound device in patients with glaucoma: a clinical pilot study. Invest Ophthalmol Vis Sci. 2011;52(12):8747–53.
[18] Denis P, Aptel F, Rouland JF, Nordmann JP, Lachkar Y, Renard JP, et al. Cyclocoagulation of the ciliary bodies by high-intensity focused ultrasound: a 12–month multicenter study. Invest Ophthalmol Vis Sci. 2015;56(2):1089–96.
[19] Aptel F, Dupuy C, Rouland JF. Treatment of refractory open-angle glaucoma using ultrasonic circular cyclocoagulation: a prospective case series. Curr Med Res Opin. 2014;30(8):1599–605.
[20] Giannaccare G, Vagge A, Gizzi C, Bagnis A, Sebastiani S, Del Noce C, et al. High-intensity focused ultrasound treatment in patients with refractory glaucoma. Graefes Arch Clin Exp. 2017;255(3):599–605.
[21] Melamed S, Goldenfeld M, Cotlear D, Skaat A, Moroz I. High-intensity focused ultrasound treatment in refractory glaucoma patients: results at 1 year of prospective clinical study. Eur J Ophthalmol. 2015;25(6):483–9.
[22] Aptel F, Denis P, Rouland JF, Renard JP, Bron A. Multicenter clinical trial of high-intensity focused ultrasound treatment in glaucoma patients without previous filtering surgery. Acta Ophthalmol. 2016;94(5):e268–77.
[23] De Gregorio A, Pedrotti E, Stevan G, Montali M, Morselli S. Safety and efficacy of multiple cyclocoagulation of ciliary bodies by high-intensity focused ultrasound in patients with glaucoma. Graefes Arch Clin Exp. 2017;255(12):2429–35.
[24] Cameron BD, Saffra NA, Strominger MB. Laser in situ keratomileusis-induced optic neuropathy. Ophthalmology. 2001;108(4):660–5.
[25] Tan NYQ, Ang M, Chan ASY, et al. Transscleral cyclophotocoauglation and its histological effects on the conjunctiva. Sci Rep. 2019;9(1):18703.

第10章 MIGS应用的争议

Controversies in the Use of MIGS

Georges M. Durr　Paola Marolo　Antonio Fea　Iqbal Ike K. Ahmed　著

李树宁　译

一、概述

在本章中，将集中讨论微创青光眼手术（MIGS）在临床实践中应用的一些“灰色区域”。其中包含的许多主题回顾了医生在开始开展MIGS时遇到的问题。作为一个相对较新的青光眼手术领域，这些争议强调了眼科领域实施新技术可能面临的挑战和未来的发展。

二、单独的超声乳化术与超声乳化术/MIGS，联合手术值得应用吗

白内障手术已被充分证明具有降低眼压的作用[1-6]。手术医生经常在青光眼或高眼压患者中利用这一点。近20年来，随着超声乳化术（Phaco）取代了白内障囊外摘除术，白内障手术的并发症发生率大幅下降，并且视力预后良好，术后恢复快。目前，当青光眼患者同时存在白内障时，医生可能会尝试通过手术同时降低眼压和改善视力。随着MIGS的出现，手术医生现在有多种可选的方法在白内障手术的同时辅助降低眼压。但其中也包括一些问题，即与单独的Phaco相比，Phaco/MIGS真的对患者有额外的益处吗？

近年来，大量研究文献报道了MIGS与白内障联合手术的效果，表明与单独的白内障手术相比，联合手术降眼压效果更加明显。另外有多个随机临床试验（RCT）也验证了此结果[1-5]。但是，一些大型MIGS临床试验表明，MIGS带来额外降低眼压的作用仅为1.5～2.3mmHg，与单独白内障手术相比，仅有不到14%～19.5%的患者眼压下降＞20%[1, 3, 5]。尽管报道显示单纯白内障手术和白内障联合MIGS在眼压和成功率上的差异似乎很小，但这些发现仍然是很重要的，由于眼压均在正常范围内，因此两组之间不易出现差异。此外，对研究结果根据临床情况进行解读也很重要，如在研究结束时，与单独的Phaco组相比，MIGS组中不联合药物治疗的患者比例更高，差异率为13%～35%[1-3, 5]。一些研究表明，白内障手术联合MIGS比单独白内障手术的成本效益更高[7]，尽管这需要更多数据从经济角度来证明。另一个大家认可的观点是，与单纯白内障手术相比，Phaco/MIGS后较少需再次青光眼手术干预。HORIZON临床试验表明，3年后，植入Hydrus微支架的患者（0.6%）对比单独白内障手术的患者

（3.9%），MIGS 可以大大减少对后期再次青光眼手术的需求[8]。

在此类临床试验中很难明确手术技巧和装置植入是否良好。一个植入位点准确的支架或一个良好的小梁网切开术，可以将房水引流至较大的房水静脉（可以通过观察台盼蓝染色引流、小梁网色素沉着增加或 Schlemm 管中的血液回流来确定），那么可能降眼压的效果就会更好[9]。术中视野不佳导致装置植入不当和术后结果不佳可能会使部分术者放弃此手术，因此，良好的手术培训和不同 MIGS 经验积累对于改善手术效果、发挥联合手术的最大效果非常重要。

目前的问题仍然是这种比较弱的有效证据是否真正具有临床意义。从患者的角度来看，降眼压眼药水使用的减少可改善患者依从性、减少眼表刺激和提高整体生活质量[10]。依从性差会导致青光眼进展并增加社会成本，这提示联合 MIGS 应该可以减少青光眼进展，降低社会成本[11, 12]。在行白内障手术时，手术医生理论上可以通过联合手术改善患者的生活质量，延缓青光眼的进展或减少未来再次手术干预的需要。最重要的是，MIGS 的高度安全性使手术医生对青光眼患者早期手术自信心增加，这种干预性思维方式现在处于青光眼治疗的最前沿。

三、小梁网和 Schlemm 管手术：小梁网切开 vs. Schlemm 管支架 vs. Schlemm 管扩张

近年来，MIGS 涵盖的手术方法越来越多，这类手术主要针对 Schlemm 管，Schlemm 管是内径为 300～400μm 的环绕角膜缘一圈的 36mm 长环形管道[13]。目前通过增加这种传统流出途径的房水流出量，有多种手术方法，包括：①切开（造瘘术）[Kahook Dual Blade（KDB，New World Medical，Rancho Cucamonga，CA，USA）]；小梁消融术（NeoMedix Corporation，San Juan Capistrano，CA，USA）；前房角镜辅助下经管腔内小梁切开术（GATT）+ 穿线，iTrack（Ellex Medical Pty Ltd.，Adelaide，Australia）或 OMNI（Sight Sciences Inc.，Menlo Park，CA，USA）；准分子激光小梁切开术（ELT，Excimer Laser AIDA，Glautec AG，Nürnberg，Germany）。②扩张（iTrack 或 OMNI 黏弹剂 Schlemm 管切开术）。③植入支架 [iStent 小梁旁路支架、iStent *inject*（Glaukos Corporation，San Clemente，CA，USA）和 Hydrus 微支架（Ivantis Inc.，Irvine，CA，USA）]（表 10–1）。这些手术方式旨在通过切开或植入支架来绕过小梁网或扩张 Schlemm 管，以降低房水从 Schlemm 管进入集合管的阻力，从而减少小梁网流的主要阻力。此类手术的成功取决于一个功能性远端流出系统的存在（Schlemm 管之外），以及手术后的愈合反应是否阻碍房水流入 Schlemm 管。

切开技术包括内路切开、从外路切开或消融小梁网。小梁切开术切开多大范围能获得理想的降低眼压效果仍存在争议。早期关于房水流出阻力的研究表明，接受 360° 小梁切开术的患者与接受 120° 切开相比，房水流出阻力仅有小幅度降低（＜10%）[14]。因此仍需要更多的研究来探索获得最大降眼压效果的最佳小梁切开术的切开范围，同时伴

表 10-1　不同的手术方式根据机制进行分类

切　开	扩　张	植入支架
Kahook Dual Blade（New World Medical，Rancho Cucamonga，CA，USA）	iTrack™（Ellex Medical Pty Ltd.，Adelaide，Australia）	iStent 小梁旁路支架和 iStent *inject*（Glaukos Corporation，San Clemente，CA，USA）
小梁消融术（NeoMedix Corporation，San Juan Capistrano，CA，USA）	OMNI®（Sight Sciences，Inc.，Menlo Park，CA，USA）	Hydrus 微支架（Ivantis，Inc.，Irvine，CA，USA）
前房角镜辅助下经管腔内小梁切开术		
准分子激光小梁切开术（Excimer Laser AIDA，Glautec AG，Nürnberg，Germany）		

有最少的出血和术后前房积血。文献显示 GATT 术后约 1/3 的病例发生前房积血[15-17]，前房积血在小梁消融术后发生率约为 9%[18-20]，KDB 术后约为 8%[21-23]。出血发生率似乎随着小梁切开术切开范围的减小而降低。关于切开术，前房角切开术（仅切开小梁网，例如 GATT）与前房角切除术（切开并切除小梁网，如小梁消融术和 KDB）的手术远期效果和并发症发生率是否存在差异，尚缺乏临床研究数据。

单纯 Schlemm 管扩张可能会降低房水从 Schlemm 管到集合管的流出阻力，同时对小梁网有轻度的牵拉作用[24]。有研究表明随着眼压的升高，集合管嵌塞，从而导致房水流出减少[25]。内路黏弹剂 Schlemm 管扩张术是一种相对较新的手术方式，虽然既往的研究表明外路 Schlemm 管成形术效果良好，但该手术创伤较大，需要切开结膜和巩膜才能进入 Schlemm 管[26]。

植入支架可以使房水绕过流出的主要阻力部位小梁网，直接流入 Schlemm 管，对小梁网和房角的损伤与切开手术相比要小。目前可选择的支架有 iStent（iStent 小梁旁路支架和 iStent *inject*）和 Hydrus 微支架两种。这两种支架都是绕过了小梁网，Hydrus 微支架是一个较长的植入物还可以撑开 Schlemm 管。iStent 是最小的可植入人体的装置，可以在 Schlemm 管的不同位置放置多个。大型随机对照试验结果表明，这些植入物的并发症风险非常低。目前的证据表明 iStent *inject*、第一代 iStent 小梁旁路支架和 Hydrus 微支架无论是单独手术还是联合白内障超声乳化手术都具有中等降低眼压的作用[27-30]。植入支架手术相较于切开术和扩张术的优势是支架为房水从前房进入 Schlemm 管制造了一个持久的引流通道。虽然这些支架可能被虹膜或周边前粘连（PAS）阻塞（1%～2%）[1-3]，但术后的炎症反应比切开术要小得多，血液回流进入前房也更少。因此从理论上说，小梁切开术术后发生 PAS、前房积血和纤维渗出膜的风险比植入支架手术更高。

目前还没有临床研究对 Schlemm 管的三种手术方法进行比较。选择何种手术方式取决于手术医生的偏好、专业知识、费用、使用MIGS设备/手术的难易程度，以及术后前房积血的相对风险情况。有些医生甚至可能会考虑支架植入联合扩张术或扩张术联合消融术。iTrack和OMNI手术装置允许Schlemm管扩张和小梁消融联合进行。根据我们的临床经验，黏弹剂Schlemm管扩张术可能会通过黏弹剂填塞降低血液反流，从而减少术后前房积血的发生率。从并发症方面来看，植入支架仍然是创伤最小、并发症发生率最低的小梁旁路手术。不管选择何种手术，手术医生需经过良好的培训以达到最佳手术疗效，并减少手术并发症的发生。

四、微创青光眼手术与内皮细胞丢失

COMPASS-XT试验（COMPASS试验的延伸）发现CyPass微支架（Alcon Laboratories Inc.，Fort Worth，Tx，USA）的重大安全问题[4, 31]。通过5年随访，发现与单纯接受白内障手术的患者相比，接受CyPasss手术的患者内皮细胞丢失（ECL）明显增加，这导致爱尔康公司自愿将该装置退出市场。与ECL相关的唯一因素是设备在房角中的位置。临床研究结果显示，CyPass植入手术后，CyPass微支架上能看到越多的保留套环，出现显著ECL的可能性就越高[32]。更重要的是，该装置如果靠近角膜内皮，即使仅能看到一个保留套环，仍有引起ECL的风险。这提示该装置在房角植入位置正确的重要性，尤其是植入到脉络膜上腔的装置。

常规青光眼治疗包括局部滴眼液、激光手术和传统青光眼滤过手术（小梁切除术和硅管植入手术），MIGS填补了这些常规青光眼治疗方法之间的空白。高安全性是MIGS的一个重要特点，从而允许它们能够在青光眼早期就被应用于青光眼的治疗中，无论是联合白内障手术还是单独手术。近期发现CyPass微支架导致ECL增加，这使研究者回顾了所有当前的MIGS对角膜内皮的影响。幸运的是到目前为止，与单纯白内障手术相比，尚无其他MIGS装置（iStent小梁旁路支架，iStent *inject*，Hydrus微支架，小梁消融）与ECL增加相关（表10-2）。以往研究表明硅管植入术后2年的角膜内皮细胞丢失率为8.0%～18.6%，而对于小梁切除术，1年时角膜内皮细胞丢失率为9.5%～28.0%，2年时丢失率为9.9%[33–41]。

关于MIGS和它对角膜内皮的影响，以及白内障手术和常规抗青光眼手术对角膜的影响，仍有许多未知之处。若干因素包括装置的材料、房水动力学和炎症介质都可能在术后ECL中发挥作用。COMPASS-XT研究结果表明，植入的装置的位置离角膜内皮越远，发生ECL的风险越低。因此，ECL的可能原因是植入装置对角膜内皮的机械性损伤。小梁旁路装置（Hydrus微支架和iStent）适当植入房角时其位置远离角膜内皮，早期研究表面其与ECL增加无关[42, 43]。扩张或切开手术（GATT、OMNI、iTrack、KDB）不太可能增加ECL（除了手术造成的初始创伤），因为这类手术不需要永久在眼内植入装置，不过这仍需要观察[44]。

结膜下MIGS装置，如XEN青光眼引流管（Allergan plc，Dublin，Ireland）和PRESERFLO微型引流器（Santen Pharmaceutical Co. Ltd.，

表 10–2　不同 MIGS 之间 ECL 率的比较（改编自参考文献[3]）

MIGS	*N*	随访时间	ECL 的平均百分比	ECL > 30% 的百分比
Schlemm 管				
iStent *inject*（Glaukos Corporation）	505	24 个月	治疗组 13.1% 对照组 12.3%	治疗组 10.4% 对照组 9.5%
	20[a]	12 个月	13.2%	
Hydrus 微支架（Ivantis，Inc.）	556	24 个月	治疗组 14.0% 对照组 10.0%	治疗组 13.6% 对照组 7.2%
		36 个月	治疗组 15.0% 对照组 11.0%	治疗组 14.0% 对照组 10.2%
小梁消融术（NeoMedix Corporation）	80[b]	12 个月	没有变化	
Kahook Dual Blade（New World Medical）	未知			
内路 Schlemm 管成形术（Ellex Medical Pty Ltd）	未知			
OMNI（Sight Sciences，Inc.）	未知			
睫状体上腔				
CyPass 微支架（Alcon Laboratories，Inc.）	253	60 个月	治疗组 18.4% 对照组 7.5%	治疗组 27.2% 对照组 10.0%
iStent Supra（Glaukos Corporation）	未知			
结膜下				
XEN 青光眼引流管（Allergan plc）	11[c]	12 个月	没有变化（+3.6%）	
PRESERFLO 微型引流器（Santen Pharmaceutical Co. Ltd.）	未知			

N. 患者数量；ECL. 内皮细胞丢失；MIGS. 微创青光眼手术
a. Arriola-Villalobos 等[43]
b. Maeda 等[44]
c. Fea 等[45]

Osaka，Japan）是一种形成滤过泡的手术装置，降低眼压效果更佳，因此，通常用于需要大幅度降低眼压的患者。接受结膜下 MIGS 装置植入的患者的风险–收益状况不同于接受小梁旁路或脉络膜上腔 MIGS 装置植入的患者。与小梁切除术和硅管植入术类似，结膜下 MIGS 装置通常用于更晚期的青光眼患者，为了获得在降低眼压和防止青光眼进展方面更好的效果，对于潜在并发症有更高的耐受性和接受度。只有一项临床研究评价 XEN 青光眼引流管植入后的 ECL 情况，结果显示术后 1 年内皮细胞计数无明显变化[45]。我们推测如果植入物正确定位，平行于虹膜表面，从 Schwalbe 线后进入眼内，那么进展性角膜内皮损伤的风险会降至最低。

五、脉络膜上腔植入手术是否已经完全被淘汰了

睫状体上腔长期以来一直是降眼压手术选择的目标部位，利用马鬃增加脉络膜上腔房水外流的方法可追溯到20世纪30年代[46]。脉络膜上腔的几个特点使它成为青光眼手术治疗十分有吸引力的目标部位。首先，葡萄膜巩膜途径占正常眼房水流出的20%～54%，并随着年龄的增长而减少，其房水外流的阻力主要来自于睫状肌[47, 48]。其次，胆碱能药物和前列腺素类似物等药物已经证实可以增加葡萄膜巩膜途径房水外流。由于前列腺素类似物在降低眼压方面的显著功效，目前已成为青光眼治疗的主要药物[47, 48]。最后，外伤性睫状体分离可以在不形成滤过泡的情况下显著降低眼压，并且可以持续多年[47, 48]。与Schlemm管与角膜内皮细胞相连接不同，脉络膜上腔连接着易纤维化和瘢痕形成的肌成纤维细胞，因此，通过增加脉络膜上腔的房水流出达到降低眼压的效果不易预测。将房水引流至脉络膜上腔的优点包括其空间大（表明房水引流容量大），与传统房水流出途径不同，眼压降低不受限于巩膜上静脉压。

以上介绍的脉络膜上腔的特点导致了各种植入物和手术的产生，以制造和维持睫状体分离[49–53]。既往的脉络膜上腔装置和手术的缺点包括术中和术后出血率高、降低眼压的效果不可预测、眼压过低，以及当睫状体分离愈合后产生的眼压突然升高。具有良好生物相容性的材料已经用于在脉络膜上腔内搭建支架，从而创建前房与脉络膜上腔之间的直接沟通。Gold青光眼引流阀（GGS，SOLX Ltd.，Waltham，MA，USA）[54]和STARflo青光眼植入物（iStar Medical，Isnes，Belgium）[55]均为外路脉络膜上腔装置，植入时需要切开结膜和巩膜。STARflo的临床研究数据较少，而GGS的手术结果较差[54]。因此，目前经外路的脉络膜上腔手术已被放弃，而采用内路手术途径的新技术。近年来只有一种商业化的脉络膜上腔内路MIGS装置，即CyPass微支架（Alcon Laboratories Inc.，Fort Worth，Tx，USA）。在COMPASS-XT临床试验5年结果中，出于对长期ECL的担忧，CyPass微支架已经被撤回，这让人怀疑脉络膜上腔手术是否是一个可行的治疗选择[56, 57]。然而，与CyPass微支架相关的ECL可能是由于装置在房角中的位置不佳，从而对角膜内皮造成机械性损伤，而不是脉络膜上腔引流的结果。因此，对于脉络膜上腔和其他眼内植入装置来说，重要的是植入位置要远离角膜，最好平行于虹膜。

与以Schlemm管为目标位置的MIGS装置相比，脉络膜上腔引流可显著降低眼压，这是因为由此产生的眼压下降不受巩膜上静脉压的限制。与植入小梁旁路装置相比，脉络膜上腔装置的手术植入在技术上更简单。脉络膜上腔房水引流的缺点包括降眼压效果的不可预测性，术后纤维化或瘢痕形成导致的眼压突然升高。对于缺乏健康和活动良好结膜的难治性青光眼，脉络膜上腔房水引流是结膜滤过手术的一种可行的替代方法[58]。此外，脉络膜上腔MIGS装置可与利用其他房水引流途径（传统房水流出途径和结膜下引流）的装置或手术相结合，从而实现更好的眼压控制。

iStent 脉络膜上腔旁路系统（iStent Supra，Glaukos Corporation，San Clemente，CA，USA）是开发中的另一个微支架，但是相关数据较少[59]。目前正在研究的另一种装置是 MINIject™（iStar Medical，Isnes，Belgium），由具有微孔的生物相容硅胶植入物组成，材料与 STARflo 装置相同。这种材料的优点在于它能够在脉络膜上腔进行生物整合。最近一项随机临床试验（NCT03193736）正在评估 MINIject 的疗效和安全性，并报道了术后 6 个月、12 个月和 24 个月随访的临床数据。初步结果显示，6 个月时平均眼压为 14.2mmHg，眼压降低 39%，87.5% 的患者无须用药[60]。尽管人们对脉络膜上腔的认识仍不足，关于脉络膜上腔手术的优化和发展还有待研究，但是当前和未来新技术的前景仍然光明。

六、争论：结膜下 MIGS 和小梁切除术

小梁切除术是一种久经考验的青光眼滤过手术，多项研究报道了长期数据，证实其通过滤过泡降低眼压的可靠效果[61-65]。然而，小梁切除术的缺点是较大的并发症风险和结果的不可预测性。术后滤过泡的处理是复杂的，需要许多干预措施（如滤过泡针拨和巩膜瓣缝线拆除），并且会延迟视力恢复。小梁切除术的成功与否在很大程度上取决于手术医生的技术和患者自身特点，另外，巩膜瓣的制作、缝线的松紧、缝线松解时间和结膜愈合对手术结果都有重要影响。此外，小梁切除术与发生并发症的风险显著相关，包括低眼压、滤过泡渗漏和脉络膜上腔出血。内路和外路结膜下 MIGS 装置有可能降低并发症的发生率，提高手术结局的可预测性，并加速术后恢复。这些微创手术在降低眼压方面的有效性一直是青光眼界争论的话题，需要更多的前瞻性多中心随机试验来比较这些植入装置手术与小梁切除术的效果。

XEN 青光眼引流管是一个 6mm 的植入物，由戊二醛与猪明胶交联制成，内腔直径为 45μm。通过透明角膜切口将其经内路植入结膜下形成滤过泡，绕过了小梁网[66, 67]。根据哈根 – 泊肃叶方程，装置的长度和内腔可产生 6～8mmHg 的流出阻力，因此可防止发生低眼压。尽管这种方法在理论上具有优势，但手术结果仍然难以预测。这是因为管腔较小的微支架，其远端被 Tenon 囊或纤维化阻塞的风险增加，或内部被色素、血红素或纤维蛋白阻塞。对 XEN 青光眼引流管和小梁切除术进行的一项大规模回顾性研究比较表明，二者在失败率和安全性方面没有差异[67]。为了使引流管始终位于 Tenon 囊下方，并确保其不被 Tenon 囊堵塞，一些手术医生倾向于外路植入该装置，通过结膜环状切开或经结膜入路植入。目前暂无比较不同的手术方法的数据。

PRESERFLO 微型引流器是一种新型结膜下 MIGS 装置，长 8.5mm，内腔直径为 70μm。它由一种称为聚（苯乙烯 – 嵌段 – 异丁烯 – 嵌段 – 苯乙烯）或“SIBS”的惰性生物相容性材料制成[68]。微型引流器需要切开结膜和 Tenon 层，从而把植入物适当地放置在前房和 Tenon 囊下。Batle 等的小样本量研究的早期数据显示结果比较理想[69]。

外路XEN青光眼引流管植入术和PRESERFLO微型引流器的手术技术均需要打开结膜，以确保在Tenon囊下最佳位置植入，但两种植入物本身存在一些差异。PRESERFLO微型引流器按照外路植入而设计，因此该装置的一些特征更适合于外路植入。首先，设计了固定侧翼防止装置在结膜下移动，并限制了植入物周围的引流。XEN青光眼引流管通过针头注射植入，这会制造出一个较大的通道，造成植入物周围存在引流，从而导致术后早期低眼压发生率更高。PRESERFLO微型引流器的管腔比XEN青光眼引流管更大，并且更长更硬。与XEN青光眼引流管相比，Microshunt在前房内的部分更长，因此，可能更容易损伤角膜内皮或与虹膜接触。

结膜下MIGS装置将房水引流到结膜下的空间，形成滤过泡，潜在并发症更少，术后过程更平稳。这些新型装置的疗效可能与小梁切除术相当，但并发症风险较低，预后更可预测。这些结膜下MIGS装置是否最终将取代小梁切除术，或是否可以作为早期青光眼的治疗方法，还有待进一步观察。

参考文献

[1] Samuelson TW, Katz LJ, Wells JM, et al. Randomized evaluation of the trabecular micro-bypass stent with phacoemulsification in patients with glaucoma and cataract. Ophthalmology. 2011;118:459–67.

[2] Pfeiffer N, Garcia Feijoo JG, Martinez JM, et al. A randomized trial of a Schlemm's canal microstent with phacoemulsification for reduction of intraocular pressure in open angle glaucoma. Ophthalmology. 2015;122:1283–93.

[3] Samuelson TW, Chang DF, Marquis R, Flowers B, Lim KS, Ahmed IIK, Jampel HD, Aung T, Crandall AS, Singh K, HORIZON Investigators. A Schlemm Canal Microstent for intraocular pressure reduction in primary open-angle glaucoma and cataract: the HORIZON Study. Ophthalmology. 2019;126:29–37.

[4] Vold S, Ahmed II, Craven ER, et al. Two-year COMPASS trial results: supraciliary microstenting with phacoemulsification in patients with open-angle glaucoma and cataracts. Ophthalmology. 2016; 123:2103–12.

[5] Samuelson TW, Sarkisian SR Jr, Lubeck DM, Stiles MC, Duh YJ, Romo EA, Giamporcaro JE, Hornbeak DM, Katz LJ, iStent inject Study Group. Prospective, randomized, controlled pivotal trial of an ab interno implanted trabecular micro-bypass in primary open-angle glaucoma and cataract: two-year results. Ophthalmology. 2019;126(6):811–21.

[6] Mansberger SL, Gordon MO, Jampel H, Bhorade A, Brandt JD, Wilson B, Kass MA, Ocular Hypertension Treatment Study Group. Reduction in intraocular pressure after cataract extraction: the Ocular Hypertension Treatment Study. Ophthalmology. 2012;119(9): 1826–31.

[7] Patel V, Ahmed I, Podbielski D, Falvey H, Murray J, Goeree R. Cost-effectiveness analysis of standalone trabecular micro-bypass stents in patients with mild-to-moderate open-angle glaucoma in Canada. J Med Econ. 2019;22(4):390–401.

[8] Ivantis Announces Groundbreaking 3 Year Results from FDA Clinical Trial; First Device in Minimally Invasive Glaucoma Surgical (MIGS) Category to Demonstrate Significant Long Term Reduction of Severe Major Surgeries for Glaucoma Patients. https://www.prnewswire. com/news-releases/ivantis-announces-groundbreaking-3–year-results-from-fda-clinicaltrial-first-device-in-minimally-invasive-glaucoma-surgical-migs-category-to-demonstratesignificant- long-term-reduction-of-severe-major-surgeries-for-glaucoma-pa-300842527. html?tc=eml_cleartime

[9] Huang AS, Saraswathy S, Dastiridou A, Begian A, Mohindroo C, Tan JC, Francis BA, Hinton DR, Weinreb RN. Aqueous angiography-mediated guidance of

trabecular bypass improves angiographic outflow in human enucleated eyes. Invest Ophthalmol Vis Sci. 2016;57(11):4558–65.

[10] Gazzard G, Konstantakopoulou E, Garway-Heath D, Garg A, Vickerstaff V, Hunter R, Ambler G, Bunce C, Wormald R, Nathwani N, Barton K, Rubin G, Buszewicz M, LiGHT Trial Study Group. Selective laser trabeculoplasty versus eye drops for first-line treatment of ocular hypertension and glaucoma (LiGHT): a multicentre randomised controlled trial. Lancet. 2019;393(10180):1505–16.

[11] Traverso CE, Walt JG, Kelly SP, Hommer AH, Bron AM, Denis P, Nordmann JP, Renard JP, Bayer A, Grehn F, Pfeiffer N, Cedrone C, Gandolfi S, Orzalesi N, Nucci C, Rossetti L, Azuara-Blanco A, Bagnis A, Hitchings R, Salmon JF, Bricola G, Buchholz PM, Kotak SV, Katz LM, Siegartel LR, Doyle JJ. Direct costs of glaucoma and severity of the disease: a multinational long term study of resource utilisation in Europe. Br J Ophthalmol. 2005;89(10):1245–9.

[12] Sleath B, Blalock S, Covert D, Stone JL, Skinner AC, Muir K, Robin AL. The relationship between glaucoma medication adherence, eye drop technique, and visual field defect severity. Ophthalmology. 2011;118(12):2398–402.

[13] Zhou J, Smedley GT. A trabecular bypass flow hypothesis. J Glaucoma. 2005;14(1):74–83.

[14] Rosenquist R, Epstein D, Melamed S, Johnson M, Grant WM. Outflow resistance of enucleated human eyes at two different perfusion pressures and different extents of trabeculotomy. Curr Eye Res. 1989;8(12):1233–40.

[15] Grover DS, Smith O, Fellman RL, Godfrey DG, Gupta A, Montes de Oca I, Feuer WJ. Gonioscopy-assisted transluminal trabeculotomy: an ab interno circumferential trabeculotomy: 24 months follow-up. J Glaucoma. 2018;27(5):393–401.

[16] Rahmatnejad K, Pruzan NL, Amanullah S, Shaukat BA, Resende AF, Waisbourd M, Zhan T, Moster MR. Surgical outcomes of Gonioscopy-assisted Transluminal Trabeculotomy (GATT) in patients with open-angle glaucoma. J Glaucoma. 2017;26(12):1137–43.

[17] Baykara M, Poroy C, Erseven C. Surgical outcomes of combined gonioscopy-assisted transluminal trabeculotomy and cataract surgery. Indian J Ophthalmol. 2019;67(4):505–8.

[18] Minckler D, Mosaed S, Dustin L, Brian Francis M, Trabectome Study Group. Trabectome (trabeculectomy-internal approach): additional experience and extended follow-up. Trans Am Ophthalmol Soc. 2008;106:149–59. discussion 159–60

[19] Ting JL, Damji KF, Stiles MC, Trabectome Study Group. Ab interno trabeculectomy: outcomes in exfoliation versus primary open-angle glaucoma. J Cataract Refract Surg. 2012;38(2):315–23.

[20] Ahuja Y, Ma Khin Pyi S, Malihi M, Hodge DO, Sit AJ. Clinical results of ab interno trabeculotomy using the trabectome for open-angle glaucoma: the Mayo Clinic series in Rochester, Minnesota. Am J Ophthalmol. 2013;156(5):927–935.e2.

[21] Dorairaj SK, Kahook MY, Williamson BK, Seibold LK, ElMallah MK, Singh IP. A multicenter retrospective comparison of goniotomy versus trabecular bypass device implantation in glaucoma patients undergoing cataract extraction. Clin Ophthalmol. 2018;12:791–7.

[22] Berdahl JP, Gallardo MJ, ElMallah MK, Williamson BK, Kahook MY, Mahootchi A, Rappaport LA, Lazcano-Gomez GS, Díaz-Robles D, Dorairaj SK. Six-month outcomes of goniotomy performed with the Kahook dual blade as a stand-alone glaucoma procedure. Adv Ther. 2018;35(11):2093–102.

[23] Salinas L, Chaudhary A, Berdahl JP, Lazcano-Gomez GS, Williamson BK, Dorairaj SK, Seibold LK, Smith S, Aref AA, Darlington JK, Jimenez-Roman J, Mahootchi A, Boucekine M, Mansouri K. Goniotomy using the Kahook dual blade in severe and refractory glaucoma: 6–month outcomes. J Glaucoma. 2018;27(10):849–55.

[24] Gallardo MJ, Supnet RA, Ahmed IIK. Viscodilation of Schlemm's canal for the reduction of IOP via an ab-interno approach. Clin Ophthalmol. 2018;12:2149–55.

[25] Battista SA, Lu Z, Hofmann S, Freddo TF, Overby DR, Gong H. Reduction of the available area for aqueous humor outflow and increase in meshwork herniations into collector channels following acute IOP elevation in bovine eyes. Invest Ophthalmol Vis Sci. 2008;49:5346–52.

[26] Lewis RA, von Wolff K, Tetz M, Koerber N, Kearney JR, Shingleton BJ, Samuelson TW. Canaloplasty: three-year results of circumferential viscodilation and tensioning of Schlemm's canal using a microcatheter to treat open-angle glaucoma. J Cataract Refract Surg. 2011;37:682–90.

[27] Ahmed IIK, Fea A, Au L, Ang RE, Harasymowycz P, Jampel H, Samuelson TW, Chang DF, Rhee DJ, COMPARE Investigators. A prospective randomized trial comparing Hydrus and iStent micro-invasive glaucoma glaucoma surgery implants for standalone treatment of open-angle glaucoma: The COMPARE Study. Ophthalmology. 2019;S0161–6420:31710–X.
[28] Katz LJ, Erb C, Carceller Guillamet A, Fea AM, Voskanyan L, Wells JM, Giamporcaro JE. Prospective, randomized study of one, two, or three trabecular bypass stents in openangle glaucoma subjects on topical hypotensive medication. Clin Ophthalmol. 2015;9:2313–20.
[29] Fea AM, Belda JI, Rękas M, Jünemann A, Chang L, Pablo L, Voskanyan L, Katz LJ. Prospective unmasked randomized evaluation of the istent inject versus two ocular hypotensive agents in patients with primary open-angle glaucoma. Clin Ophthalmol. 2014;8:875–82.
[30] Fea AM, Ahmed II, Lavia C, Mittica P, Consolandi G, Motolese I, Pignata G, Motolese E, Rolle T, Frezzotti P. Hydrus microstent compared to selective laser trabeculoplasty in primary open angle glaucoma: one year results. Clin Exp Ophthalmol. 2017;45:120–7.
[31] Preliminary ASCRS CyPass withdrawal consensus statement. ASCRS. 2018. http://ascrs.org/ CyPass_ Statement. Accessed 19 May 2019.
[32] Durr G, Ahmed IIK. Endothelial cell loss and MIGS: what we know and don't know. Glaucoma Today. September/October 2018. http://glaucomatoday. com/2018/10/ endothelial-cell-loss-and-migs-what-we-know-and-dont-know/
[33] Lee EK, Yun YJ, Lee JE, Yim JH, Kim CS. Changes in corneal endothelial cells after Ahmed glaucoma valve implantation: 2–year follow-up. Am J Ophthalmol. 2009;148(3):361–7.
[34] Kim KN, Lee SB, Lee YH, Lee JJ, Lim HB, Kim CS. Changes in corneal endothelial cell density and the cumulative risk of corneal decompensation after Ahmed glaucoma valve implantation. Br J Ophthalmol. 2016;100(7):933–8.
[35] Tan AN, Webers CA, Berendschot TT, et al. Corneal endothelial cell loss after Baerveldt glaucoma drainage device implantation in the anterior chamber. Acta Ophthalmol. 2017;95(1):91–6.
[36] Tojo N, Hayashi A, Consolvo-Ueda T, Yanagisawa S. Baerveldt surgery outcomes: anterior chamber insertion versus vitreous cavity insertion. Graefes Arch Clin Exp Ophthalmol. 2018;6:2191–200. https://doi. org/10.1007/s00417–018–4116–4.
[37] Arnavielle S, Lafontaine PO, Bidot S, Creuzot-Garcher C, D'Athis P, Bron AM. Corneal endothelial cell changes after trabeculectomy and deep sclerectomy. J Glaucoma. 2007;16(3):324–8.
[38] Nassiri N, Nassiri N, Rahnavardi M, Rahmani L. A comparison of corneal endothelial cell changes after 1–site and 2–site phacotrabeculectomy. Cornea. 2008;27(8):889–94.
[39] Storr-Paulsen T, Norregaard JC, Ahmed S, Storr-Paulsen A. Corneal endothelial cell loss after mitomycin C-augmented trabeculectomy. J Glaucoma. 2008;17(8):654–7.
[40] Konopińska J, Deniziak M, Saeed E, et al. Prospective randomized study comparing combined phaco-ExPress and phacotrabeculectomy in open angle glaucoma treatment: 12–month follow- up. J Ophthalmol. 2015;2015:720109.
[41] Buys YM, Chipman ML, Zack B, Rootman DS, Slomovic AR, Trope GE. Prospective randomized comparison of one-versus two-site phacotrabeculectomy two-year results. Ophthalmology. 2008;115(7):1130–1133.e1.
[42] Samuelson TW, Chang DF, Marquis R, HORIZON Investigators, et al. A Schlemm canal microstent for intraocular pressure reduction in primary open-angle glaucoma and cataract: the HORIZON study. Ophthalmology. 126:29–37. https://doi.org/10.1016/ j.ophtha.2018.05.012.
[43] Arriola-Villalobos P, Martínez-de-la-Casa JM, et al. Mid-term evaluation of the new Glaukos iStent with phacoemulsification in coexistent open-angle glaucoma or ocular hypertension and cataract. Br J Ophthalmol. 2013;97(10):1250–5.
[44] Maeda M, Watanabe M, Ichikawa K. Evaluation of trabectome in open-angle glaucoma. J Glaucoma. 2013;22(3):205–8.
[45] Fea AM, Spinetta R, Cannizzo PML, et al. Evaluation of bleb morphology and reduction in IOP and glaucoma medication following implantation of a novel gel stent. J Ophthalmol. 2017;2017:9364910.
[46] Row H. Operation to control glaucoma. Arch Ophthalmol. 1935;12:325–9.
[47] Alm A, Nilsson SF. Uveoscleral outflow—a review. Exp Eye Res. 2009;88(4):760–8.
[48] Samples JR, Ahmed IIK. Surgical innovations in glaucoma. 1st ed. New York: Springer Science. p. 33–41.

[49] Troncoso MU. Cyclodialysis with insertion of a metal implant in the treatment of glaucoma. Arch Ophthalmol. 1940;23:270–300.

[50] Bick MW. Use of tantalum for ocular drainage. Arch Ophthalmol. 1949;42:375–88.

[51] Bietti GB. The present state of the use of plastics in eye surgery. Acta Ophthalmol. 1955;33:337–70.

[52] Klemm M, Balazs A, Draeger J, Wiezorrek R. Experimental use of space-retaining substances with extended duration: functional and morphological results. Graefes Arch Clin Exp Ophthalmol. 1995;233(9):592–7.

[53] Jordan JF, Engels BF, Dinslage S, et al. A novel approach to suprachoroidal drainage for the surgical treatment of intractable glaucoma. J Glaucoma. 2006;15(3):200–5.

[54] Melamed S, Ben Simon GJ, Goldenfeld M, Simon G. Efficacy and safety of gold micro shunt implantation to the supraciliary space in patients with glaucoma: a pilot study. Arch Ophthalmol. 2009;127(3):264–9.

[55] Fili S, Wölfelschneider P, Kohlhaas M. The STARflo glaucoma implant: preliminary 12 months results. Graefes Arch Clin Exp Ophthalmol. 2018;256(4):773–81.

[56] Potential eye damage from Alcon CyPass Micro-Stent used to treat open-angle glaucoma: FDA safety communication. FDA. September 14, 2018. www.fda.gov/MedicalDevices/Safety/ AlertsandNotices/ucm620646.htm.

[57] Endothelial cell loss and MIGS: what we know and don't know. September–October 2018. http://glaucomatoday.com/2018/10/endothelial-cell-loss-and-migs-what-we-know-and-dont-know/

[58] Hopen ML, Patel S, Gallardo MJ. Cypass supraciliary stent in eye with chronic angle closure and postvitrectomy with silicone oil. J Glaucoma. 2018;27(10):e151–3.

[59] Myers JS, Masood I, Hornbeak DM, Belda JI, Auffarth G, Jünemann A, Giamporcaro JE, Martinez-de-la-Casa JM, Ahmed IIK, Voskanyan L, Katz LJ. Prospective evaluation of two iStent(R) trabecular stents, one iStent supra(R) suprachoroidal stent, and postoperative prostaglandin in refractory glaucoma: 4–year outcomes. Adv Ther. 2018;35(3):395–407.

[60] Denis P, Hirnei?C, Reddy KP, Kamarthy A, Calvo E, Hussain Z, Ahmed IIK. A first-in-human study of the efficacy and safety of MINIject in patients with medically uncontrolled open-angle glaucoma (STAR-I). Ophthalmol Glaucoma. 2019;2:290–7. https://doi.org/10.1016/j. ogla.2019.06.001.

[61] Gedde SJ, Schiffman JC, Feuer WJ, Herndon LW, Brandt JD, Budenz DL. Treatment outcomes in the tube versus trabeculectomy (TVT) study after five years of follow-up. Am J Ophthalmol. 2012;153(5):789–803.e2. https://doi.org/10.1016/j.ajo.2011.10.026.

[62] Matlach J, Dhillon C, Hain J, Schlunck G, Grehn F, Klink T. Trabeculectomy versus canaloplasty (TVC study) in the treatment of patients with open-angle glaucoma: a prospective randomized clinical trial. Acta Ophthalmol. 2015;93:753–61. https://doi.org/10.1111/aos.12722.

[63] Gedde SJ, Chen PP, Heuer DK, et al. The primary tube versus trabeculectomy study. Ophthalmology. 2018;125(5):774–81. https://doi.org/10.1016/j.ophtha.2017.10.037.

[64] Gedde SJ, Feuer WJ, Shi W, et al. Treatment outcomes in the primary tube versus trabeculectomy study after 1 year of follow-up. Ophthalmology. 2018;125(5):650–63. https://doi. org/10.1016/j.ophtha.2018.02.003.

[65] Kirwan JF, Lockwood AJ, Shah P, et al. Trabeculectomy in the 21st century: a multicenter analysis. Ophthalmology. 2013;120:2532–9. https://doi.org/10.1016/j.ophtha.2013.07.049.

[66] Reitsamer H, Sng C, Vera V, et al. Two-year results of a multicenter study of the ab interno gelatin implant in medically uncontrolled primary open-angle glaucoma. Graefes Arch Clin Exp Ophthalmol. 2019;257:983–96. https://doi.org/10.1007/s00417–019–04251–z.

[67] Schlenker MB, Gulamhusein H, Conrad-Hengerer I, et al. Efficacy, safety, and risk factors for failure of standalone Ab Interno Gelatin microstent implantation versus standalone trabeculectomy. Ophthalmology. 2017;124:1579–88. https://doi.org/10.1016/j.ophtha.2017.05.004.

[68] Pinchuk L, Wilson GJ, Barry JJ, Schoephoerster RT, Parel JM, Kennedy JP. Medical applications of poly(styrene-block-isobutylene-block-styrene) ("SIBS"). Biomaterials. 2008;29(60):448. https://doi.org/10.1016/j.biomaterials.2007.09.041.

[69] Batlle JF, Fantes F, Riss I, et al. Three-year follow-up of a novel aqueous humor microshunt. J Glaucoma. 2016;25:e58–65. https://doi.org/10.1097/IJG.0000000000000368.

第 11 章 微创青光眼手术的全球化

Globalization of MIGS

Chelvin C. A. Sng Clement C. Tham Donald L. Budenz Paul R. Healey Ningli Wang 著

李树宁 译

一、概述

人人健康已成为国际公认的目标。全球化是全世界人民、社会和政府之间相互联系和融合的过程，之前被认为主要是经济过程，然而，人们越来越认识到，全球化是一种复杂的现象，其中也包含了全球健康的概念。全球化与健康之间的关系错综复杂，全球化具有多方面的现象，可以以多种方式影响健康。全球化促进了现代医学和医疗设备的发展，使发展中国家的人民预期寿命从 1970 年的 55 岁延长到 1997 年的 65 岁。然而，全球化也将加剧国家与国家之间，以及国家内部的贫富差距。

尽管对微创青光眼手术（MIGS）的认识和兴趣已发展至全球化趋势，但其使用远远还未全球化。2016 年以前，除了 iStent 小梁旁路支架在美国和亚洲部分国家和地区（新加坡和中国香港）可商业化使用，其他 MIGS 设备主要在欧洲及加拿大可用。自 2016 年以来，美国食品药物管理局（FDA）批准了 CyPass 微支架（Alcon Laboratories Inc.，Fort Worth，Tx USA）（2016 年 8 月，随后于 2018 年 8 月撤销）、XEN 青光眼引流管（Allergan plc，Dublin，Ireland）（2016 年 11 月）、iStent *Inject*（Glaukos Corporation，San Clemente，CA，USA）（2018 年 6 月）和 Hydrus 微支架（Ivantis Inc.，Irvine，CA，USA）（2018 年 8 月）。这些 MIGS 植入装置也逐步进入亚洲、澳大利亚新西兰及附近、西亚、南美和南非市场。

全球青光眼患病人数预计从 2013 年的 6430 万人增长至 2040 年的 1.118 亿人，对亚洲和非洲的影响尤其严重[1]。MIGS 公司可通过服务于全球市场，不仅仅局限于国内市场，而实现其经济规模的巨大飞跃。

二、成本

鉴于高成本的商业化过程及跨国公司对几家 MIGS 初创公司的高价收购，MIGS 设备目前的定价较高。例如，自 2015 年 Allergan 收购 Aquesys 以来，XEN 青光眼引流管在欧洲的价格翻了一倍多。因此，大多数 MIGS 公司的进入市场策略都集中在通过私人医疗保险（如美国和澳大利亚）或公共卫生基金（如英国和加拿大）提供大部分医疗保险的国家。后者通常要求某些国家研究所根据临床和经济情况对该技术进行评估和推荐。例如，英国国家健康与临床卓越研究所（NICE）定期对新加入者进行卫生技术评估。虽然没有法律约束力，但 NICE 的评估对是否采用新技术有很大的支持或反对作用。

一些研究报道了 MIGS 在此类偿付环境中的成本效益。在加拿大医疗机构环境中，Patel 等预测，与应用青光眼药物对轻中度开角型青光眼患者进行标准治疗 15 年以上相比，两个 iStent 小梁旁路支架具有更好的成本效益，并且能够提高患者的生活质量[2]。Ngan 等在新西兰的公共医疗体系对 iStent 联合白内障手术治疗和使用局部青光眼药物治疗进行比较，发现 iStent 具有合理的成本效益，特别是对于那些使用较昂贵的局部抗青光眼药物的患者[3]。事实上，MIGS 的成本效益可能因使用的是品牌药物或仿制药物而有所不同。在曼彻斯特 iStent 研究中，Tan 和 Au 发现白内障和 iStent 植入联合手术的总成本与使用品牌药物的保守治疗相比，每位患者每年多付 7.70 英镑（1 英镑≈ 8.47 元人民币）；但与使用仿制眼药水相比，每位患者每年要多付 131.3 英镑[4]。然而一项关于 MIGS 治疗原发性开角型青光眼的临床和经济结局的系统性文献综述强调，关于 MIGS 成本效益的现有证据仍有限，目前尚不清楚 MIGS 的成本是否超过了减少药物和进一步治疗而节省的成本[5]。MIGS 的性价比也是一个重要的考虑因素。微导管（iTrack 250A，iScience Interventional，Menlo Park，CA，USA）和小梁消融仪（NeoMedix Corporation，San Juan Capistrano，CA，USA）在中国市场上有售，但这些手术设备价格昂贵，手术费用不在基本医疗保险范围内，因此，它们在中国并未被广泛使用。显然，中国巨大的青光眼手术市场仍有很大的增长空间。

最终 MIGS 的全球可扩展性将更取决于价格和植入的易行性，而非疗效。不幸的是，在许多国家，医疗卫生费用主要是自费支付。虽然其中较富裕的国家和地区（如新加坡和中国香港）可能负担得起 MIGS，但这些设备的费用对于世界上相当一部分人口来说难以承受，尤其是在亚洲和非洲。在这些大型但对价格敏感的市场中，最便宜的 MIGS 设备可能会占领市场主流，并超越其竞争对手。特别是目前发展中国家青光眼患者的治疗选择仍然是有限且不可持续的。即使这些患者在疾病早期就被诊断出来，其预后仍会较差。长期来看，青光眼经常性的药物费用使患者无法负担。患者对其疾病认知的缺乏导致药物依从性差，而常规青光眼手术（如小梁切除术）往往因术后护理困难、结果不可预测以及可能出现的手术并发症而不可行。新型青光眼手术治疗方式，如 MIGS，手术更安全，需要的术后护理更少，在这种情况下尤其有应用前景。Ordonez 等预测，iStent 小梁旁路支架在哥伦比亚医疗系统中将是一种节约大量成本的手术，因为长期来看，与较低的视力丧失率相关的质量调整生命年数会更多[6]。尽管这些新技术有挽救视力的可能，但其成本限制了它们在发展中国家的应用，而发展中国家最需要这些技术，并且在这些国家中潜在的手术量也最多。降低这些设备的价格以增加销量，将在这些资源匮乏的市场中盈利更多。

三、分销渠道

2015 年 6 月，开发 iStent 小梁旁路支架的 Glaukos 公司首次公开募股取得了巨大成功后，一系列引人注目、价值数百万美元的收购活动震撼了微创青光眼手术界。Allergan 于 2015 年第三季度以 3.25 亿美元的预付款收购了 Aquesys 及其 XEN 青光眼引流管。随后，2016 年 Alcon 以类似高昂的价格收购了 Transcend Medical 及其 CyPass 微支架（2018 年 8 月撤销），Saten 收购了 InnFocus 微型引流器（现更名为 PRESERFLO 微型引流器）。随着这些发展，MIGS 的格局已从初创企业的混合迅速演变为行业巨头的战场。

建立了国际分销渠道的跨国制药和生物技术公司对 MIGS 设备的收购，无疑将促进 MIGS 的全球化。相比之下，尚未被收购的小型 MIGS 公司通常不得不依靠当地的经销商进入国际市场，并且必须对其目标市场进行更谨慎的选择。在寻求全球市场扩张的过程中，MIGS 公司之间可建立互惠互利的伙伴关系。例如，Glaukos 和 Santen 签下一项多年协议，一旦微型引流器获得 FDA 批准，Glaukos 将成为其在美国市场的唯一独家经销商。这将使 Santen 专注于欧洲和亚洲市场，同时也能利用 Glaukos 在美国建立的分销及销售的基础设施。

四、手术培训

MIGS 全球化的一个主要制约因素是手术医生培训和教育的资源有限。手术培训师（一般需要多年的经验才能达到标准）和接受监管的真实手术患者的缺乏导致了 MIGS 医生培训的瓶颈。此外，MIGS 制造商提供的培训用的免费设备数量不足，让手术医生难以克服学习曲线。为了解决这些弊端并防止这些弊端影响培训标准，应探索并扩展增强模拟手术在 MIGS 培训中的作用[7]。基于模拟手术的 MIGS 模拟装置可缩短学习曲线，提高对眼部解剖的概念性理解，增强视觉空间技能，增强（尽管不能取代）手术培训师的培训效果。信息技术的进步也极大地提高了数据流的速度和易用性，促进了信息共享。为了迅速传播 MIGS 的教学培训材料，应在网上用各种语言免费提供此类资源。但是，应建议手术医生通过信誉良好的网站来源获取此类信息，以防止潜在错误信息的快速传播。例如，非商业性网站 www.migs.org 提供多语言的患者信息页。亚太青光眼协会成立了一个 MIGS 兴趣组，并为 MIGS 设备开发了患者信息页，可在线获取（www.apglaucomasociety.org/MIGS）（图 11–1）。其他国家和地区青光眼协会可以考虑类似措施来改善对术者及患者的教育。在全球化的过程中，为了确保 MIGS 的良好效果，手术必须标准化。

五、患者

目前，现已公布的有关 MIGS 的数据大多是来自白种人患者，尚不确定此类设备对亚洲或非洲患者是否同样有效。这与结膜下 MIGS 装置尤其相关，因为亚洲和非洲患者易形成结膜下瘢痕[8, 9]。与白种人相比，非洲和亚洲人的 Tenon 囊明显更厚，这可能导致结膜下 MIGS 装置更容易被阻塞。例如，

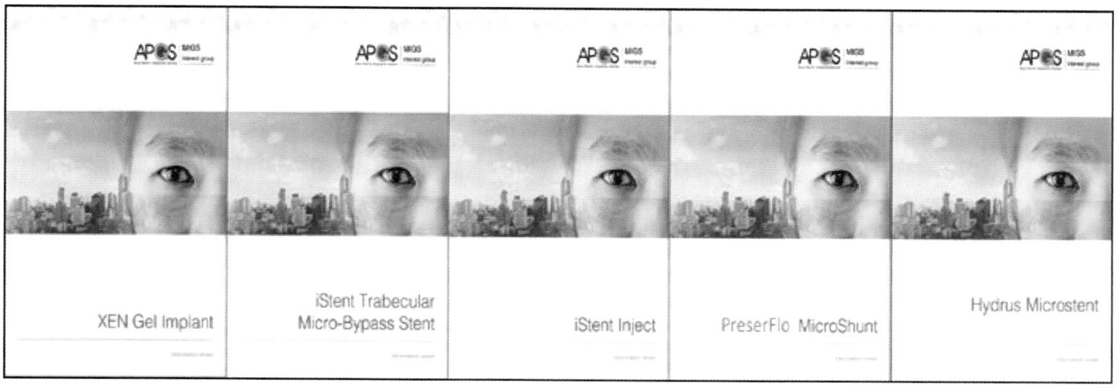

▲ 图 11-1　亚太青光眼协会关于微创青光眼手术设备的患者信息页，可访问 www.apglaucomasociety.org/migs 获取

图片由 Chelvin Sng，FRCSEd 提供

XEN 青光眼引流管是一种经内路植入结膜下的 MIGS 装置，植入时通常不需要结膜切开，但在一些具有非常厚的 Tenon 囊（图 11-2）的非洲和亚洲患者中，可能需要进行结膜切开以确保引流管的正确放置(图 11-3)。另外，可能还需要在术中应用更高浓度的抗代谢药物，并在术后应用更长时间的局部激素，以使结膜下 MIGS 装置的手术成功率与白种人的手术成功率相似，不过以上的观点还需要进一步研究加以证实。

尽管中国市场规模巨大，青光眼患病率较高，但 MIGS 和其他新型青光眼手术方式的应用目前非常有限，除了微导管技术（iTrack 250A，Menlo Park，CA，USA，iScience Interactive），2012 年由王宁利教授的团队引入中国。微导管的植入通常需要进行球结膜切开及巩膜瓣的制作，因此并不被认为是微创手术。王宁利教授的团队随后简化了中国的 Schlemm 管成形术的手术步骤，引入了房水流出通路重建术（reconstruction of aqueous outflow drainage，RAOD），省略了两个步骤（创建巩膜池和 Descemet 膜

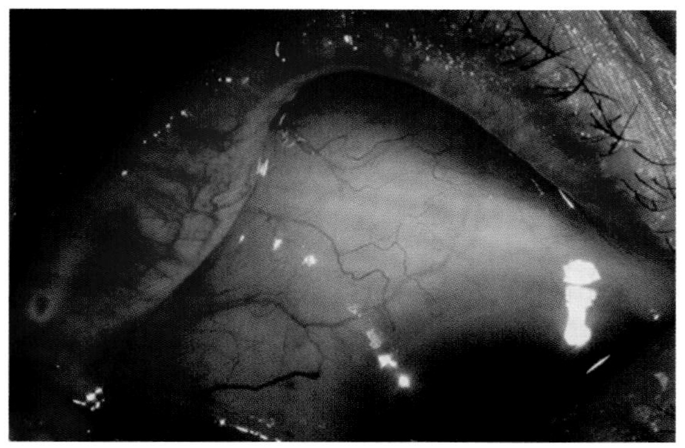

▲ 图 11-2　一位中国患者植入 XEN 青光眼引流管的滤过泡的眼前节图片，其具有较厚的 Tenon 囊，显示引流管位于 Tenon 囊下时不能被看到

经许可复制，图片由 Chelvin Sng，FRCSEd 提供

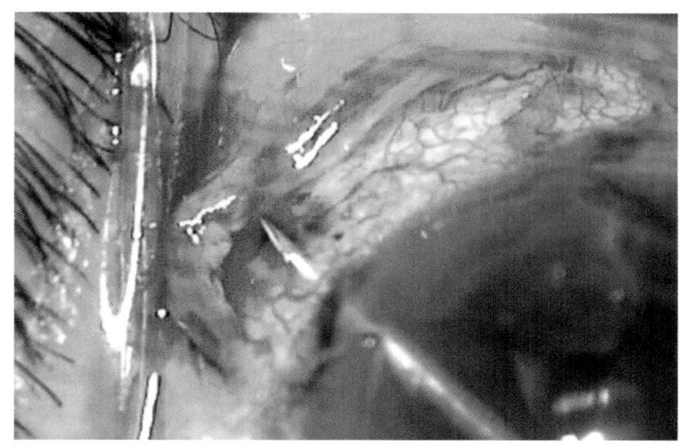

▲ 图 11-3　结膜切开以植入 XEN 青光眼引流管

经许可复制，图片由 Chelvin Sng，FRCSEd 提供

窗）。这种简化的方法已被用于治疗多次滤过手术失败的青光眼，并通过前房角镜观察到 Schlemm 管破裂（接力技术[10]。他们还率先在房角手术失败后的原发性先天性青光眼患者中使用微导管进行部分全周小梁切开术，术后眼压可能与 360° 小梁切开术相似。既往常规青光眼滤过手术失败的难治性青光眼在中国是一个重大挑战，尽管术后眼压可能不足以控制晚期青光眼，但无滤过泡手术可能是一种具有可行性的选择，小梁消融术在中国也可使用，并且在一项多中心回顾性研究中被证实是有效且安全的[11]。随着这些新的手术选择的引入，中国的小梁切除率逐渐下降。在中国人群中的其他 MIGS 效果仍需调查。

MIGS 治疗除原发开角型青光眼以外的其他青光眼亚型的数据仍有限。MIGS 治疗特定青光眼亚型的效果，如在亚洲患病率较高的闭角型青光眼，需要进一步研究。在一项探索性、前瞻性、干预性病例研究中，Hernstadt 等的研究结果表明，iStent 小梁旁路支架植入联合超声乳化术在至少 12 个月内可有效降低眼压［（14.8 ± 3.9）mmHg vs. 基线眼压（17.5 ± 3.8）mmHg；P=0.008］及减少青光眼药物的数量［（0.14 ± 0.48）种 vs. 基线（1.49 ± 0.77）种；P＜0.001］，同时具有良好安全性。尽管已进行了白内障摘除，术后仍有 27.0% 的眼睛出现 iStent 被虹膜阻塞，这远高于开角型青光眼患者植入 iStent 后支架阻塞的发生率（4%～18%）[12]。在一项前瞻性、单盲、随机研究中，比较了原发性闭角型青光眼患者白内障超声乳化术联合 iStent 植入术与标准白内障超声乳化术的疗效，联合手术在 12 个月时获得完全成功的可能性更高［87.5%（95%CI 58.6～96.7）vs. 43.8%（95%CI 19.8～65.6）；P=0.01］[13]。Sng 等报道，在 31 个原发性开角型青光眼和原发性闭角型青光眼的中国患者中，术后至少 12 个月内 XEN 青光眼引流管植入联合白内障手术可有效降低眼压和青光眼药物数量，且具有良好的安全性[14]。然而，即使在白内障术后，房角关闭的患者有可能更频繁地发生植入物被虹膜阻塞的情况（图 11–4）。这项探索性研究无法区分 XEN 青光眼引流管植入术和超声乳化术降低眼压的效果，需要进行更多随机对照研究以比较 MIGS 联合超声乳化术和单独进行超声乳化术的效果。

对于欠发达国家的患者来说，小梁旁路手术和较新形式的睫状体破坏手术不需要太多术后处理或药物治疗，因而成为极具吸引力的手术选择。然而，睫状体破坏术可能会增加结膜瘢痕的发生，影响后续结膜滤过手术的成功[15]。小梁旁路手术具有较高的安全性，并可避免结膜损伤，但这些手术的中度降眼压效果更适合对青光眼药物依从性较差的早中期青光眼患者。实际上，由于难以获得医疗保健服务和眼部疾病筛查，欠发达国家大量的患者表现为晚期青光眼。结膜下 MIGS 装置，如 InnFocus 微型引流器（更名为 PRESERFLO 微型引流器），与其他 MIGS 装置相比，更有可能达到更低的目标眼压；与小梁切除术相比，并发症发生率更低[16]。但其需要术后管理滤过泡，且可能需要应用更长时间的局部激素。对于 MIGS 装置需要最少的术后管理，但又能够充分降低晚期青光眼患者的眼压，目前这一需求尚未得到满足。

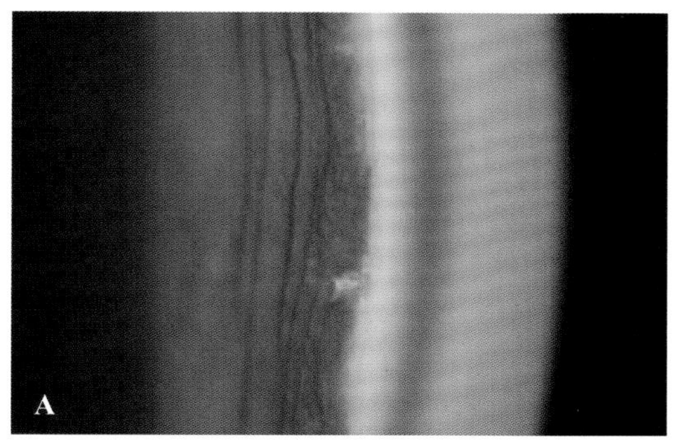

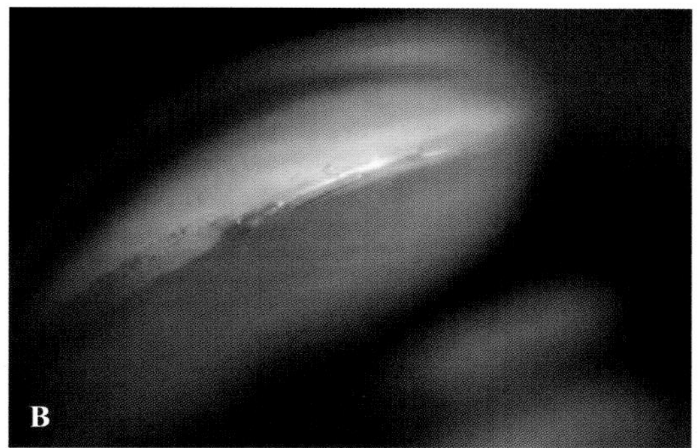

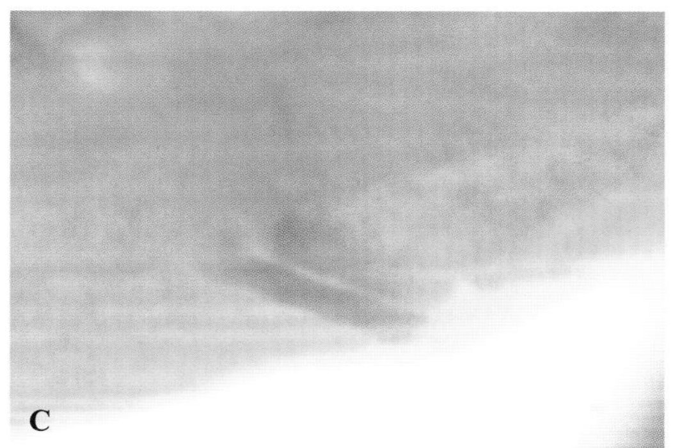

▲ 图 11-4　**即使在白内障摘除术后，闭角型青光眼患者前房角镜下的照片显示虹膜阻塞了 iStent 小梁旁路支架（A），Hydrus 微支架（B）和 XEN 青光眼引流管（C）**
经许可复制，图片由 Chelvin Sng，FRCSEd 提供

六、监管因素和其他问题

监管限制仍然是 MIGS 全球化的障碍。MIGS 制造商在进入一个新市场之前了解法律和监管环境非常重要。这些信息对于在何处及如何进行全球扩张的战略决策至关重要。监管障碍较小的国家（如欧洲、加拿大和新加坡）通常更早地获取 MIGS 设备的使用。另外，一些国家（如美国和中国）有更严格的要求。美国 FDA 严格遵守医疗器械的循证评估，而这通常会导致冗长和官僚的审批流程。中国国家食品药品监督管理总局（CFDA）对中国患者数据的要求也同样充满挑战。在提交国际多中心临床试验数据供 CFDA 评估时，海外申请人有义务证明招募的中国受试者代表了中国临床中的相关患者群体，并且中国受试者的样本量要符合统计要求。由于在中国大陆进行临床试验可能有困难，一个可行的替代方案是从华人人口占主导地位的其他国家或地区（如新加坡和中国香港）获取补充数据。尽管监管较为严格，美国和中国仍是全球最大的两个市场。虽然大多数 MIGS 制造商在欧洲建立设备应用后瞄准美国市场，但 EyeTechCare［高强度聚焦超声制造商（EyeOP1 HIFU，EyeTechCare，Rillieux la Pape，France）］是一个值得注意的例外，它在美国 FDA 批准之前获得了 CFDA 对其设备的批准。这一替代性商业战略为该公司在巨大且尚未开发的中国市场中提供了先发优势，尽管这一战略的长期优势尚不明确。

MIGS 全球化的另一个考虑因素是知识产权的保护，尽管《与贸易有关的知识产权协定》（1994 年）签订，但在欠发达国家这仍是一个令人关切的问题。的确，在一些国家，知识产权受侵犯可能难以寻求法律保护，在这种情况下，新型生物材料或商业机密的价值可能超过知识产权保护方面的专利价值。

七、结论

MIGS 全球化的道路充满了机遇和挑战。

尽管上文讨论了经济、销售、医师培训、法律和监管方面的挑战，但MIGS设备在全球广泛应用已经是必将发生的现实。最终，这些设备在全球市场的成功应用会形成优胜劣汰。预期全球化对于健康是利大于弊的，全世界的青光眼患者将从更多MIGS设备的应用中获益，这可能会减少青光眼药物治疗负担并提高患者生活质量。这种新技术是否能降低全球的青光眼致盲率还有待观察，但无疑是一个值得期待的目标。

参考文献

[1] Quigley HA. Number of people with glaucoma worldwide. Br J Ophthalmol. 1996;80:389–93.

[2] Patel V, Ahmed I, Podbielski D, Falvey H, Murray J, Goeree R. Cost-effectiveness analysis of standalone trabecular micro-bypass stents in patients with mild-to-moderate open-angle glaucoma in Canada. J Med Econ. 2019;22:390–401.

[3] Ngan K, Fraser E, Buller S, Buller A. A cost minimisation analysis comparing iStent accompanying cataract surgery and selective laser trabeculoplasty versus topical glaucoma medications in a public healthcare setting in New Zealand. Graefes Arch Clin Exp Ophthalmol. 2018;256:2181–9.

[4] Tan SZ, Au L. Manchester iStent study: 3–year results and cost analysis. Eye (Lond). 2016;30:1365–70.

[5] Agrawal P, Bradshaw SE. Systematic literature review of clinical and economic outcomes of micro-invasive glaucoma surgery (MIGS) in primary open-angle glaucoma. Ophthalmol Ther. 2018;7:749–73.

[6] Ordonez JE, Ordonez A, Osorio UM. Cost-effectiveness analysis of iStent trabecular micro-bypass stent for patients with open-angle glaucoma in Colombia. Curr Med Res Opin. 2019;35:329–40.

[7] Jacobsen MF, Konge L, Bach-Holm D, et al. Correlation of virtual reality performance with real-life cataract surgery performance. J Cataract Refract Surg. 2019;45:1246–51. [Epub ahead of print]

[8] Nguyen AH, Fatehi N, Romero P, et al. Observational outcomes of initial trabeculectomy with mitomycin C in patients of African descent vs patients of European descent: five-year results. JAMA Ophthalmol. 2018;136:1106–13.

[9] Husain R, Clarke JC, Seah SK, Khaw PT. A review of trabeculectomy in East Asian people— the influence of race. Eye (Lond). 2005;19:243–52.

[10] Xin C, Tian N, Li M, Wang H, Wang N. Mechanism of the reconstruction of aqueous outflow drainage. Sci China Life Sci. 2018;61:534–40.

[11] Dang YL, Cen YJ, Hong Y, et al. Safety and efficacy of trabectome-mediated trabecular meshwork ablation for Chinese glaucoma patients: a two-year, retrospective, multicentre study. Chin Med J. 2018;131:420–5.

[12] Hernstadt DJ, Cheng J, Htoon HM, Sangtam T, Thomas A, Sng CCA. Case series of combined iStent implantation and phacoemulsification in eyes with primary angle closure disease: one-year outcomes. Adv Ther. 2019;36:976–86.

[13] David Z, Chen, Chelvin CA. Sng, Tiakumzuk Sangtam, Anoop Thomas, Liang Shen, Philemon K. Huang, Jason Cheng. Phacoemulsification vs phacoemulsification with micro-bypass stent implantation in primary angle closure and primary angle closure glaucoma: A randomized single-masked clinical study. Clin Exp Ophthalmol. 2020;48:450–61.

[14] Chelvin C. A. Sng, Paul T. K. Chew, Hla Myint Htoon, Katherine Lun, Preethi Jeyabal, Marcus Ang. Case Series of Combined XEN Implantation and Phacoemulsification in Chinese Eyes: One-Year Outcomes. Adv Ther. 2019;36:3519–529.

[15] Nicholas Y. Q. Tan, Marcus Ang, Anita S. Y. Chan, Veluchamy A. Barathi, Clement C. Tham, Keith Barton, Chelvin C. A. Sng. Transscleral cyclophotocoagulation and its histological effects on the conjunctiva. Sci Rep. 2019;9.

[16] Santen Pharmaceutical. Santen Announces Topline Data for DE-128 (MicroShunt) Demonstrating Reductions in IOP and Medication Use in Patients with Glaucoma. Press Release, 30 Aug 2019. https://eyewire.news/articles/santen-announces-topline-data-for-de- 128–microshunt-demonstrating-reductions-in-iop-and-medication-use-in-patients-with-glaucoma/. Accessed 18 Sep 2019.

附录部分
Appendix

附录 A　iStent 小梁旁路支架植入叙述说明
iStent Trabecular Micro-Bypass Stent Implantation Narrative Instructions

韩 颖 陈 曦 译

步骤 1：患者体位和设置

为了正确观察前房角，将患者头部转离术者的方向约 35°，然后将显微镜转向术者约 35°（共 70°）。将前房角镜放置在角膜上，以观察小梁网，并确保在鼻侧植入区域内的目标植入位置视野良好。为了减少患者眼球的移动或依从性差造成的影响，可考虑使用球周或球后阻滞麻醉。

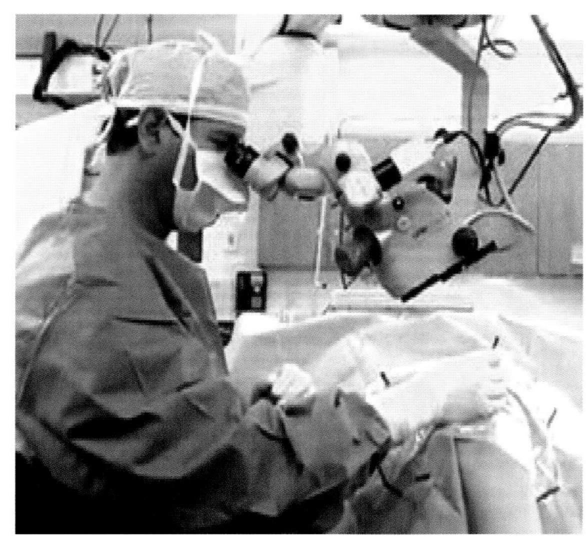

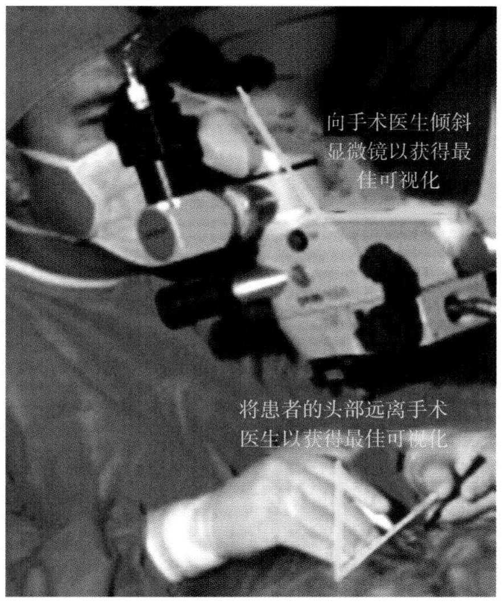

步骤 2：调整显微镜和识别标志

将显微镜设置为 10～12 倍放大倍率，聚焦于小梁网并识别 iStent 植入的目标位置。为了能够看清 iStent 小梁旁路支架和 iStent *inject* 的植入位置，请注意下图中显示的标志。从虹膜表面向上看以找到巩膜凸，小梁网位于巩膜凸的上方，通常呈红色或棕色。Schlemm 管位于小梁网后方。

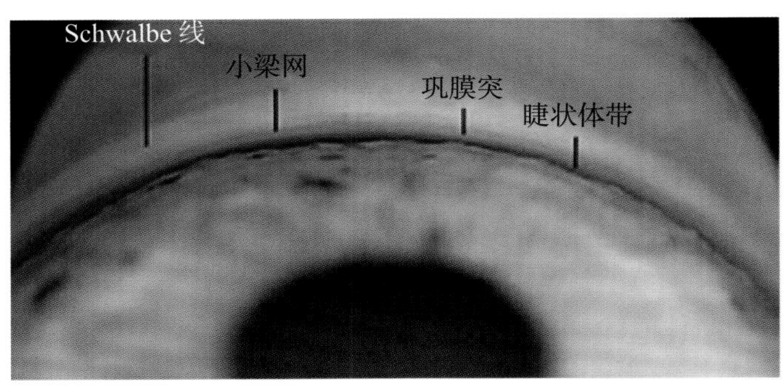

步骤 3：进入前房

根据需要使用内聚性黏弹剂加深并维持前房。当白内障手术和 iStent 植入联合进行时，可以使用同一个角膜主切口进入眼内，或者另外做一个 1.5mm 的透明角膜切口用于支架植入。在进入眼内前，像握笔一样握住植入器，将示指放在释放按钮上。从角膜切口进入并将植入器跨过瞳孔边缘（右眼 3—4 点钟方向；左眼 8—9 点钟方向）并再次放置前房角镜，注意避免接触晶状体或角膜。

步骤 4：靠近植入位点

找到小梁网并选择植入位置（如下图所示）。在植入时将植入器移动到切口的左侧（左眼）或右侧（右眼），将支架的尖端顺着小梁网的弧度穿透小梁网。

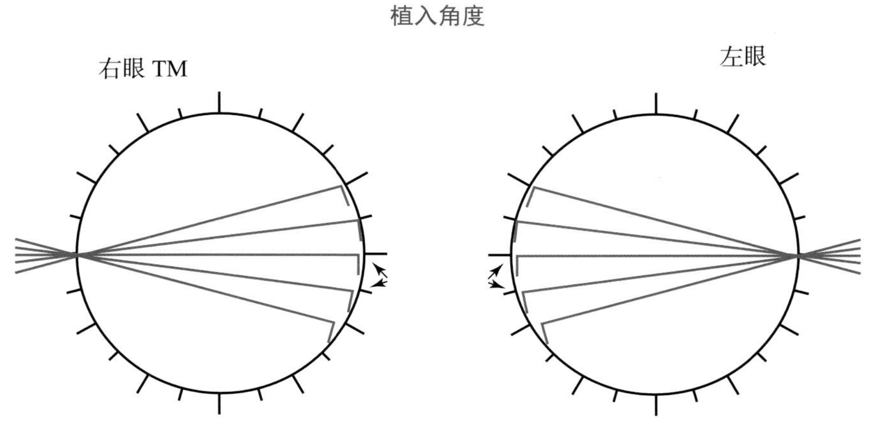

步骤 5：支架植入（左眼示例）

轻轻刺穿小梁网并推动支架，直到小梁网跨过第一个固定拱。将植入器向远离角膜切口的方向移动来植入支架的根部。将支架缓慢向左推动，用支架的尖端穿透小梁组织，将支架安放在小梁网里的 Schlemm 管内。继续植入直到 iStent 完全进入，支架的开口触及小梁网。

如果遇到阻力或眼球移动，通过向切口方向轻拉植入器，以便将小梁网组织提起来，从而在 Schlemm 管中创造更多空间。当您准备释放支架时，轻轻“凹入”小梁网（推向 Schlemm 管后壁）并完全按下植入器按钮以释放支架。一旦支架进入 Schlemm 管，用植入器轻轻敲击通气管的背面，使通气管的根部完全进入 Schlemm 管，从下往上轻轻敲一下通气管来确认支架位置。然后从眼内取出植入器。

在结束手术之前，用前房角镜检查确认植入位置正确。少量回血是支架植入的正常反应，尽管这并非在所有病例中都会发生。

与眼睛的自然曲线对齐
（左眼）

靠近小梁网
理想角度 15°
滑入 Schlemm 管
角度太平

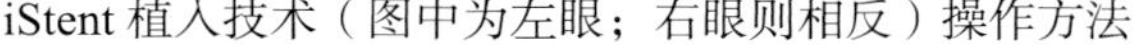

iStent 植入技术（图中为左眼；右眼则相反）操作方法

1. 将 iStent 带入眼内，留在角膜切口的中心；以 15° 角度穿透小梁网（TM）。
2. 将 iStent 的尖端通过小梁网进入 Schlemm 管，直到尖端遇到管的后壁。植入器的杆滑动到角膜切口的左侧。
3. 轻轻拉起小梁网并使 iStent 尖端离开 Schlemm 管后壁向角膜切口右侧逆时针转动植入器手柄，这将 iStent 以适当的角度推入 Schlemm 管内。继续滑动直到通气管到达小梁网切口。
4. 位置错误：如果角度太平或 iStent 的根部而不是尖端接触小梁网，支架将无法恰当地穿透小梁网。

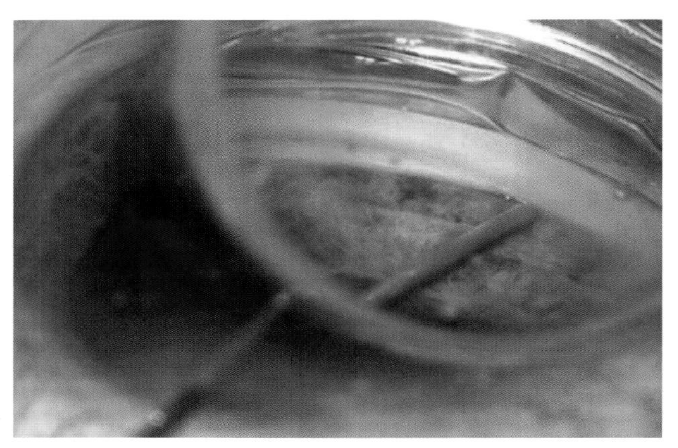

步骤 6：清除黏弹剂

从角膜切口用平衡盐溶液（balanced salt solution，BSS）冲洗并吸出前房内所有的黏弹剂，按压切口后唇以促进完全去除黏弹剂。根据需要重复上述步骤，直到清除所有的黏弹剂。用生理盐水充盈前房以达到正常眼压。确保角膜切口密闭。

附录 B　iStent *inject* 植入叙述说明

iStent *inject* Implantation Narrative Instructions

韩　颖　陈　曦　译

步骤 1：患者体位和设置

为了正确观察前房角，将患者的头部转离术者约 35°，然后将显微镜转向术者约 35°（共 70°）。将前房角镜放置在角膜上，以观察小梁网，并确保在鼻侧植入区域内的目标植入位点视野良好。为了减少患者移动或依从性差造成的影响，可考虑使用球周或球后阻滞麻醉。

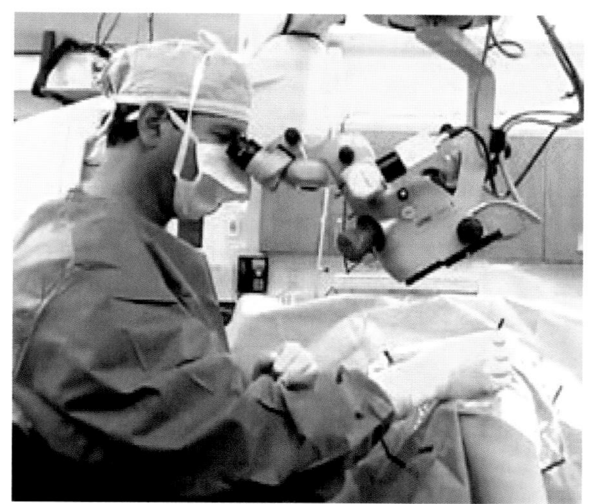

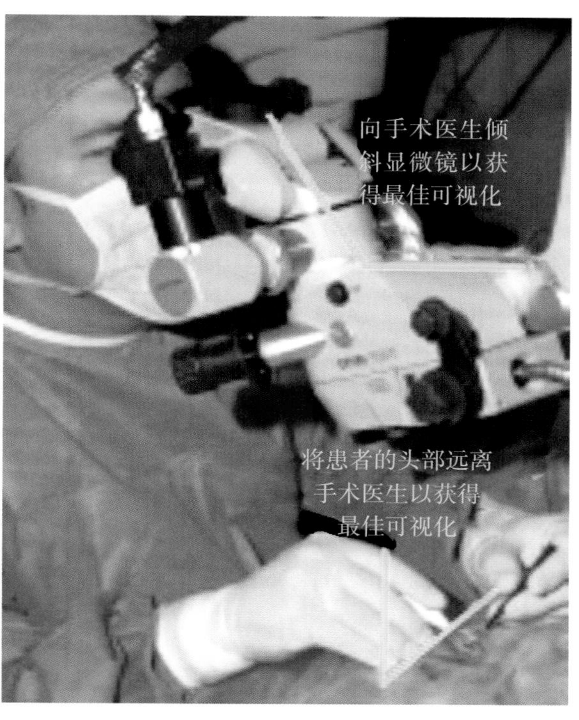

步骤 2：调整显微镜和识别标志

将显微镜设置为 10～12 倍放大倍率，聚焦于小梁网并识别支架植入的目标位点。使 iStent 小梁旁路支架和 iStent *inject* 目标植入位置能够清晰可见，请注意下图中显示的标志，并从虹膜平面向上看以找到巩膜凸。小梁网位于巩膜凸的上方，通常呈红色或棕色。Schlemm 管位于小梁网的后方。

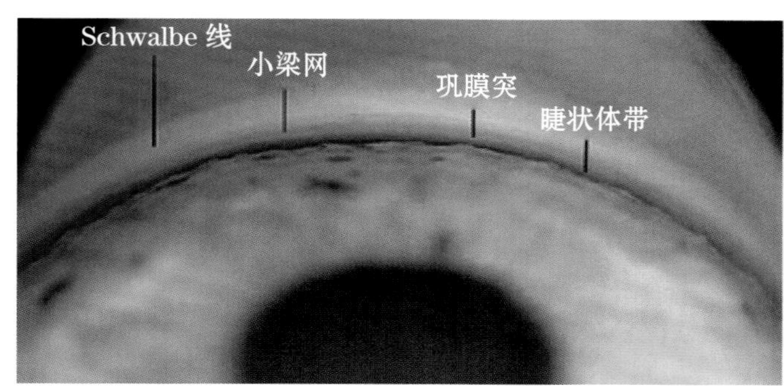

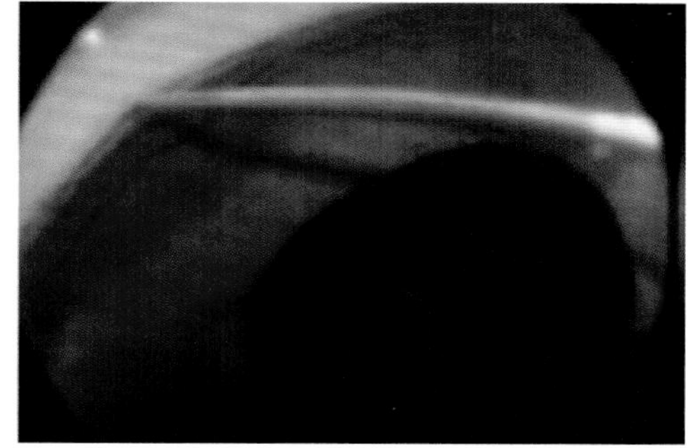

步骤 3：进入前房

根据需要使用内聚性黏弹剂加深并维持前房。在白内障手术中进行支架植入时，可通过同一个角膜主切口进入眼内，否则需做一个 1.5mm 的透明角膜切口用于支架植入。手持植入器，将示指舒适地放在微型植入器的套筒推拉器上，以便能够触及输送按钮。引导 iStent 微植入管穿过前房，刚好通出瞳孔边缘，然后将 iStent 微型植入器的套筒推拉器（青色）向后滑以暴露微植入管和穿刺套管。再次放置前房角镜，注意避免接触晶状体或角膜。

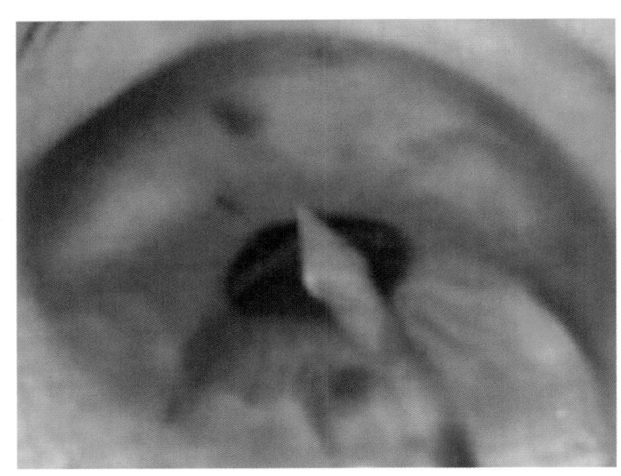

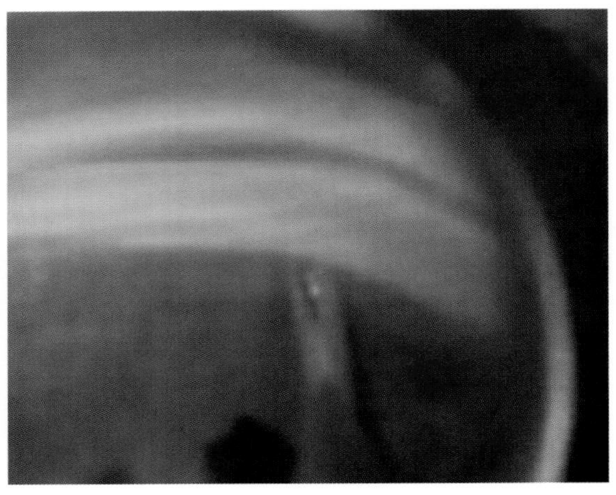

步骤 4：靠近植入位点

找到小梁网并选择植入位点（如下图所示）。将植入器垂直于小梁网并用穿刺套管针穿透组织。

iStent *inject*

植入器和支架放置技术

正确的操作

- 起点在 2 点钟或 8 点钟位置，终点在 4 点钟或 10 点钟位置
- 将植入器垂直于小梁网
- 穿刺套管针在植入管的中心，以避免偏斜
- 调节植入器，以避免植入器对角膜切口的挤压

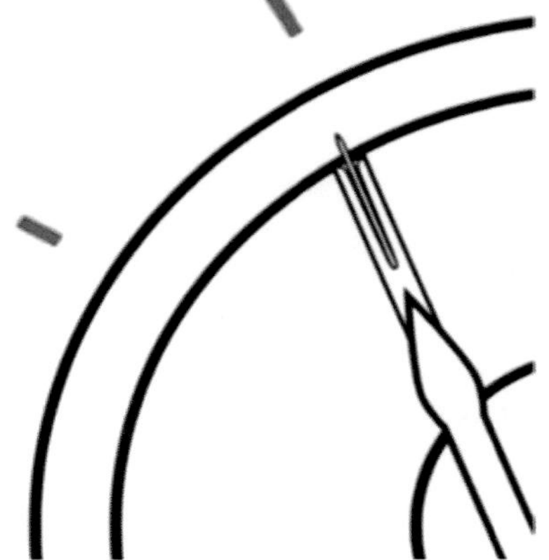

步骤 5：支架植入

对小梁网施加轻微的压力，或在按压小梁网时使组织凹陷到足以看到 V 字形。保持稳定，然后用示指按压支架输送按钮来输送支架。第一声咔嗒声表明第一个支架已从植入器通过小梁网进入 Schlemm 管内。

在退出植入器之前，通过微管植入的窗口观察以确定支架在组织内位置是否牢固。要退出植入器的时候，按住支架输送按钮，小心地从小梁网中取出植入器，然后再松开支架输送按钮。松开支架输送按钮后，第二声咔嗒声将表明下一个支架就位并准备好输送。

保持植入器在眼内，小心地将其移离至第一个植入支架至少两个钟点的位置，使用相同的技术接近小梁网。按压支架输送按钮以植入第二个支架，然后从眼内取出植入器。

确认两个植入支架的位置正确，确保每个支架的凸缘在前房中都是可见的。少量血液回流是支架植入后的正常生理反应，尽管这并非在所有病例中都会发生。

步骤 1
垂直地靠近小梁网

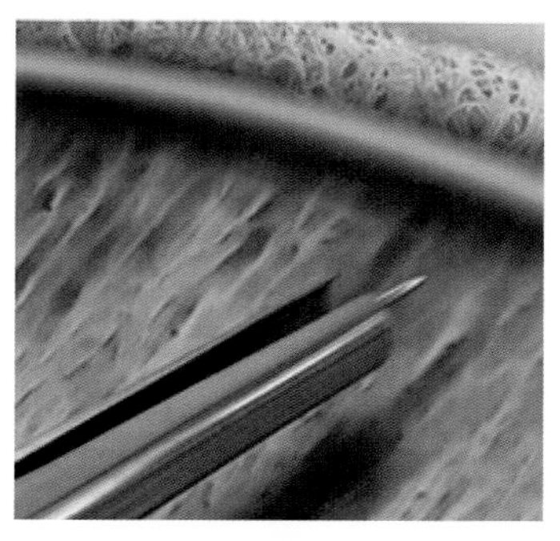

步骤 2
用穿刺套管针穿透小梁网

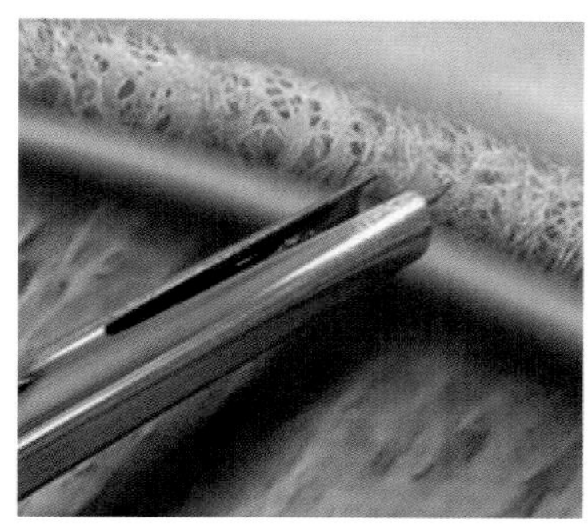

步骤 3
轻轻向小梁网施加压力，植入器拿稳，放入支架

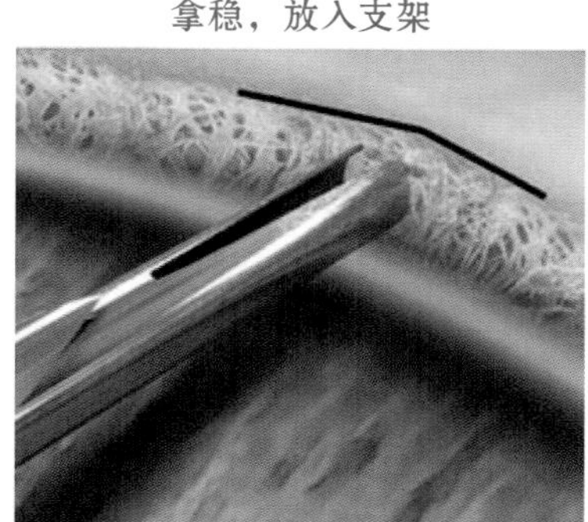

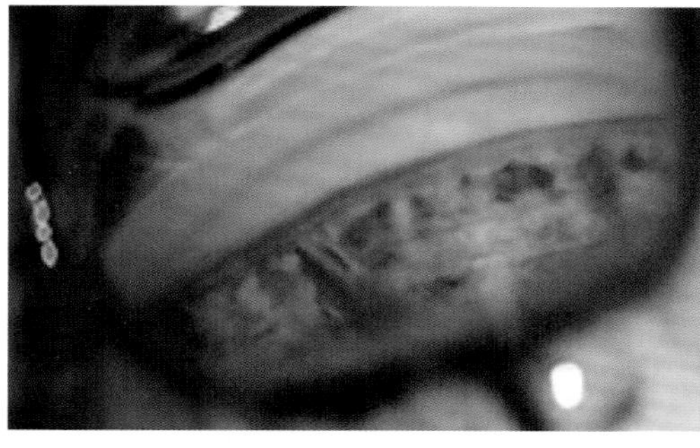

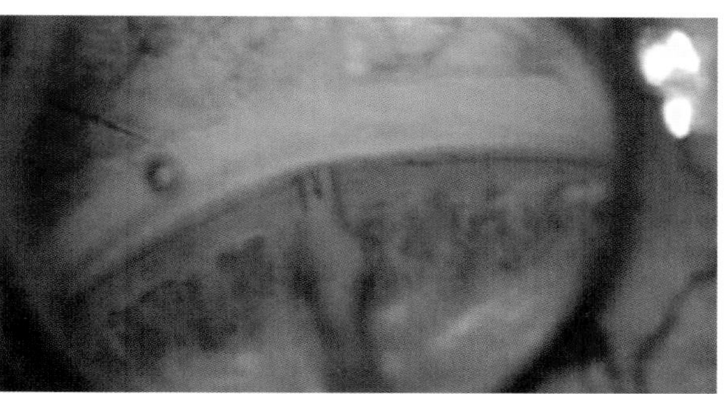

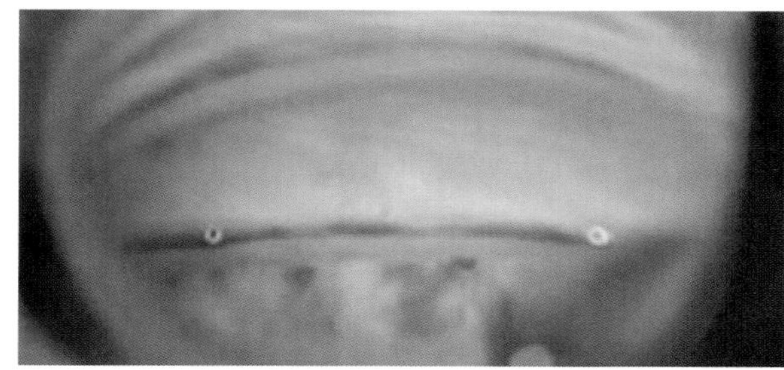

步骤 6：清除黏弹剂

从角膜切口用平衡盐溶液冲洗并吸出前房内所有的黏弹剂，按压切口后唇以促进完全去除黏弹剂。根据需要重复上述步骤，直到清除所有的黏弹剂。用生理盐水充盈前房以达到正常眼压。确保角膜切口密闭。

附录 C　iStent Supra 植入叙述说明

iStent Supra Narrative Instructions

韩　颖　陈　曦　译

步骤 1：患者体位和设置

为了正确观察前房角，将患者的头部转离术者约 35°，然后将显微镜转向术者约 35°（共 70°）。将前房角镜放置在角膜上，以观察前房角，并确保植入位点视野良好。为了减少患者移动或依从性差造成的影响，可考虑使用球周或球后阻滞麻醉。

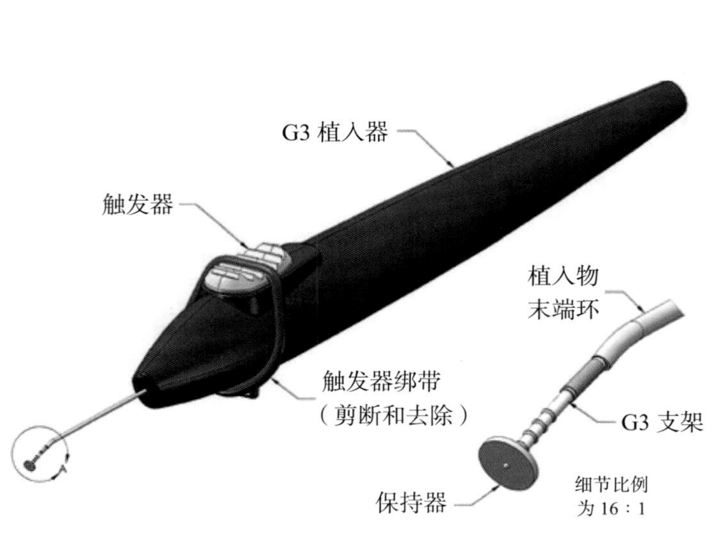

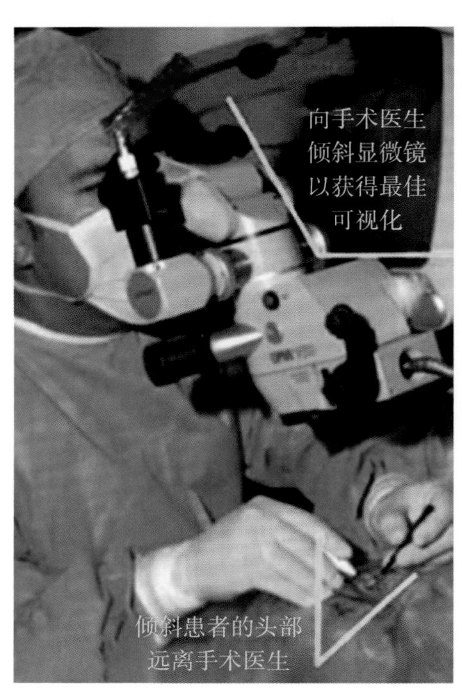

步骤 2：调整显微镜和识别标志

将显微镜设置为 10～12 倍放大倍率，聚焦于支架植入的目标位点。使 iStent Supra 目标植入位置能够清晰可见，请注意下图中显示的标志，并从虹膜平面向上看以找到巩膜凸。脉络膜上腔位于巩膜凸下方。

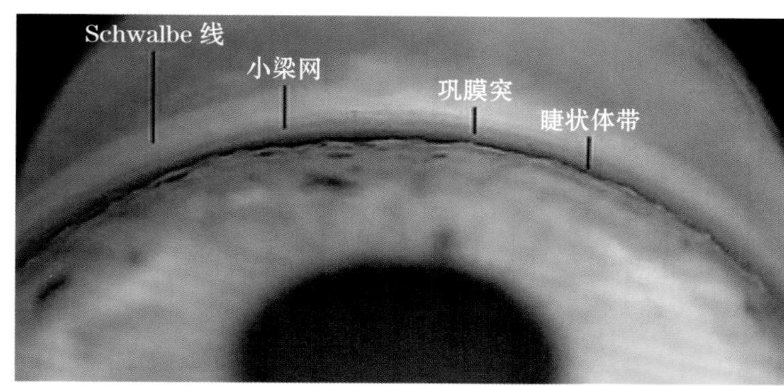

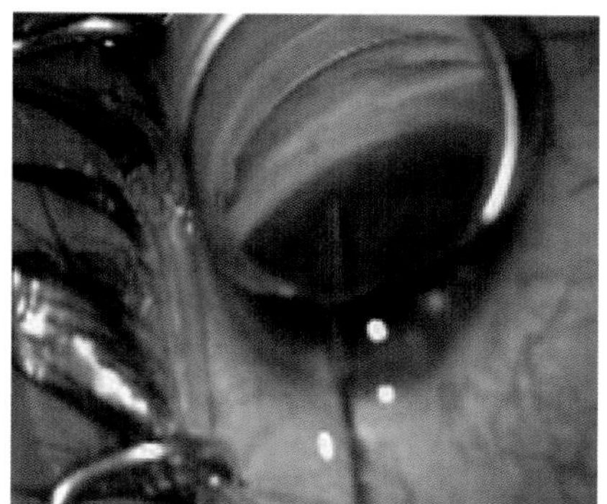

步骤 3：进入前房

根据需要使用内聚性黏弹剂加深并维持前房，并在植入器的尖端涂一小滴黏弹剂。在白内障手术中进行支架植入时，通过同一个角膜切口进入眼内，否则需做一个 1.5mm 的透明角膜切口用于支架植入。进入前房并跨过瞳孔边缘，然后再次放置前房角镜，注意避免接触晶状体或角膜。

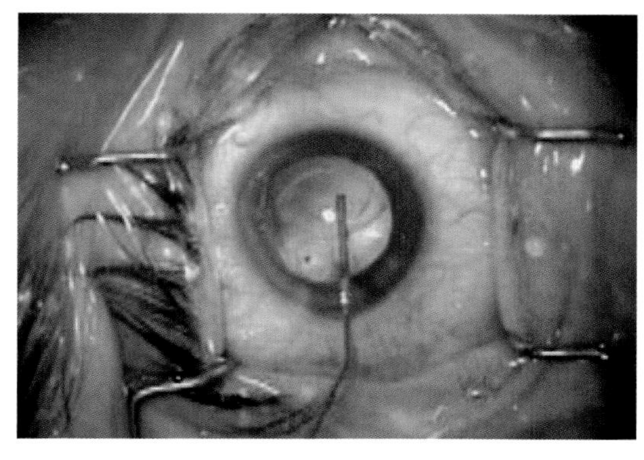

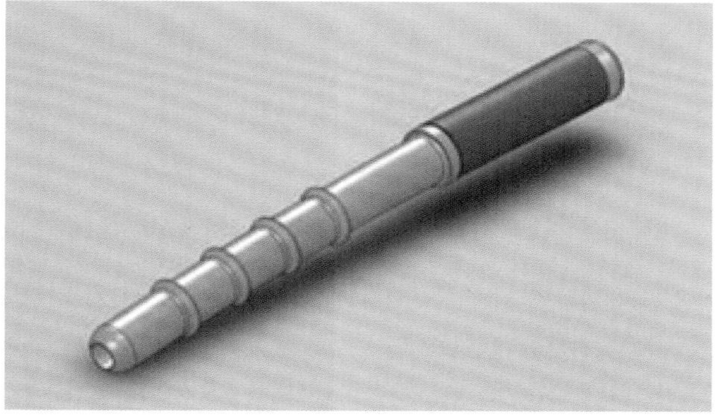

步骤 4：靠近植入位点

用植入器穿刺套管的尖端轻轻地将虹膜根部与巩膜凸分开，直到巩膜凸的前部和后部在非常有限的区域内完全可见（做一个宽度约 0.5mm，最大为 1mm 的开口），从而形成进入脉络膜上腔的狭窄通道。根据需要可以在这一步使用铲形刀。如果铲形刀接触毛细血管结构，可能会有少量出血；如果血液挡住了植入部位的视野，则用黏弹剂清除。

推进 iStent Supra 直到支架的前表面与巩膜凸的后缘相切。手指牢牢地按在前部的植入器触发器上，小心地将穿刺套管 / 支架推进脉络膜上腔直到末端钛环刚好穿过巩膜凸并进入脉络膜上腔。确保 iStent Supra 的末端环部分约 1/2（或 0.4～0.7mm）保留在前房中。

步骤 5：支架植入

当支架到达适宜的位置和深度，小心地向后滑动触发按钮，直到释放支架并将植入器从眼内取出。使用手术显微镜和前房角镜确认支架处于正确的位置，即近端位于前房内且入口通畅。

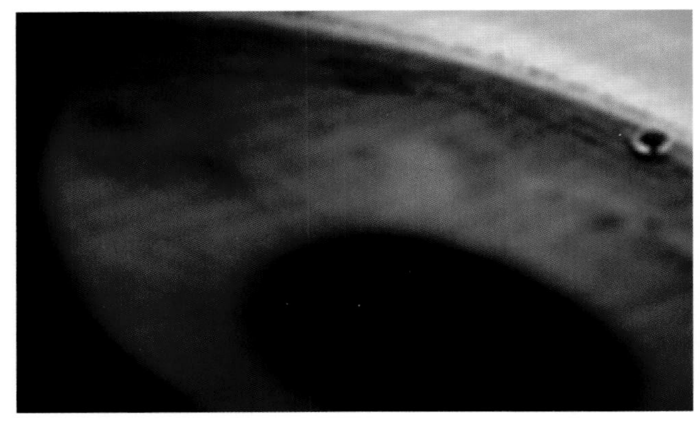

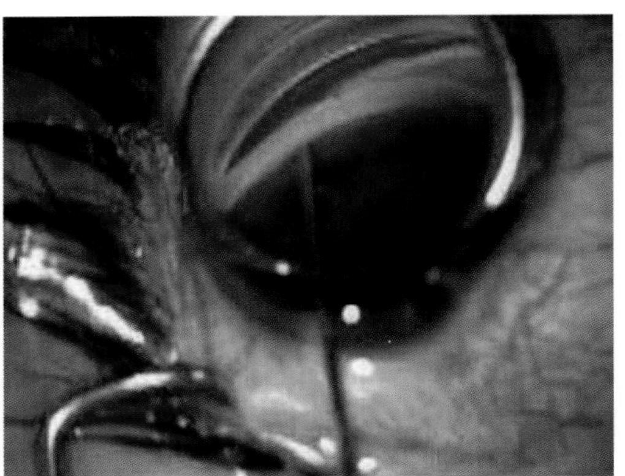

步骤 6：清除黏弹剂

从角膜切口用平衡盐溶液冲洗并吸出前房内所有的黏弹剂，按压切口后唇以促进完全清除黏弹剂。根据需要重复上述步骤，直到清除所有的黏弹剂。用生理盐水充盈前房以达到正常眼压。确保角膜切口密闭。

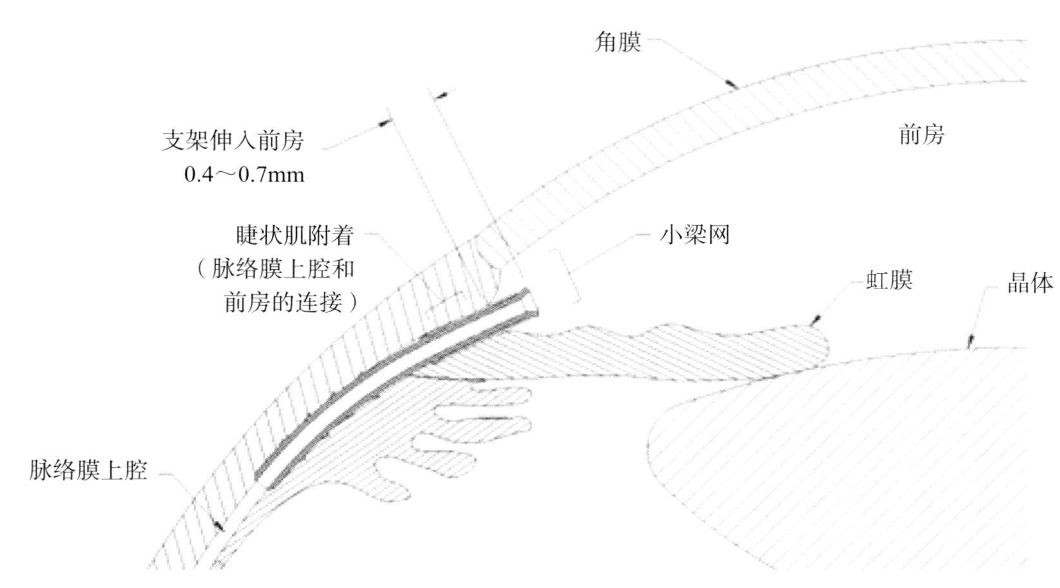

附录 D　小梁消融术

Trabectome

韩　颖　陈　曦　译

NeoMedix Corporation 叙述说明

设备

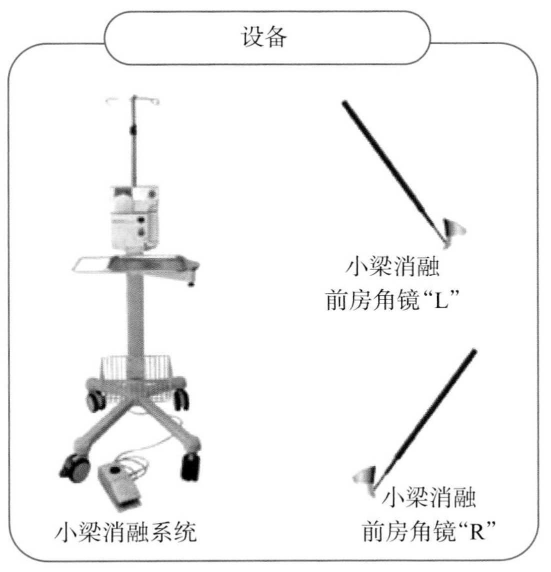

手术包

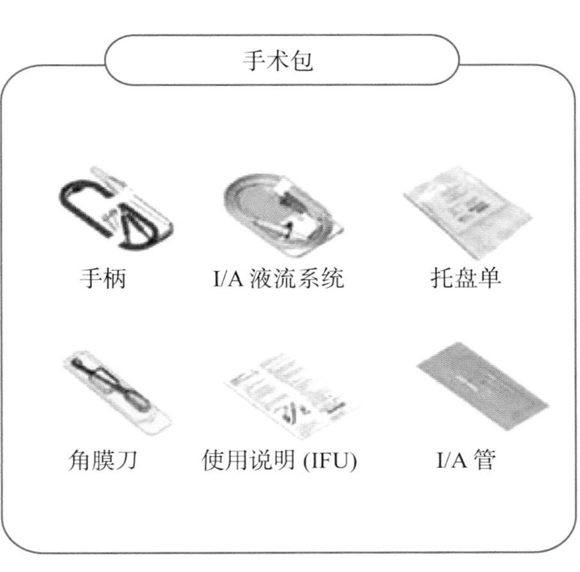

步骤 1：透明角膜切口

用穿刺刀做一个 1.8mm 的透明角膜切口。在内侧向左和向右扩大切口，防止角膜皱襞。

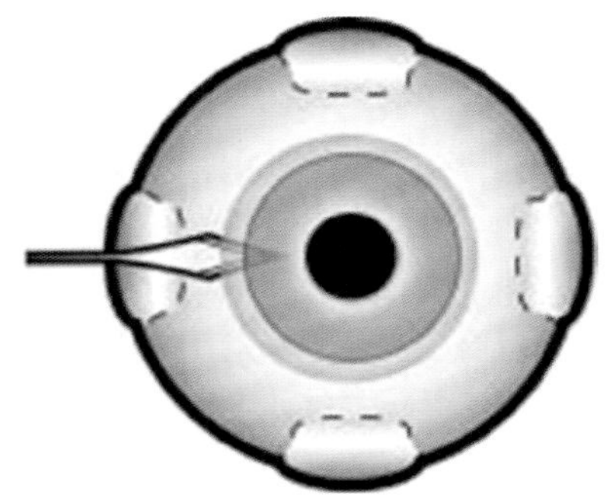
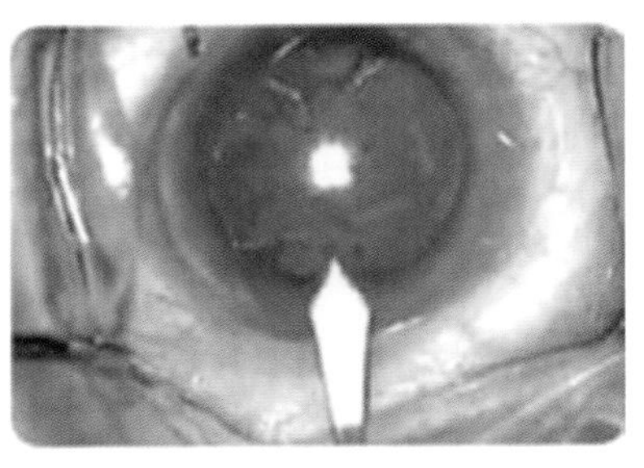

建议在白内障手术前进行小梁消融术以获得最佳的角膜清晰度。但如果在小梁消融术之前已经进行了白内障手术，建议缝合角膜切口，以缩小切口和减少术中切口渗漏。

步骤 2：降低前房压力以观察 Schlemm 管

打开角膜切口让房水从前房流出以降低眼压。血液回流到 Schlemm 管将使小梁网更容易被观察，然后注入平衡盐溶液来恢复前房。

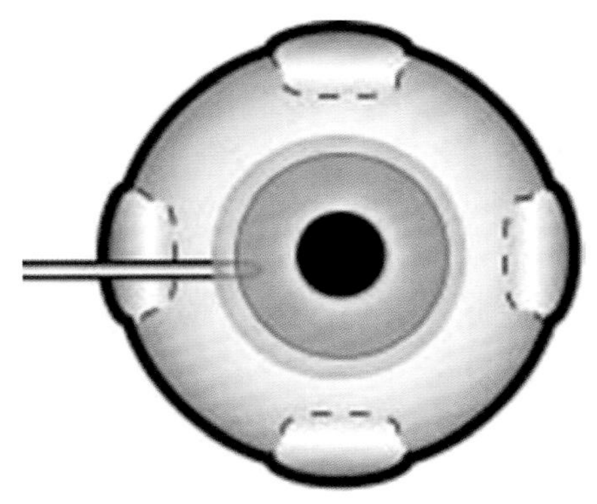
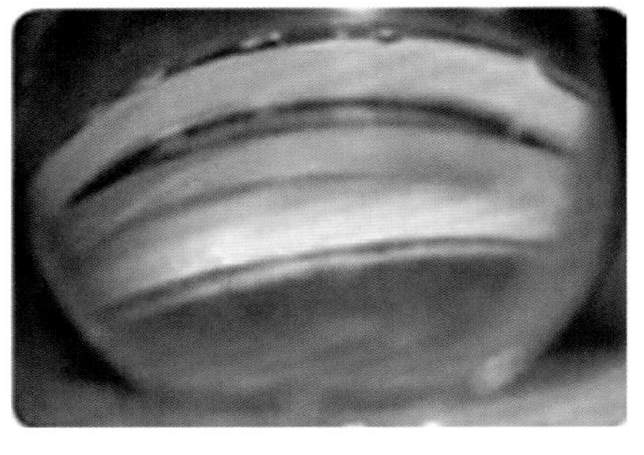

步骤 3：显微镜倾斜和头位

显微镜向术者倾斜约 40°，显微镜目镜重新定位。手术医生坐在患者颞侧，患者的头部转离术者约 30°。当显微镜与患者眼睛的角度为 70° 时，可最清晰地观察到小梁网。

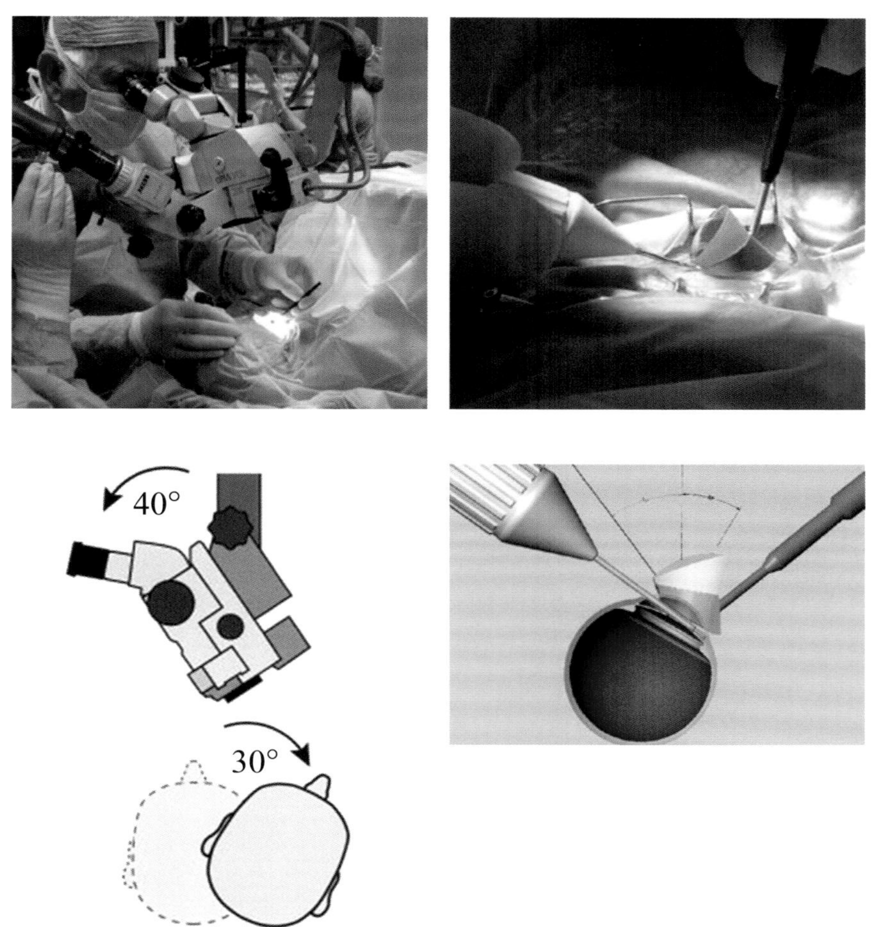

步骤 4：前房角镜的放置

将前房角镜放在角膜上并识别小梁网（步骤 2 可增强小梁网识别）。确保正确使用前房角镜（习惯用右手的手术医生用左侧手柄，习惯用左手的手术医生用右侧手柄）。移开前房角镜，在有灌注的情况下插入小梁消融仪的尖端。将尖端朝向小梁网进入 3/4 的前房，然后再放置前房角镜并继续推进直到接触到小梁网。将前房角镜轻放在角膜上，不要压迫以免产生角膜皱褶。不要用黏弹剂维持眼压。

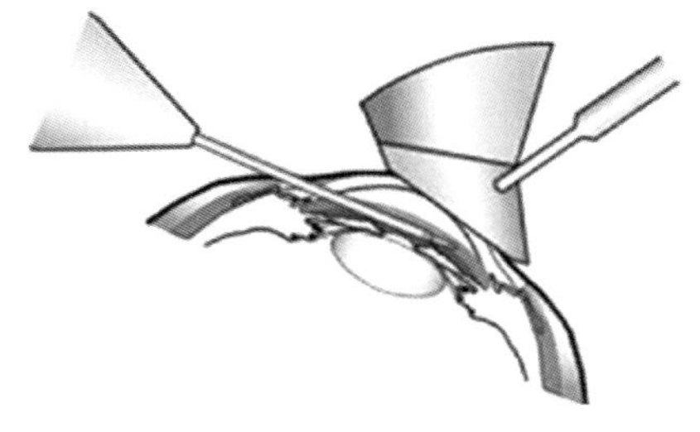

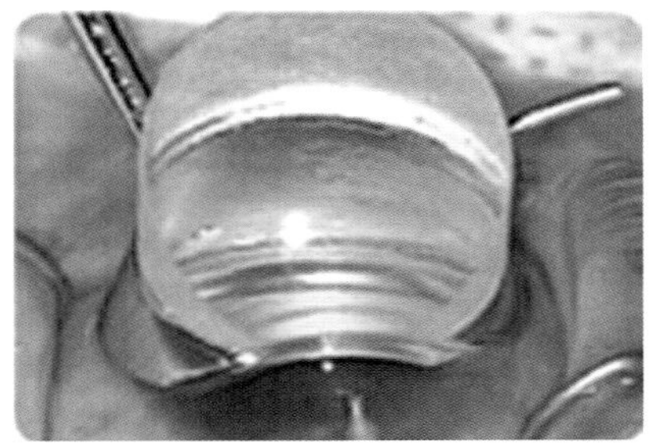

"推荐的"和"不推荐的"小梁消融仪手柄握持技术如下所示。

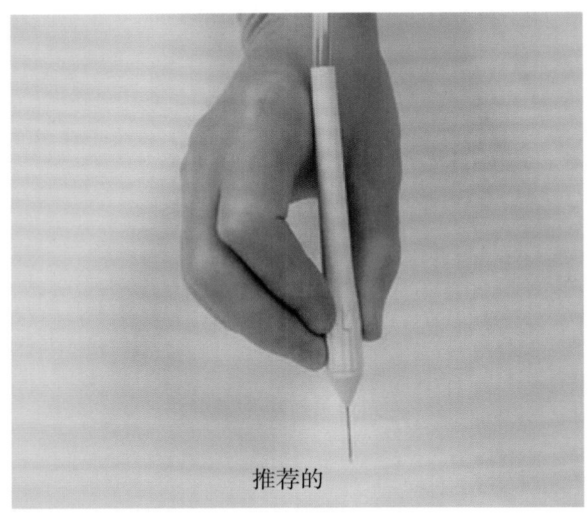
推荐的

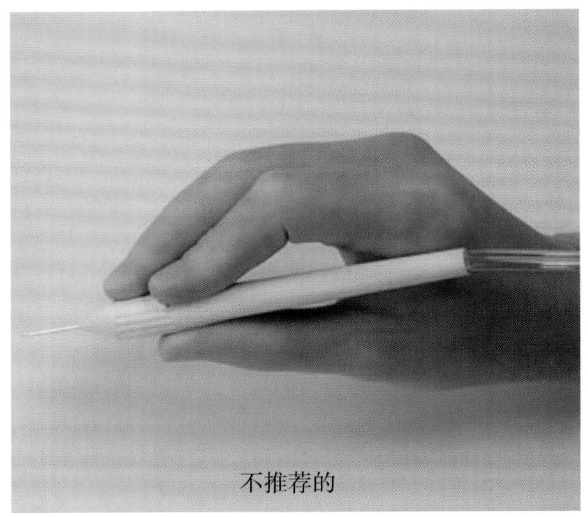
不推荐的

步骤 5：消融小梁网

将小梁消融仪尖端轻轻插入充血突出的 Schlemm 管，踩下脚踏板以启动抽吸和电凝。在 Schlemm 管内顺时针推进小梁消融仪尖端以消融小梁网。将小梁消融仪尖端放在前房的中心并旋转 180°，然后以逆时针方向重复以消融小梁网。在安全的范围内尽可能多地消融（使用一个切口最多 180°）。

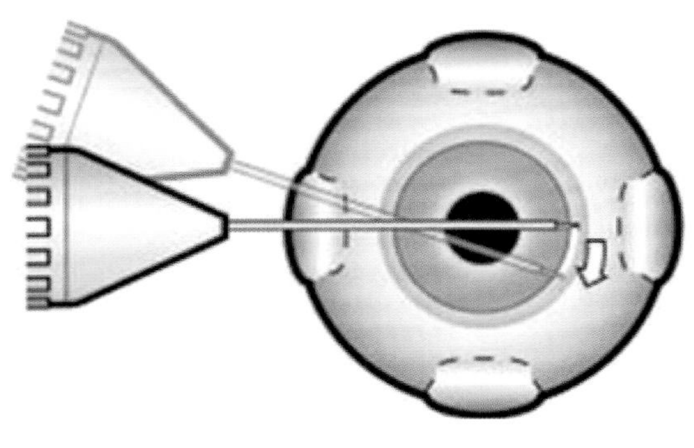

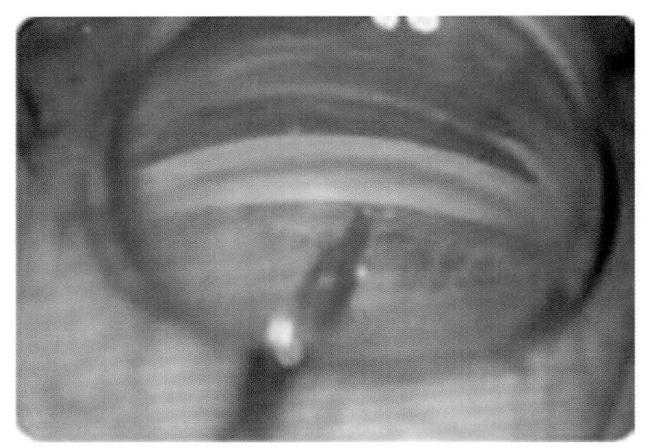

当进入小梁网时的具体操作如下图所示。

1. 看到尖端和小梁网接触。

2. 以最小压力轻柔地压迫小梁网。

3. 通过小梁网的皱褶将尖端弧形进入 Schlemm 管内。

4. 在 Schlemm 管内缓慢推进尖端，消融中间 1/3 宽度的小梁网。

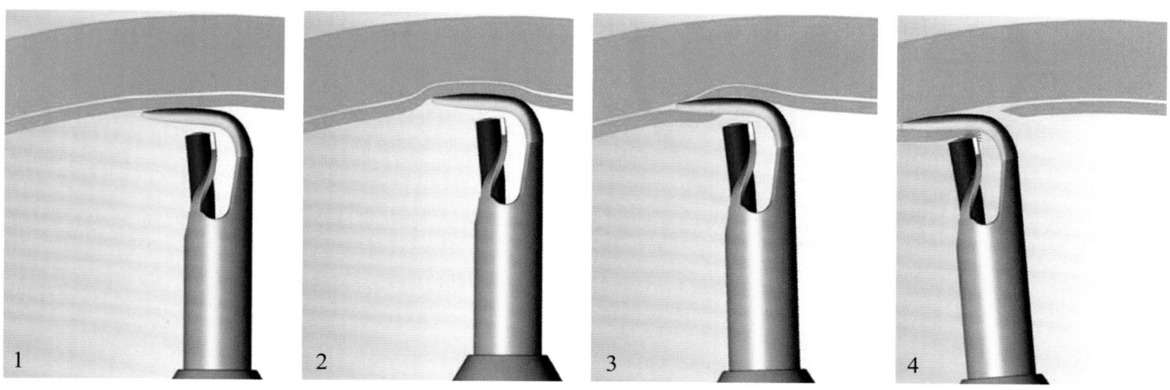

消融小梁网时，沿弧形消融，将防护垫板的尖端指向前方并在沿弧形旋转时提供动力，防护垫板应一直在 Schlemm 管内作为引导。手术时确保手柄向术者的方向轻轻拉动，以尽量减少沿弧形推进时对 Schlemm 管后壁的摩擦，这可能会损伤到集合管。

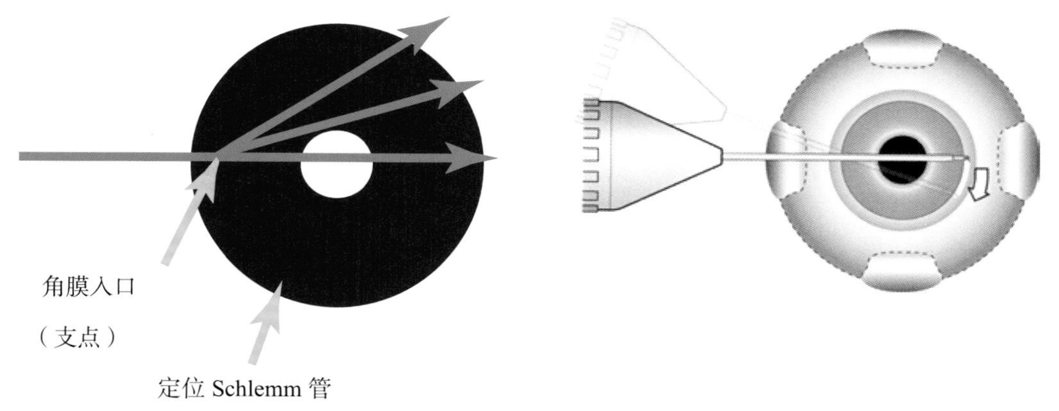

步骤 6：灌注、抽吸和缝合（联合或不联合超声乳化术）

进行灌注和抽吸。如果小梁消融术未联合进行超声乳化术，请缝合切口以确保密闭。如果小梁消融术联合超声乳化术，扩大切口继续行超声乳化术，植入人工晶状体后缝合切口以确保密闭。术后恢复眼压以减少前房积血。

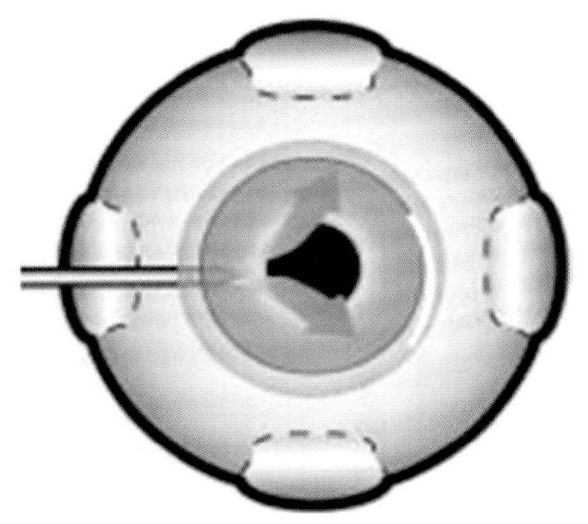

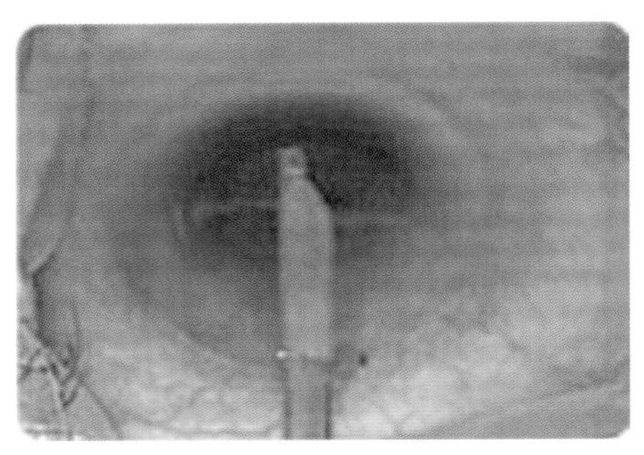

附录 E　Hydrus 微支架手术步骤

Hydrus Microstent Procedure Steps

韩　颖　陈　曦　译

Ivantis，Inc. 叙述说明

步骤 1

在白内障手术完成后，或作为独立手术，将患者的头部和手术显微镜调整到适当的位置，以确保使用前房角镜能够看清前房角。

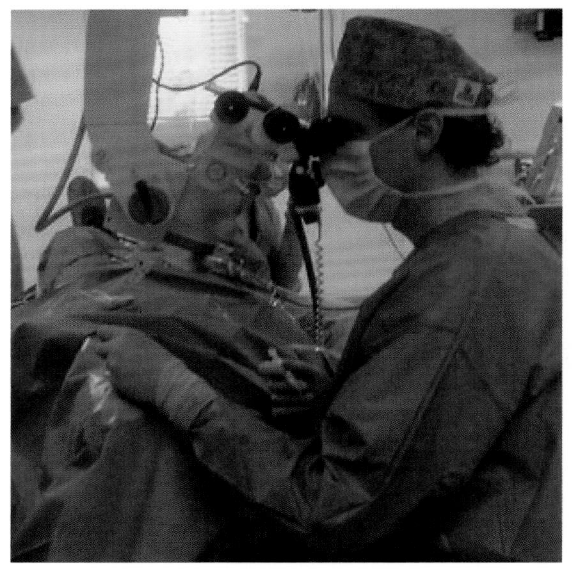

步骤 2

用内聚性黏弹剂（OVD）充盈前房。

步骤 3

使用前房角镜检查，确认房角是开放的，房角结构适合微支架植入。

步骤 4

手术医生应该能够清楚地识别巩膜突和小梁网（TM）。

步骤 5

使用现有（或制作新的）透明角膜切口（最小为 2mm）来插入 Hydrus 植入套管。

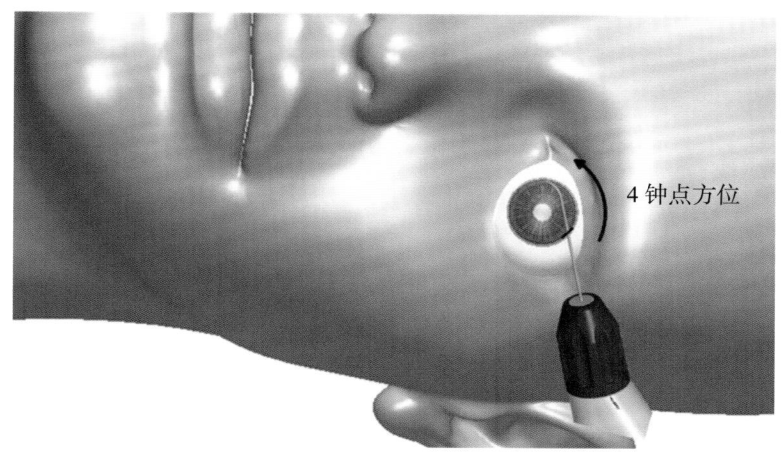

步骤 6

在前房角镜的引导下推进 Hydrus 植入套管，并用植入套管尖端以略微向上的角度接近小梁网。

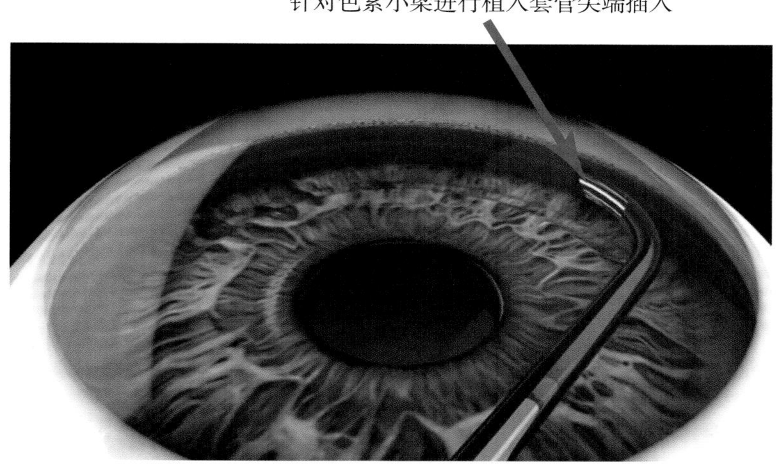

步骤 7

穿透小梁网，使植入套管尖端的斜面完全穿过小梁网，并将植入套管尖端的背面靠在Schlemm管的后壁上。缓慢推动植入装置上的滑轮并植入Hydrus微支架，同时将植入套管尖端牢牢地固定在适当的位置。随着Hydrus微支架的推进，避免施加任何向上或向后的压力，同时继续将植入套管尖端保持在原位。当滑轮完全推到头的时候，植入套管就和Hydrus微支架分离，然后Hydrus的入口留在前房，而微支架留在了Schlemm管内，在90°范围内扩张Schlemm管，并为多个主要集合管提供增强房水流出的通道。

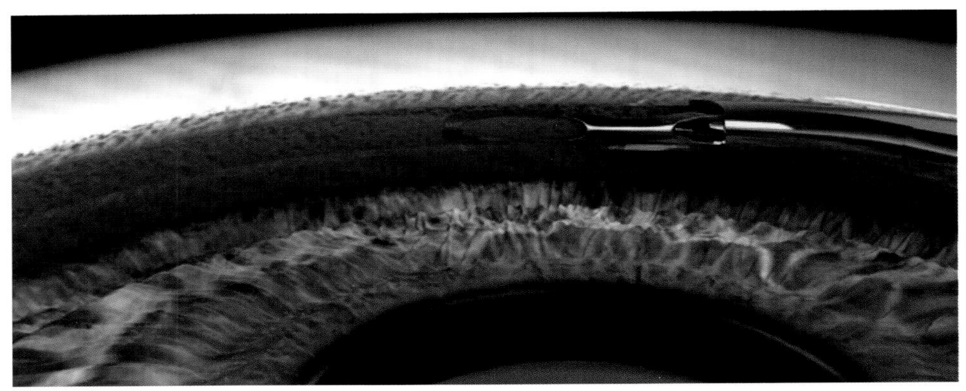

步骤 8

通过小梁网观察微支架，确认植入的位置。

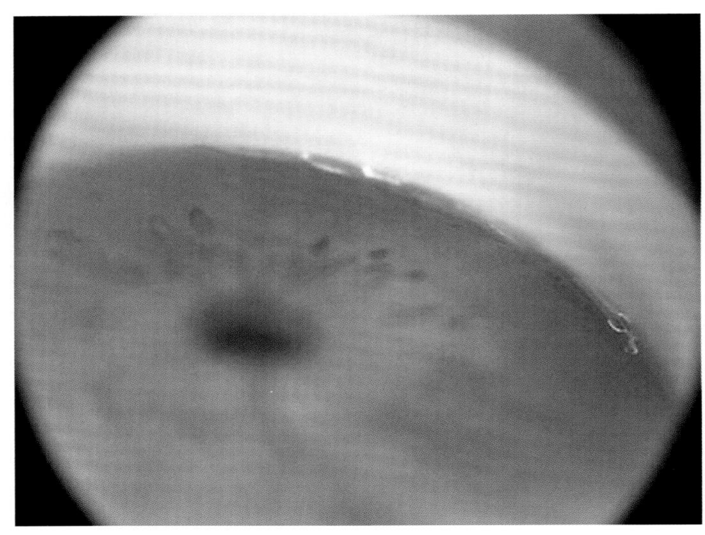

如有必要，可以使用外科微抓器调整微支架的位置。可以反向推动植入装置上的滑轮重新捕获和移除微支架。如果需要重新抓住微支架，请将植入套管尖端放在微支架入口后面，抓住入口。反向推动滑轮可以将微支架收回植入套管内。

步骤 9

成功植入微支架后，按照标准程序移除 OVD 并关闭切口。

附录 F　XEN 青光眼引流管

XEN Gel Implant

韩　颖　陈　曦　译

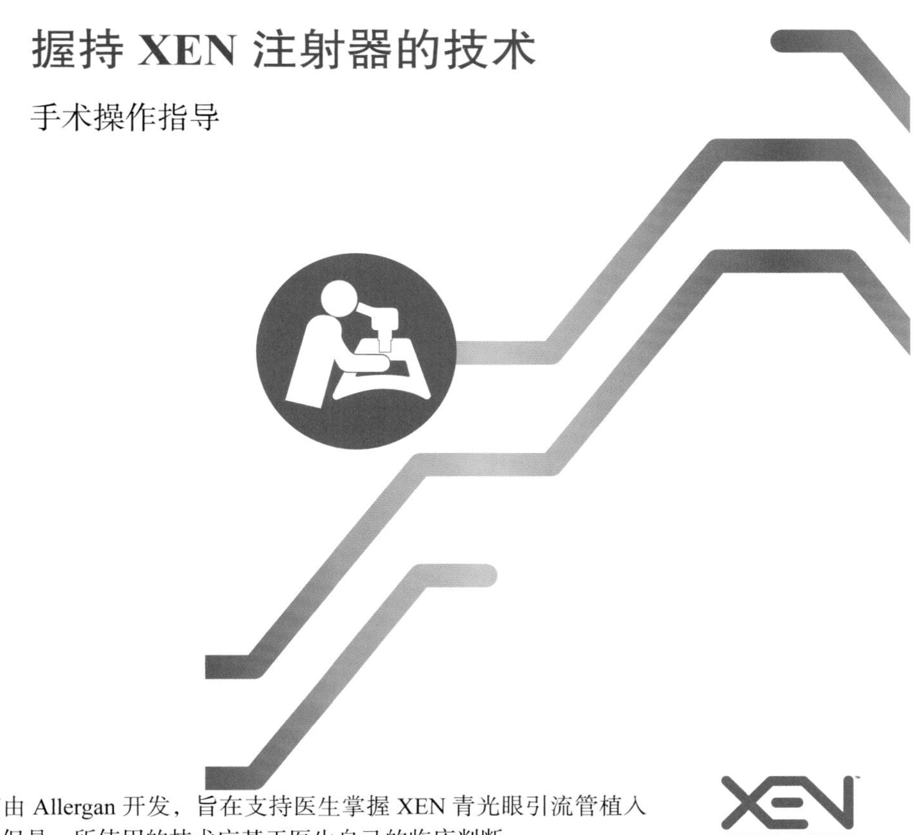

如何握持 XEN 注射器并避免常见错误

本指南由 Allergan 制订，旨在帮助医师改进技术，避免常见错误

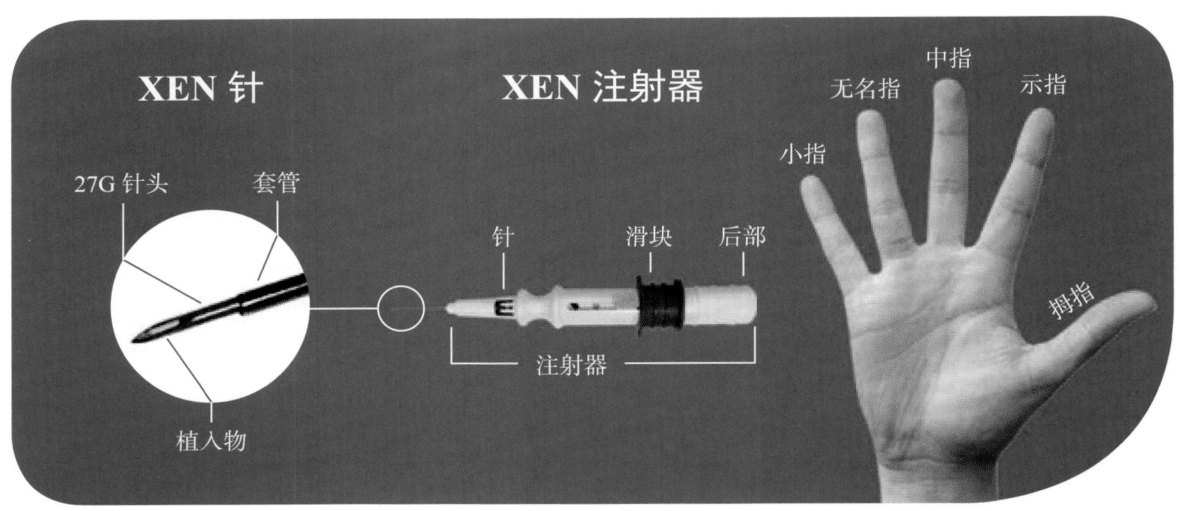

我们建议使用以下三种植入技术中的一种，具体如下。

1 头上侧坐姿

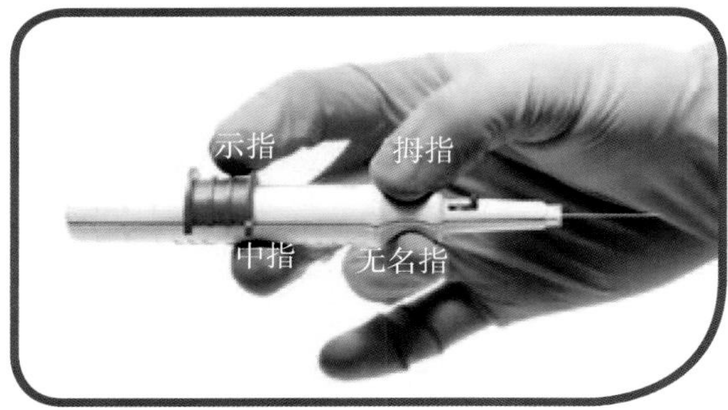

将注射器固定在拇指和无名指之间

使用中指在下方支撑注射器

使用示指调节滑块

针头朝向手腕

保持注射器处于水平位置

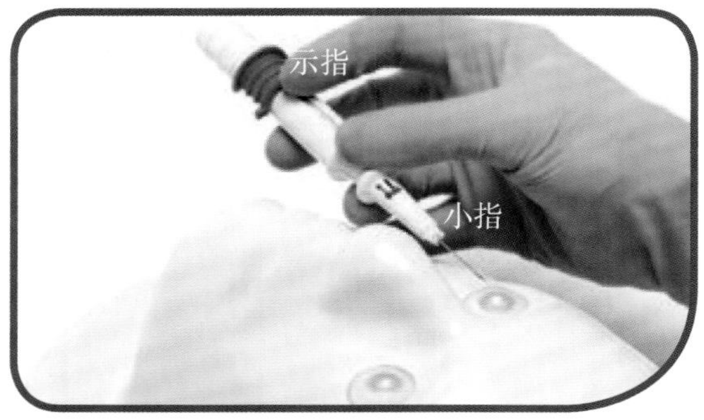

当进入眼睛时，示指应置于滑块前，以免意外滑动
小指可置于患者脸颊上以增强植入时稳定性

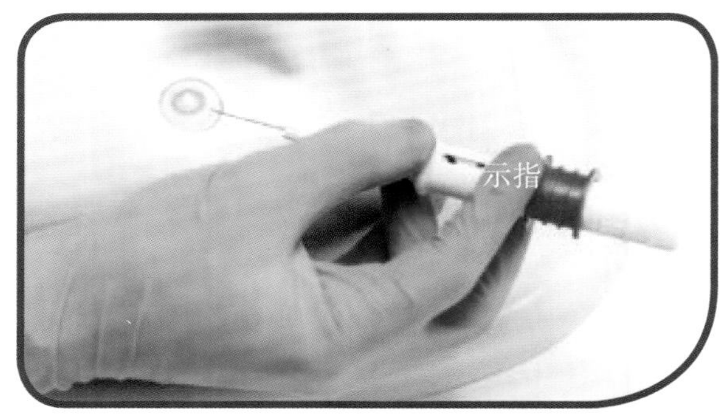

手腕应尽可能伸直
当结膜下间隙可以看到针头斜面时，将示指移到滑块上

2　颞侧坐姿——手心向下

用示指和中指固定注射器
针头朝向远离手腕的方向

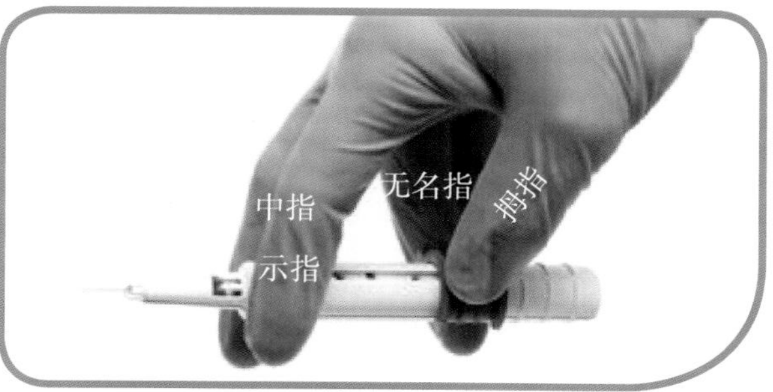

将注射器固定在水平位置
无名指支撑注射器
拇指调节滑块

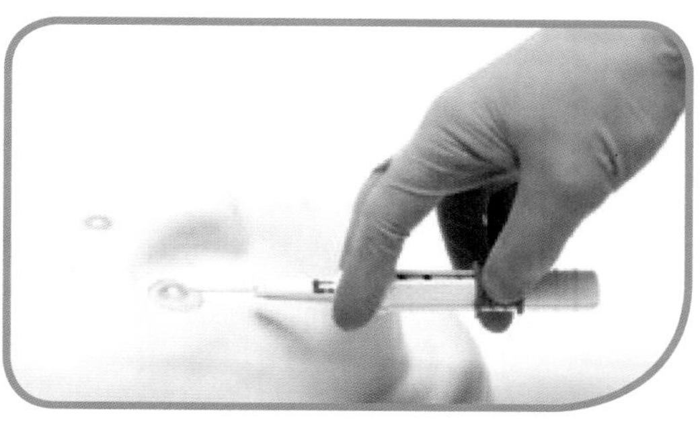

手腕尽量伸直以方便拇指滑动（滑块）
必要时抬高肘部以放松手腕

3　颞侧坐姿——手心朝上

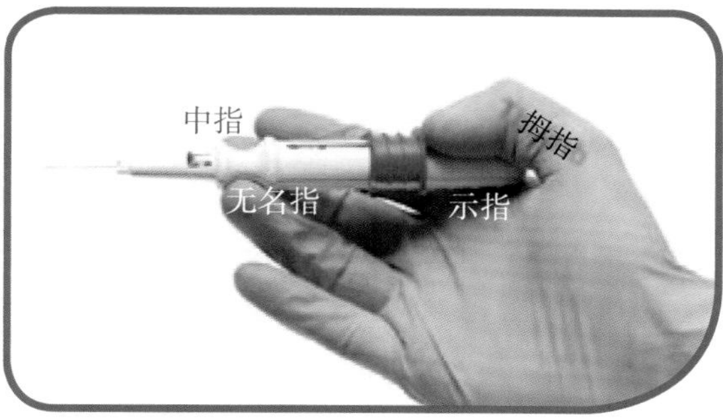

保持注射器处于水平位置

将注射器置于中指和无名指之间

将注射器后部置于示指和拇指之间

拇指握住注射器后部并调节滑块

针头应远离手腕

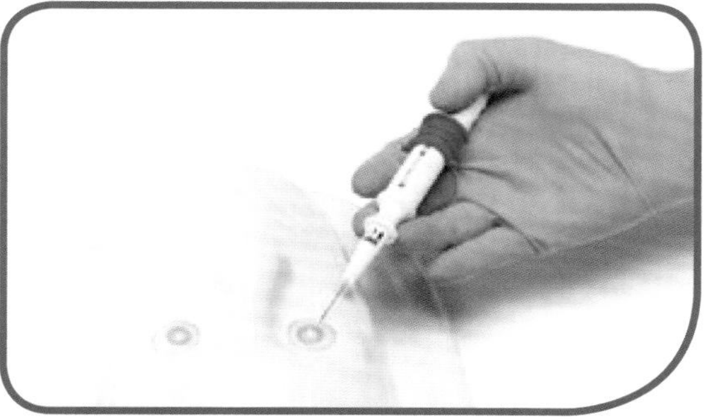

手掌朝上以更好地进入鼻上象限

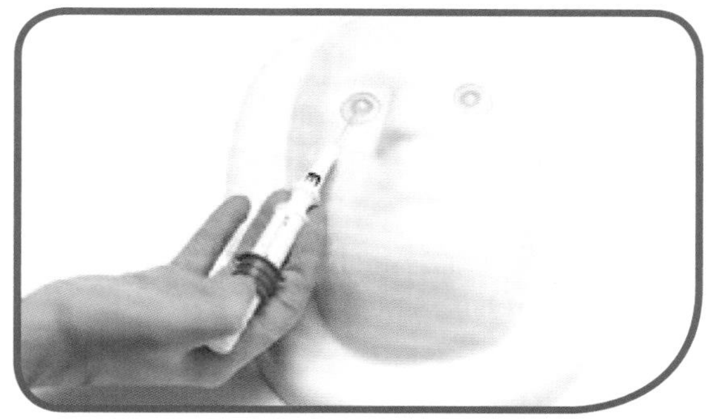

保证拇指能够轻松地到达滑块轨道末端，而不会过于拉紧或使注射器不稳定

植入 XEN 青光眼引流管时应尽量避免的常见错误

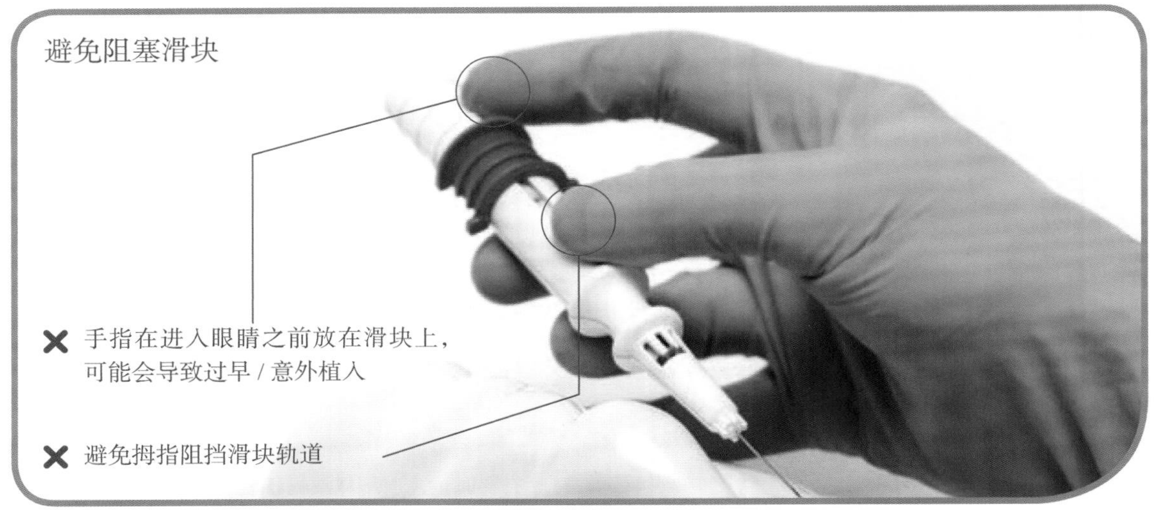

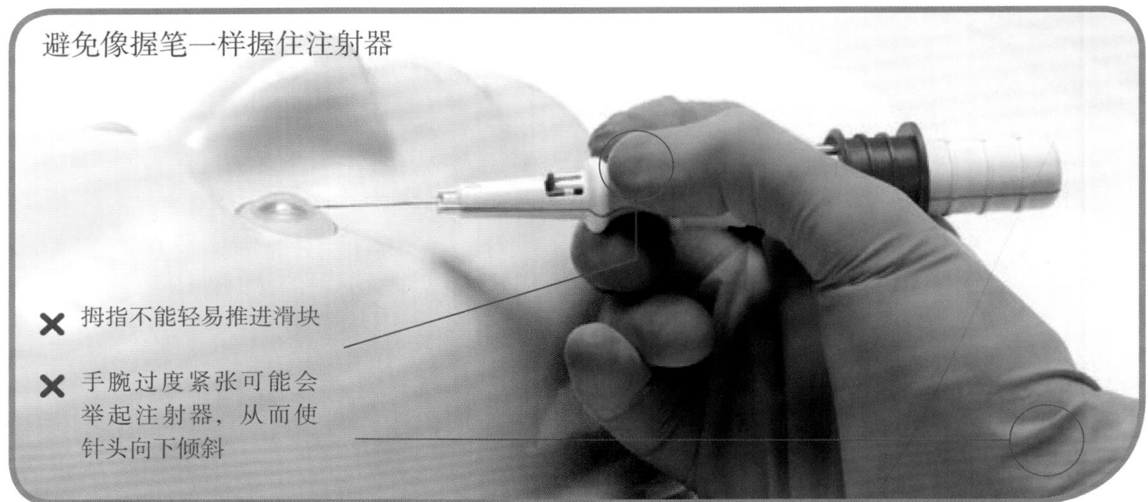

此材料仅供医疗保健专业人士使用。XEN 青光眼引流管旨在降低以前药物治疗失败的原发性开角型青光眼患者的眼压。使用前请务必参阅完整说明。XEN 青光眼引流管并非在所有国家都可商业使用。Allergan 展台上提供了 XEN 青光眼引流管可用地点的列表和使用说明。请询问 Allergan 代表。XEN 青光眼引流管是一种医疗器械 class Ⅲ CE 0086。

不良事件应报告给当地的监管机构和当地的 Allergan 办事处

准备日期：2018.04 INT/0089/2018o

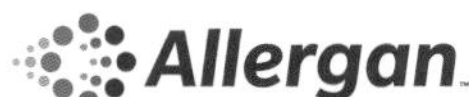

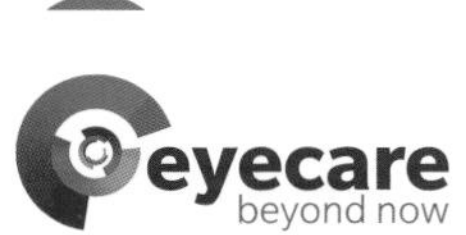

掌握 XEN®

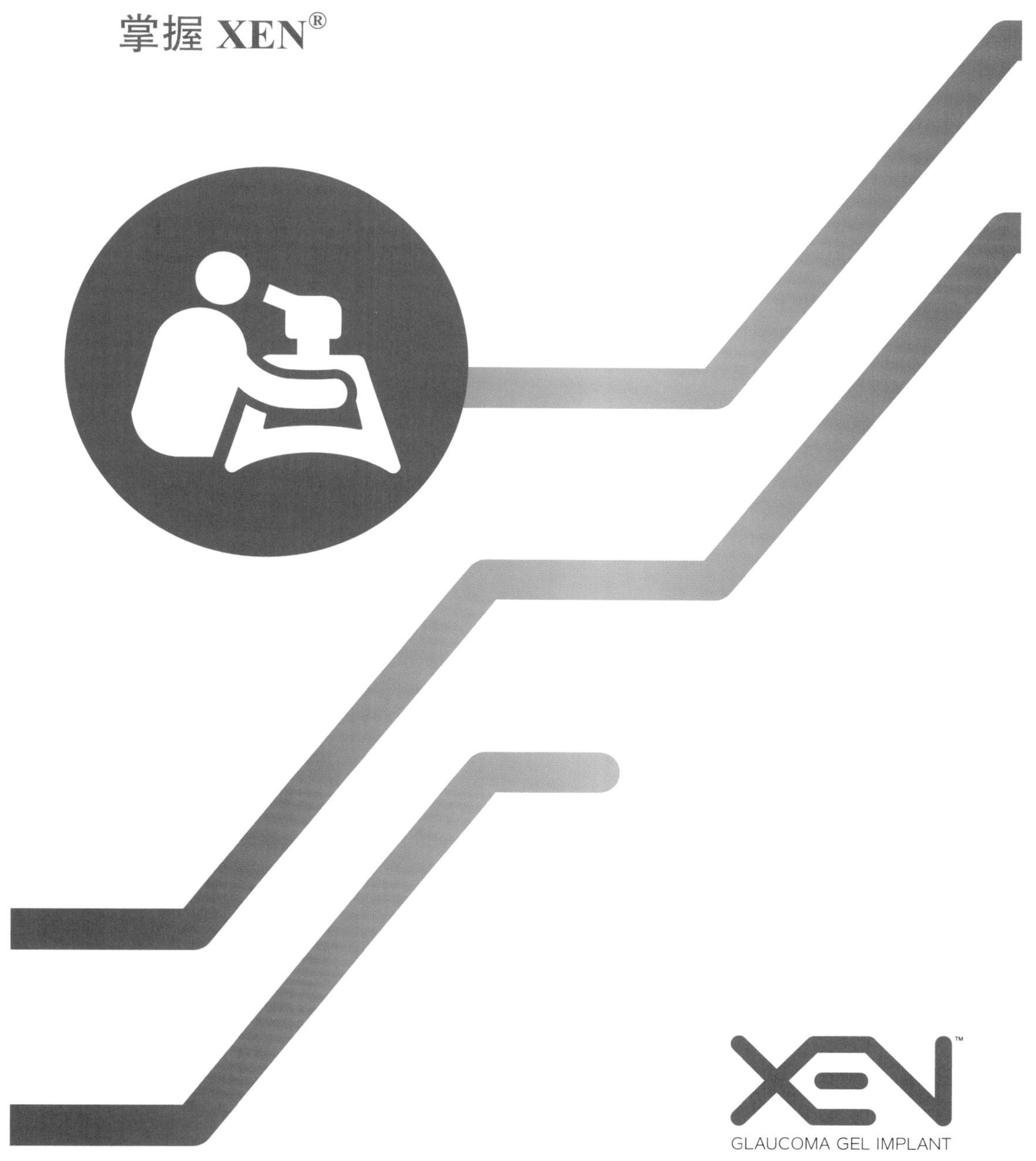

掌握 XEN[1]

1

在做切口之前确定

- 放 XEN 青光眼引流管的位置
- 标记主切口和侧切口
- 标记目标区域
- 检查注射器
- 旋转开睑器
- 在前房角镜监测下进行操作

2

针头穿过巩膜

- 在 3±0.5mm 处停止并确认针尖出口
- 如果需要的话，可以回抽针尖，然后以更高或更低的角度重新进入

3

持续推进针头

- 确认针头整个斜面可见
- 将斜面向 12 点钟方位旋转 90°
- 使用高倍率视野

4

轻轻推动滑块来输送 XEN 青光眼引流管

- 在推动注射器的时候要有一些轻轻的压力
- 当把针头回收到套管里的时候，保持手腕中立的状态，以避免把针头搞弯

5

确认结膜下间隙和前房的 XEN 青光眼引流管位置

- 用高倍率显微镜
- 如果前房内的 XEN 青光眼引流管太长（>2mm）或结膜下的 XEN 青光眼引流管太短（<2mm），从外部进行调整，或者从前房内把 XEN 青光眼引流管取出再重新置放

6

确认形成滤过泡

- 从有 XEN 青光眼引流管的位置开始清除黏弹剂
- 用比较钝的手术器械把弯曲的引流管调直
- 如果 XEN 青光眼引流管没有在前房里，轻轻将 XEN 青光眼引流管推回前房里

“掌握 XEN”指南由 Allergan 制订，并由有经验的 XEN 术者确认。其开发目的是提供常规植入技术，旨在支持医生的决策过程，但是，最终决定应基于他们自己的临床判断。使用前请务必参阅完整说明。

监测患者

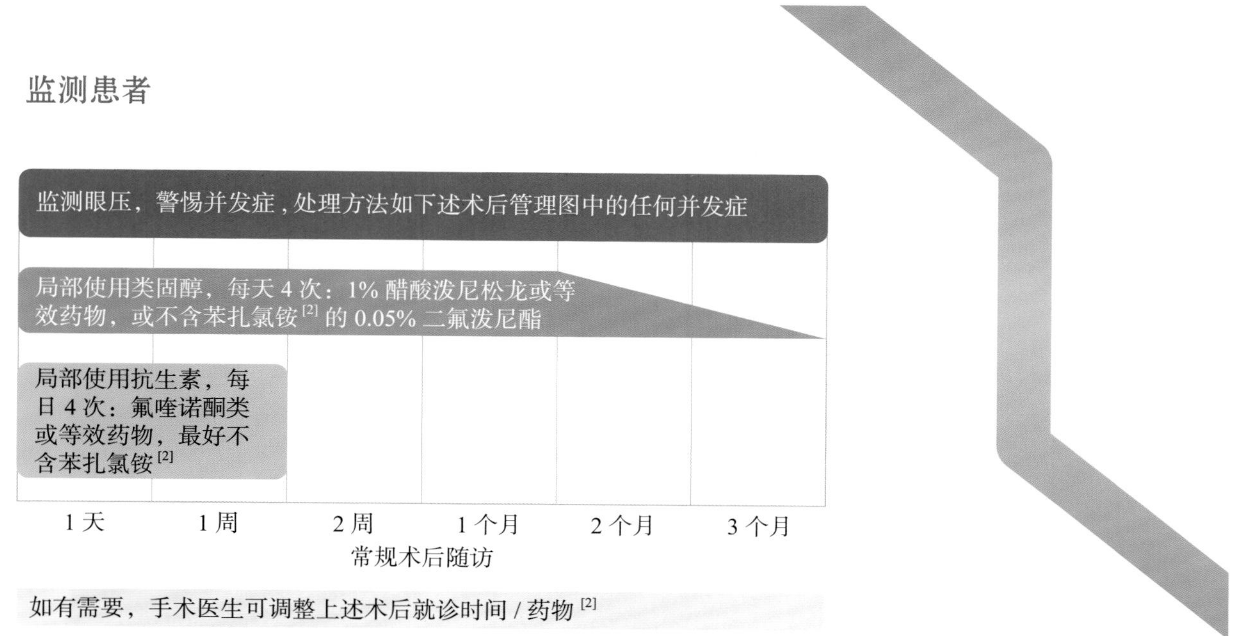

术后管理：术后第 1～7 天[3]

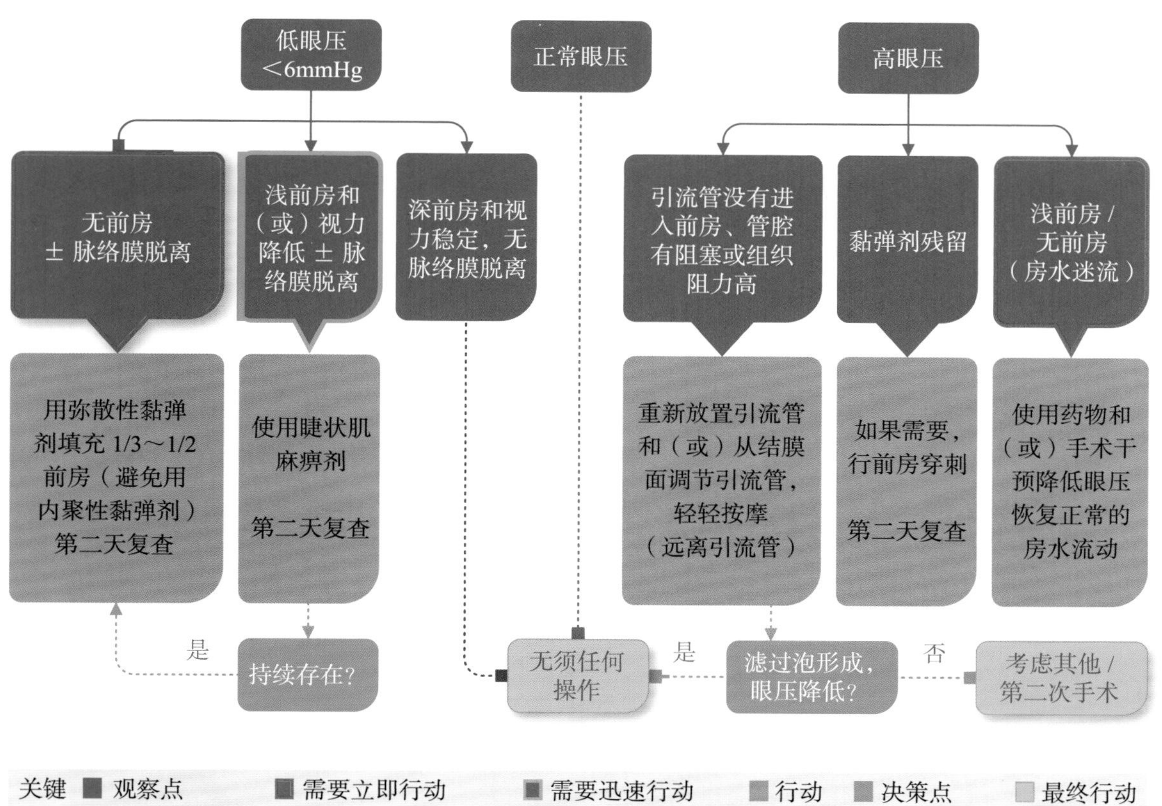

该指南是通过 Allergan 资助的专家会议的共识制订的。其开发的唯一目的是提供科学信息，旨在支持医生的决策过程，然而，最终的决定应该基于他们自己的临床判断。

术后管理

1 周后，假设引流管植入位置正确[3]

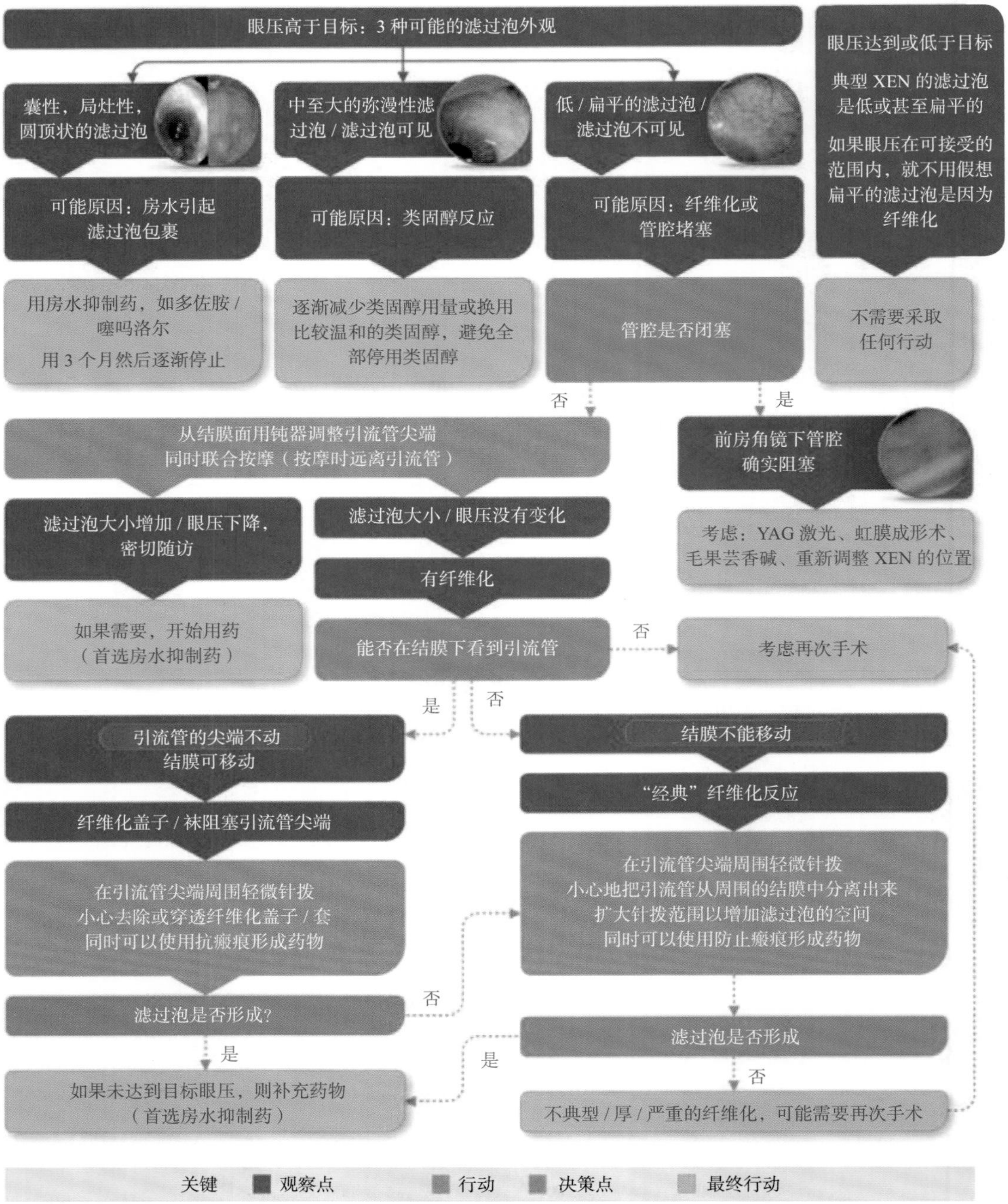

眼压高于目标：3 种可能的滤过泡外观

囊性，局灶性，圆顶状的滤过泡

可能原因：房水引起滤过泡包裹

用房水抑制药，如多佐胺 / 噻吗洛尔

用 3 个月然后逐渐停止

中至大的弥漫性滤过泡 / 滤过泡可见

可能原因：类固醇反应

逐渐减少类固醇用量或换用比较温和的类固醇，避免全部停用类固醇

低 / 扁平的滤过泡 / 滤过泡不可见

可能原因：纤维化或管腔堵塞

管腔是否闭塞

是 → 前房角镜下管腔确实阻塞

考虑：YAG 激光、虹膜成形术、毛果芸香碱、重新调整 XEN 的位置

否 → 从结膜面用钝器调整引流管尖端同时联合按摩（按摩时远离引流管）

滤过泡大小增加 / 眼压下降，密切随访

如果需要，开始用药（首选房水抑制药）

滤过泡大小 / 眼压没有变化

有纤维化

能否在结膜下看到引流管

否 → 考虑再次手术

是 → 引流管的尖端不动 结膜可移动

纤维化盖子 / 袜阻塞引流管尖端

在引流管尖端周围轻微针拨 小心去除或穿透纤维化盖子 / 套 同时可以使用抗瘢痕形成药物

滤过泡是否形成？

是 → 如果未达到目标眼压，则补充药物（首选房水抑制药）

否 → 在引流管尖端周围轻微针拨 小心地把引流管从周围的结膜中分离出来 扩大针拨范围以增加滤过泡的空间 同时可以使用防止瘢痕形成药物

否 → 结膜不能移动

“经典”纤维化反应

在引流管尖端周围轻微针拨 小心地把引流管从周围的结膜中分离出来 扩大针拨范围以增加滤过泡的空间 同时可以使用防止瘢痕形成药物

滤过泡是否形成

是 → 如果未达到目标眼压，则补充药物（首选房水抑制药）

否 → 不典型 / 厚 / 严重的纤维化，可能需要再次手术 → 考虑再次手术

眼压达到或低于目标

典型 XEN 的滤过泡是低或甚至扁平的

如果眼压在可接受的范围内，就不用假想扁平的滤过泡是因为纤维化

不需要采取任何行动

关键 ■ 观察点 ■ 行动 ■ 决策点 ■ 最终行动

该指南是通过 Allergan 资助的专家会议的共识制订的。它开发的唯一目的是提供科学信息，旨在支持医生的决策过程，然而，最终的决定应该基于他们自己的临床判断。

参考文献

[1] Allergan Data on file INT/0511/2017 July 2017.Marlow,UK.
[2] Allergan Data on file INT/0175/2015 January 2016.Marlow,UK.
[3] Allergan Data on file INT/0126/2017 March 2017.Marlow,UK.

Allergan

XEN 青光眼引流管旨在降低以前药物治疗失败的原发性开角型青光眼患者的眼压。XEN 是一种医疗器械 class Ⅲ CE 0086。使用前请务必参阅完整说明。

不良事件应报告给当地的监管机构和当地的 Allergan 办事处

准备日期：2017 年 7 月 INT/0189/2017a(1)

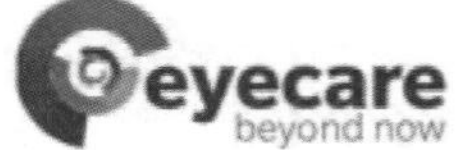

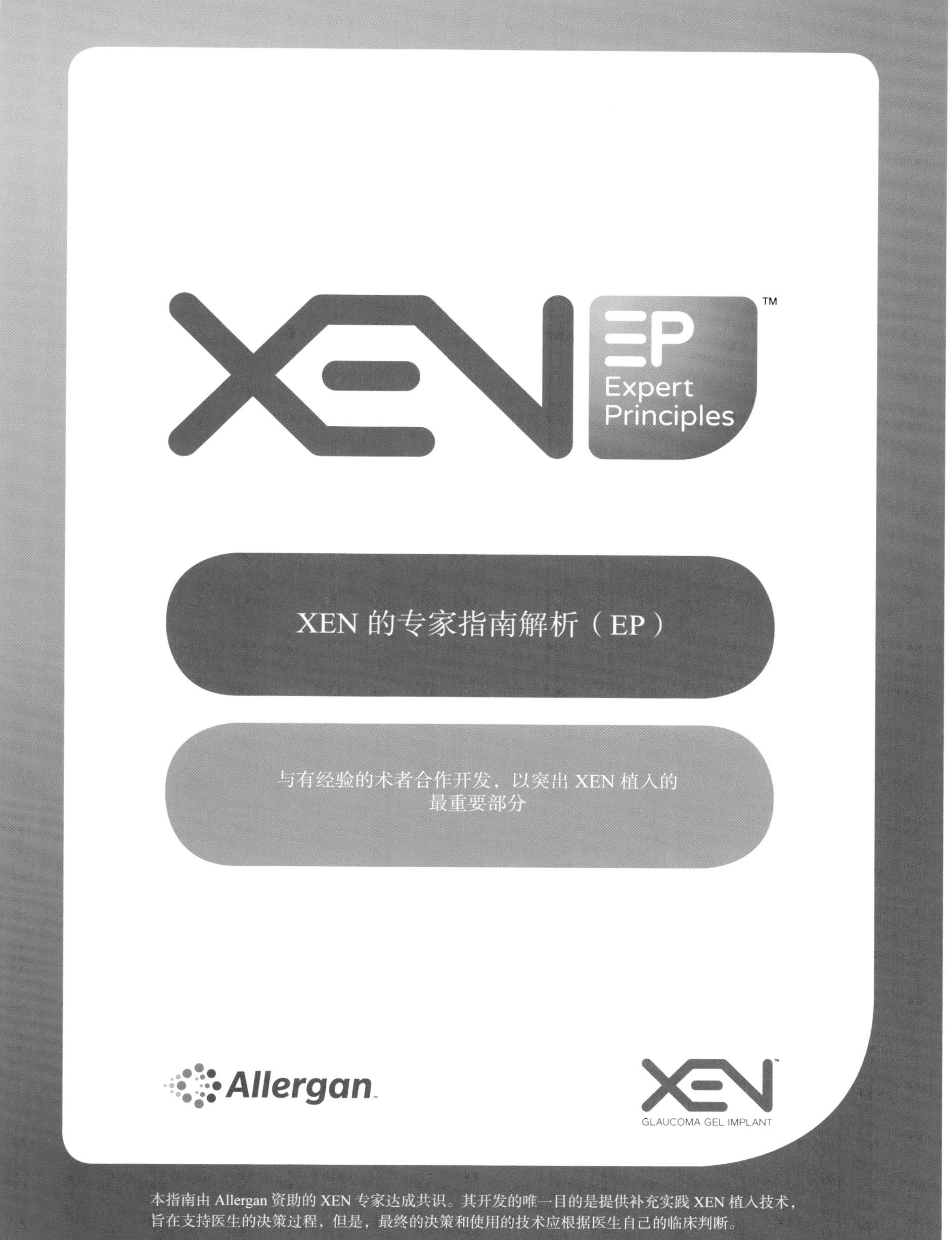
XEN
EP
Expert
Principles
TM
XEN 的专家指南解析（EP）
与有经验的术者合作开发，以突出 XEN 植入的
最重要部分
Allergan
XEN
GLAUCOMA GEL IMPLANT
本指南由 Allergan 资助的 XEN 专家达成共识。其开发的唯一目的是提供补充实践 XEN 植入技术，
旨在支持医生的决策过程，但是，最终的决策和使用的技术应根据医生自己的临床判断。

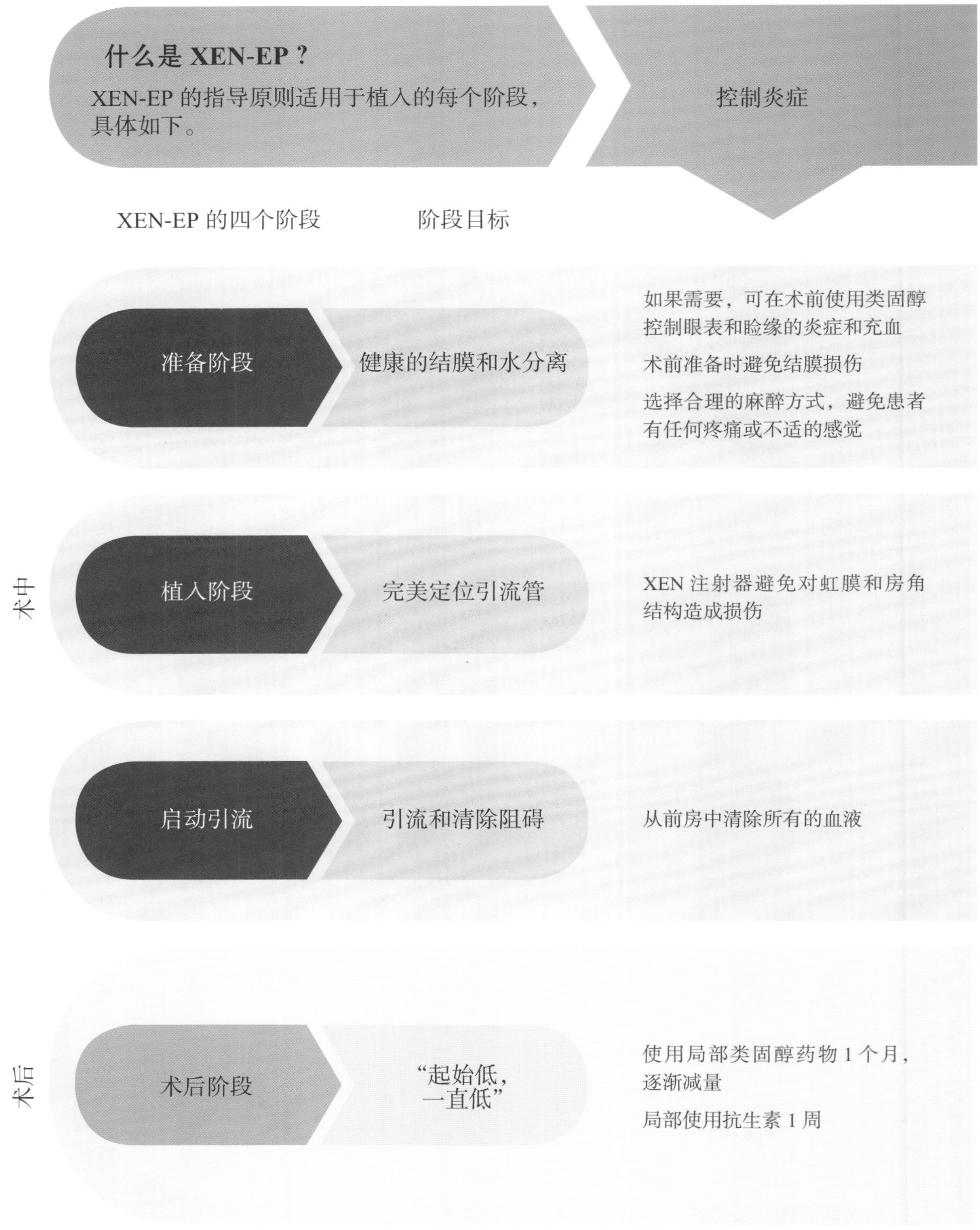

什么是 XEN-EP？

XEN-EP 的指导原则适用于植入的每个阶段，具体如下。

控制炎症

XEN-EP 的四个阶段	阶段目标	
准备阶段	健康的结膜和水分离	如果需要，可在术前使用类固醇控制眼表和睑缘的炎症和充血 术前准备时避免结膜损伤 选择合理的麻醉方式，避免患者有任何疼痛或不适的感觉
术中 植入阶段	完美定位引流管	XEN 注射器避免对虹膜和房角结构造成损伤
启动引流	引流和清除阻碍	从前房中清除所有的血液
术后 术后阶段	“起始低，一直低”	使用局部类固醇药物 1 个月，逐渐减量 局部使用抗生素 1 周

降低结膜流出道阻力	减少出血
在距角膜缘 5～8mm 注射 0.1ml 液体来水分离 Tenon 囊 用液体形成“球状”滤过泡区域，然后将液体向后推 避免液体在角巩膜缘处聚集	针头穿刺时要注意避开血管 如果眼睛充血，可以使用血管收缩药 如果发生出血，应通过压迫控制出血 使用小针头（30G）进行水分离
将引流管放在健康的结膜区域，尽量靠近 12 点钟位置 建立如下的“1–2–3”连接，尽可能让房水向后引流 · 1mm 在前房 · 2mm 在巩膜通道 · 3mm 在结膜下间隙	将注射器的针口放置在 Schlemm 管的前方 在植入时小心控制注射器，避免针头缩回时“弹跳”
彻底清除所有黏弹剂 水密切口，用平衡盐溶液调节眼压（充分加深前房），观察滤过泡形成 确认引流管是直的，尖端是可移动的 保持前房形成并稳定	在术中小心地释放固定的引流管
第 1 天目标眼压为 3～10mmHg （最佳基线眼压） 测量第 1 周时的眼压，评估其与第 1 天眼压的差异（第 1 周眼压的增量） 根据第 1 周眼压的增量，以下情况下考虑采取补救措施，以增加房水流出 · 眼压≥14mmHg，且第 1 周增量≥6mmHg · 眼压≥16mmHg · 眼压≥目标眼压 参考术后管理指南中描述的原则	在最可能的房水流出障碍区域内进行针拨 针拨时要小心不要引起出血或过度组织损伤

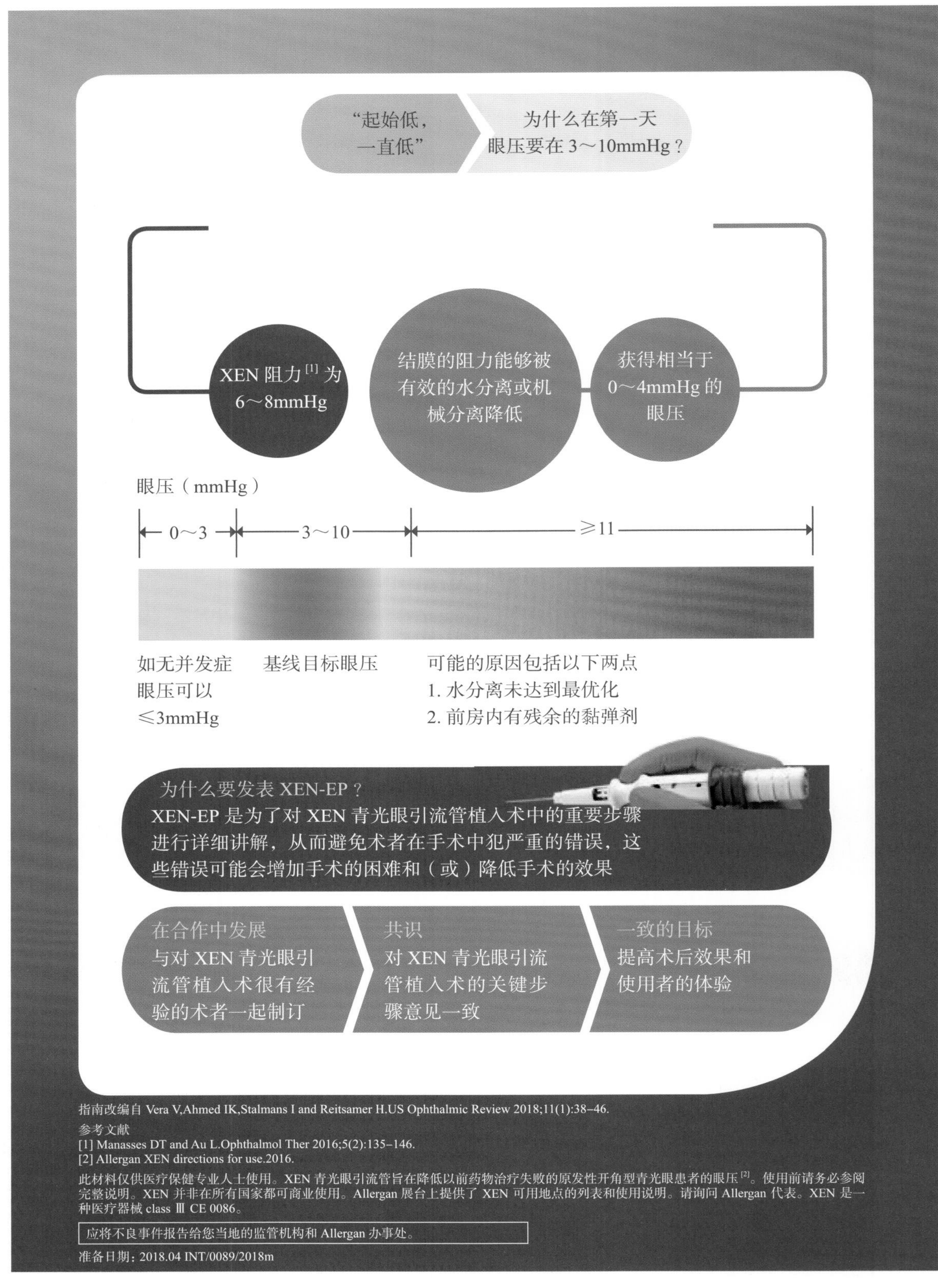
“起始低，一直低”
为什么在第一天眼压要在 3～10mmHg？
XEN 阻力[1]为 6～8mmHg
结膜的阻力能够被有效的水分离或机械分离降低
获得相当于 0～4mmHg 的眼压
眼压（mmHg）
0～3
3～10
≥11
如无并发症眼压可以≤3mmHg
基线目标眼压
可能的原因包括以下两点
1. 水分离未达到最优化
2. 前房内有残余的黏弹剂
为什么要发表 XEN-EP？
XEN-EP 是为了对 XEN 青光眼引流管植入术中的重要步骤进行详细讲解，从而避免术者在手术中犯严重的错误，这些错误可能会增加手术的困难和（或）降低手术的效果
在合作中发展
与对 XEN 青光眼引流管植入术很有经验的术者一起制订
共识
对 XEN 青光眼引流管植入术的关键步骤意见一致
一致的目标
提高术后效果和使用者的体验
指南改编自 Vera V,Ahmed IK,Stalmans I and Reitsamer H.US Ophthalmic Review 2018;11(1):38–46.
参考文献
[1] Manasses DT and Au L.Ophthalmol Ther 2016;5(2):135–146.
[2] Allergan XEN directions for use.2016.
此材料仅供医疗保健专业人士使用。XEN 青光眼引流管旨在降低以前药物治疗失败的原发性开角型青光眼患者的眼压[2]。使用前请务必参阅完整说明。XEN 并非在所有国家都可商业使用。Allergan 展台上提供了 XEN 可用地点的列表和使用说明。请询问 Allergan 代表。XEN 是一种医疗器械 class Ⅲ CE 0086。
应将不良事件报告给您当地的监管机构和 Allergan 办事处。
准备日期：2018.04 INT/0089/2018m

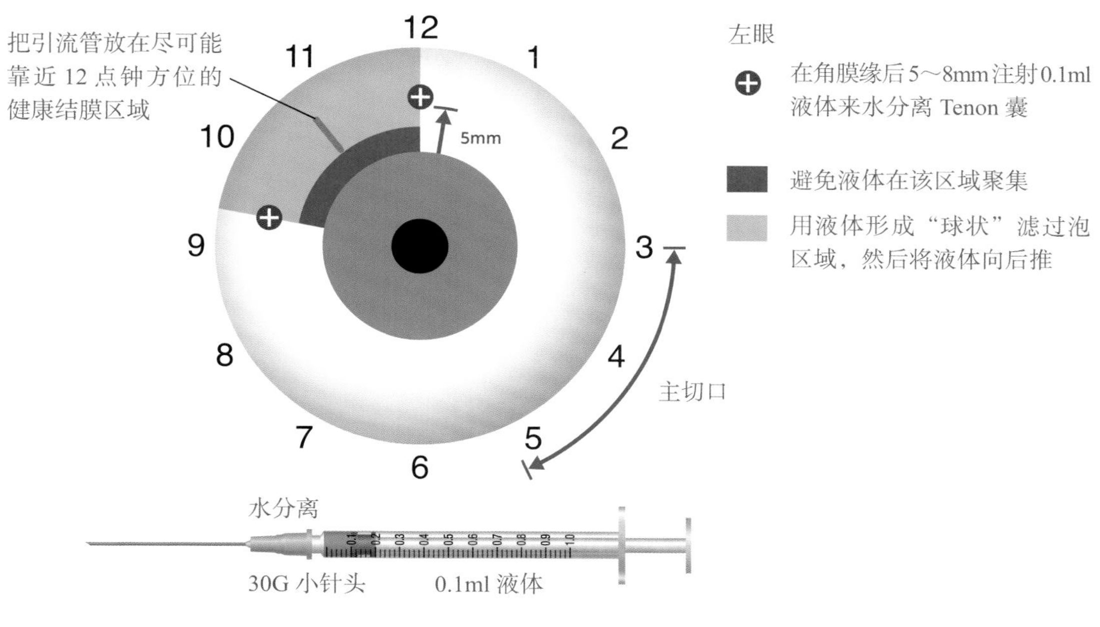
把引流管放在尽可能靠近 12 点钟方位的健康结膜区域
12
1
2
3
4
5
6
7
8
9
10
11
5mm
主切口
左眼
在角膜缘后 5～8mm 注射 0.1ml 液体来水分离 Tenon 囊
避免液体在该区域聚集
用液体形成“球状”滤过泡区域，然后将液体向后推
水分离
30G 小针头
0.1ml 液体

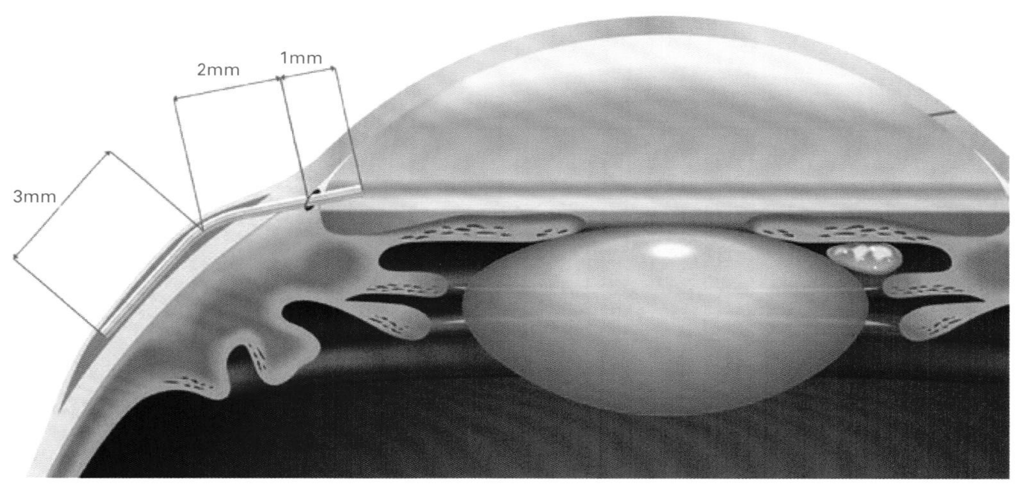
2mm
1mm
3mm

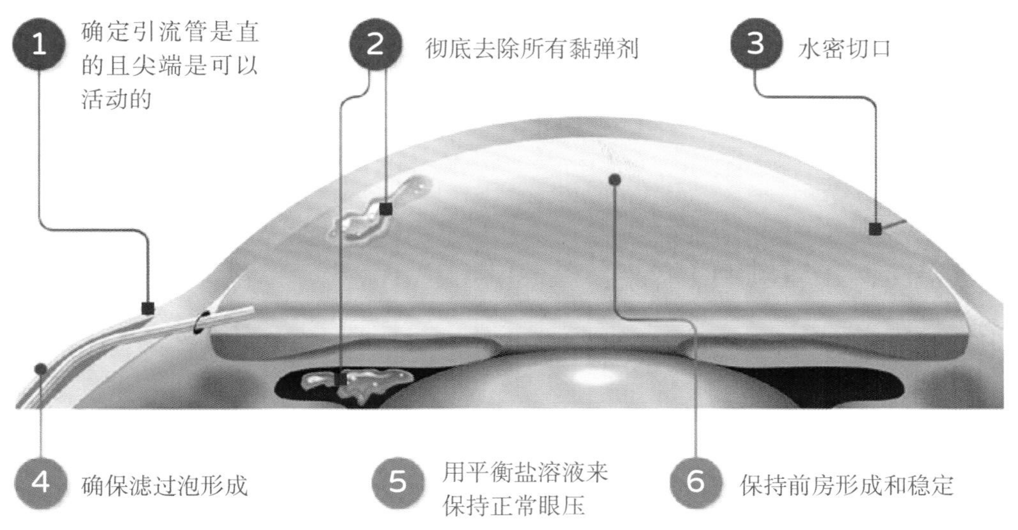
1 确定引流管是直的且尖端是可以活动的
2 彻底去除所有黏弹剂
3 水密切口
4 确保滤过泡形成
5 用平衡盐溶液来保持正常眼压
6 保持前房形成和稳定

XEN 针拨指南

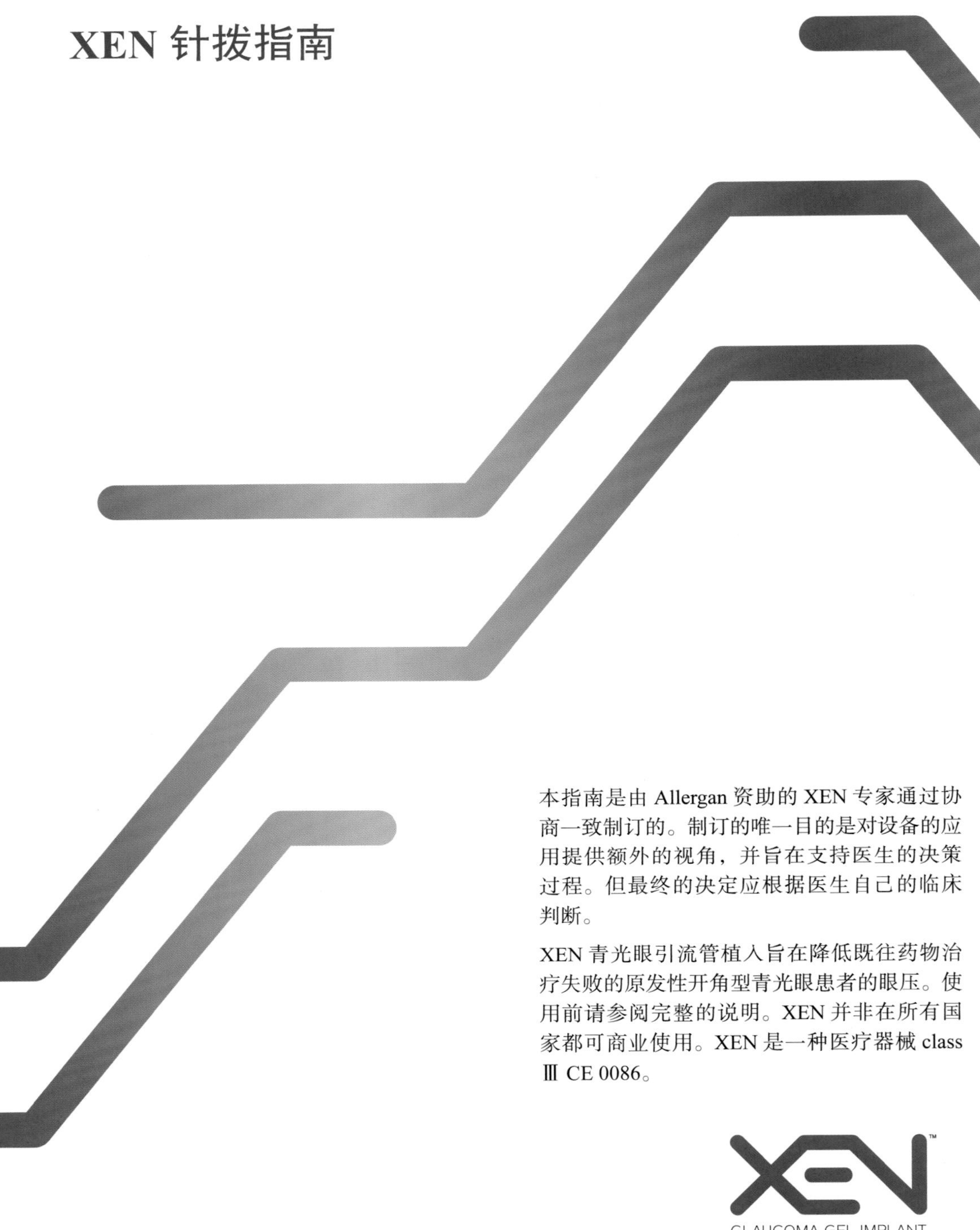

本指南是由 Allergan 资助的 XEN 专家通过协商一致制订的。制订的唯一目的是对设备的应用提供额外的视角，并旨在支持医生的决策过程。但最终的决定应根据医生自己的临床判断。

XEN 青光眼引流管植入旨在降低既往药物治疗失败的原发性开角型青光眼患者的眼压。使用前请参阅完整的说明。XEN 并非在所有国家都可商业使用。XEN 是一种医疗器械 class Ⅲ CE 0086。

XEN™
GLAUCOMA GEL IMPLANT

1　什么是针拨？

在青光眼滤过手术以后，伤口愈合的过程可以导致结膜重组，从而降低房水流出滤过泡的效率（导致眼压升高）。针拨是一种重新恢复房水外引流的手术方式 [1]。与小梁切除术一样，XEN 针拨可以分为三种类型 [2]。

类型 1
分离结膜下和筋膜囊内的纤维化组织 [1]

类型 2
清除在引流管流出口的阻塞物（类似于巩膜瓣的针拨）[1]

类型 3
如果使用房水抑制药后眼压仍无法控制，针拨囊性的滤过泡 [1, 2]

上述所有针拨类型的目的都是为了增加植入 XEN 后的房水外引流。针拨在 XEN 术后管理中是一个很重要的需要掌握技术。

2　什么时候需要针拨？

在选择针拨术之前可参考以下三个步骤，可以帮助你决定是否需要进行针拨术，避免不必要的干预。

步骤 1：测量眼压 [2, 3]		是否需要针拨	
		弱	强
眼压	眼压有没有升高（不管滤过泡的情况）	没有升高	升高
眼压 vs. 目标眼压	眼压等于 / 低于目标眼压还是高于目标眼压	等于 / 低于目标眼压	高于目标眼压
眼压随时间变化	眼压是否稳定或自上次随访以来眼压是否有增加	眼压稳定	眼压增加

步骤 2：排除其他因素 [2, 3]		是否需要针拨	
		弱	强
类固醇反应	患者是否使用类固醇药物	是（如果有滤过泡形成考虑类固醇反应）	否
XEN 的内口阻塞	前房里的引流管开口是否被堵塞	是（考虑其他方法）（前房角镜检查）	否

步骤 3：评估滤过泡和植入物 [2, 3]		是否需要针拨	
		弱	强
滤过泡形状（裂隙灯或 OCT）	滤过泡是否隆起？有无小囊泡形成	滤过泡隆起，小囊泡形成	低、厚的滤过泡，无小囊泡形成
对手指眼球按摩（digital ocular compression，DOC）的反应	DOC 后滤过泡大小有没有增加？如果增加，是否很容易增加？增加的程度是多少	适度按摩后滤过泡大小增加范围很大	相当强的按摩后滤过泡大小没有增加
引流管是否能移动	引流管的尖端是否可移动（独立于结膜组织）	引流管能够在结膜下移动	引流管固定在结膜 / 筋膜组织内，不能移动
结膜是否能移动	在引流管旁边的结膜和筋膜组织能否移动	组织可移动	组织不能移动
滤过泡通畅性的评估（BPA）	滤过泡内的房水能否很容易地向后移动（使用钝器或手指轻压眼睑）	滤过泡内的房水可以很容易地向后移动	滤过泡内的房水不易进入周围组织
能否看到引流管	能否在结膜下看到引流管	引流管被不透明的组织遮盖（考虑再次手术）	能够看到引流管

3 需要使用哪些器械？

	用途 [2]
30G 针	用于比较精细的针拨，如清理引流管尖端（第 2 型针拨）
27G 针	大范围切割，用于机械性增加滤过泡面积（第 1 型针拨）
23/24G 巩膜穿刺刀	锋利的尖端用于精细地去掉 XEN 头部的堵塞物，还可以增加滤过泡的面积

4 如何做好针拨术？

- 预测结膜下出血的风险（如患者使用抗血小板药物治疗，结膜充血），对患者 / 结膜进行相应的处理 [2]
- 避免损伤血管和使用血管收缩药以尽量减少出血 [2]
- 在进入结膜下空间之前，计划好进针的部位和进针的路径 [2]
- 将针 / 巩膜穿刺刀弯一个角度，可以帮助你在需要的区域进行针拨，而且可以进行一定角度地旋转 [2]
- 如果合适的话，可以在裂隙灯下进行比较简单地操作 [2]
- 对于简单的针拨患者，最好在门诊把需要的设备准备好，以避免再次约时间进行针拨，如针、麻药、镊子、开睑器 [2]
- 在针拨过程中，可能需要调节瘢痕形成的药物，由术者决定 [1]
- 以下情况考虑再次手术 [2]
  - 反复尝试针拨无法达到理想的眼压
  - 厚的不透明的筋膜组织导致看不到引流管

5　如何判断是否成功？

如果针拨术是“成功”的，与小梁切除术后的针拨相比，眼压下降的程度可能是比较小的（需要几分钟）并且所用时间较长。确认房水流入滤过泡已重新建立起来可以通过以下几种方法，具体如下[2]。

- 手指眼球按摩结合滤过泡通畅性评估（如前所述）[2]。
- 第 2 天眼压<11mmHg 表明可能会有比较好的长期预后[4]。
- 如果不确定的话，在前房里打一些能够看见的染料，然后可以看见染色的房水进入滤过泡，并可看到滤过泡的大小[2]。

6　针拨后如何控制炎症？

抗炎药每日使用 4～6 次，持续 1 个月，在 2～3 个月缓慢减量[2]。

参考文献

[1] Feldman R. US Ophthalmic Review. 2011;4:26-8
[2] Allergan Unpublished Data. Needling Basics, INT/0277/2018 May
[3] Vera V, et al. US Ophthalmic Review. 2018;11:38-46
[4] Broadway DC, et al. Ophthalmology. 2004 Apr;111(4):665-73

IOP, intraocular pressure; BPA, bleb patency assessment; DOC, digital ocular compression; G, gauge; MVR, microvitreoretinal; OCT, optical coherence tomography.

不良事件应报告给当地权威机构和当地的 Allergan 办事处

Allergan 不提倡超说明书用药。

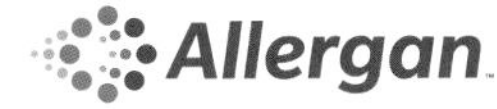

eyecare beyond now

INT/0380/2018

Date of prep: June 2018

XEN 临床情况处理指南

以下指南用于 XEN 术后管理相关的具体临床情况。本指南旨在告知术者发生的原因和处理措施的选择[1]。

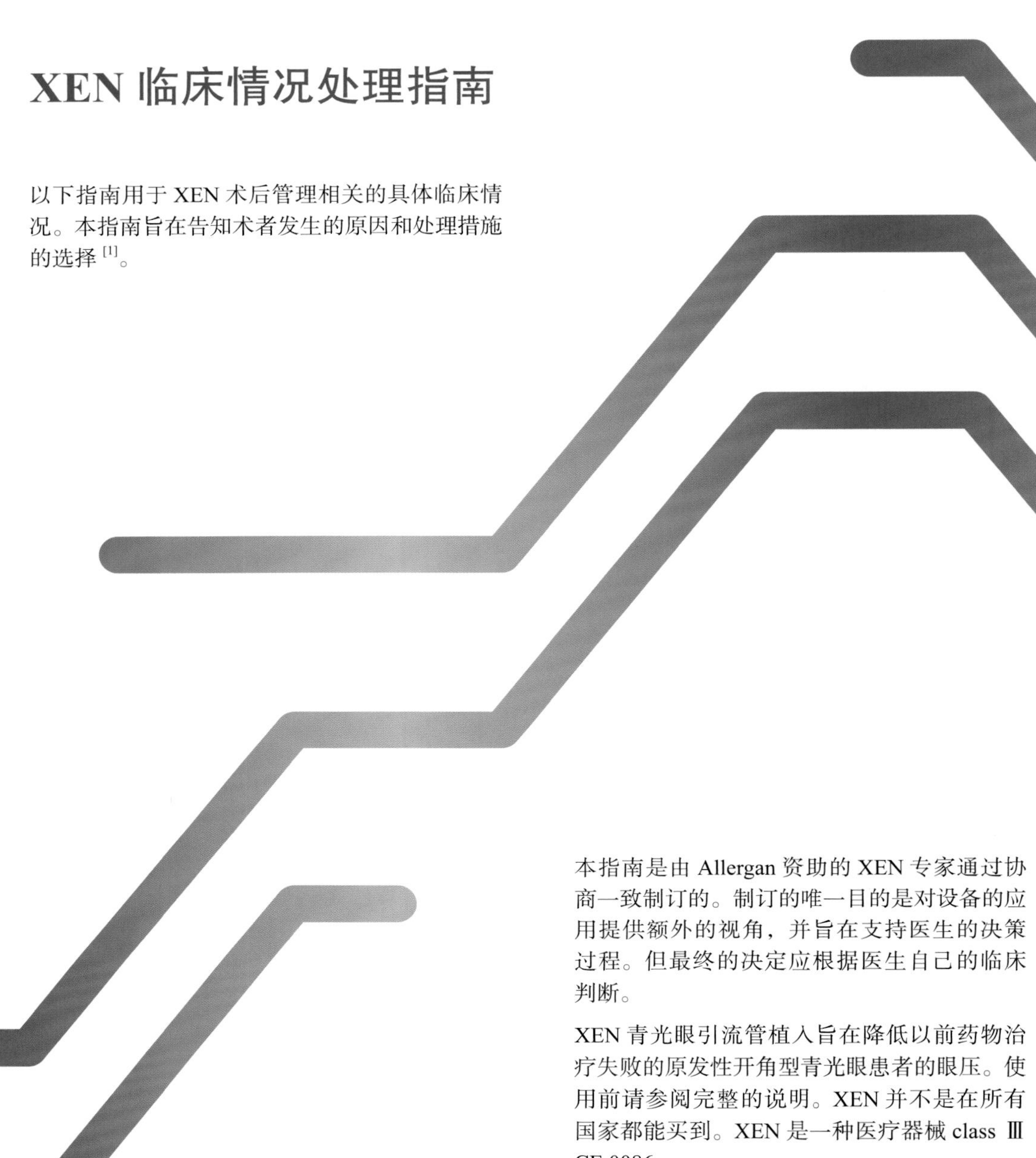

本指南是由 Allergan 资助的 XEN 专家通过协商一致制订的。制订的唯一目的是对设备的应用提供额外的视角，并旨在支持医生的决策过程。但最终的决定应根据医生自己的临床判断。

XEN 青光眼引流管植入旨在降低以前药物治疗失败的原发性开角型青光眼患者的眼压。使用前请参阅完整的说明。XEN 并不是在所有国家都能买到。XEN 是一种医疗器械 class Ⅲ CE 0086。

XEN™
GLAUCOMA GEL IMPLANT

1 巨大滤过泡[1]

表现（可能包括）

- 角膜干燥 / 角膜上皮损伤 / 角膜小凹
- 大的（环绕一圈）和（或）偏向内侧的滤过泡（图 1）
- 不舒服（异物感）
- 最佳矫正视力降低

发生的原因

- XEN 青光眼引流管向鼻侧放置
- 滤过过多，如由于针走行距离太短
- 女性
- 体型影响（过胖、皮肤松弛、脖子较短）

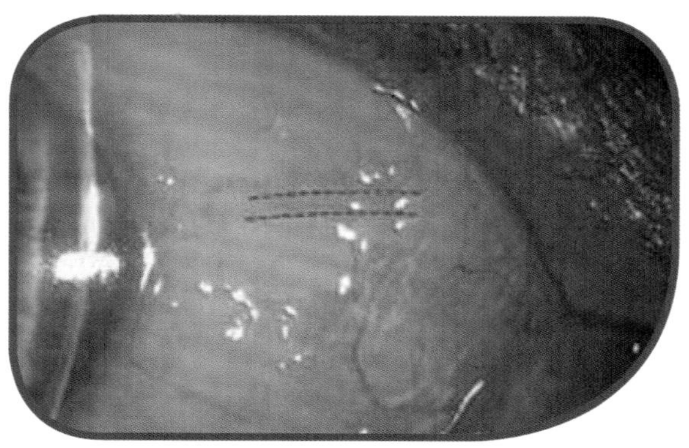

▲ 图 1　**大的向内侧倾斜的滤过泡（红色标记表示 XEN 青光眼引流管的位置）（图片由 Herbert Reitsamer 提供）**

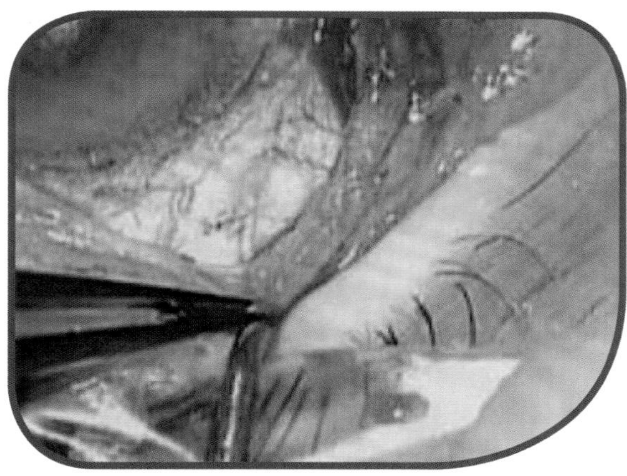

▲ 图 2　**固定缝线（图片由 Dan Lindfield 提供）**

处理措施

目的：建立更有效的滤过泡的形态，希望能够将房水向更上方和（或）更后方向引导

- 传统滤过泡成形的方法[2, 3]
  - 第一个方法：房水抑制药
  - 第二个方法：加压缝线
  - 第三个方法：电凝滤过泡
- 重新手术调整 XEN 青光眼引流管的位置，可以用 / 不用缝线固定（图 2）
- 干眼治疗
- 如果引流管植入位置太靠近鼻侧，可考虑取出 XEN 青光眼引流管，并在靠近 12 点钟方位植入一个新的 XEN 青光眼引流管

2 暴露 / 渗漏[1]

表现（可能包括）

- 引流管从结膜暴露
- 溪流试验（Seidel）阳性
- 低眼压（但不一定是低渗的）
- 流泪

发生的原因

- 引流管位置和睑缘相接触，如引流管的巩膜出口靠近角膜缘（巩膜通道太短）
- 引流管放置的位置没有被眼睑保护，如放在鼻侧
- 术前结膜或筋膜太薄
- 有眼表疾病 / 干眼症
- 引流管放置位置太浅，只放在了结膜下而没有放在筋膜下
- 在结膜下空间的 XEN 青光眼引流管的部分太短（导致 XEN 青光眼引流管是弯曲的，将结膜顶起）
- XEN 注射器针头导致结膜穿孔
- 针拨术后渗漏

处理措施

目的：修补结膜渗漏。具体方法取决于结膜缺损的大小和位置

- 根据结膜缺损的原因（如注射器穿孔），小的结膜渗漏可能在没有干预的情况下自行愈合。可以使用房水抑制药帮助愈合的过程
- 缝合缺损（圆孔形的结膜损伤，如小梁切除术中发生的缺损，可以缝合起来）（图 3）
- 如果结膜非常脆弱或缺损较大，考虑滤过泡修复术，来确保缺损区被完整地缝合关闭
- 逐渐减少类固醇的用量

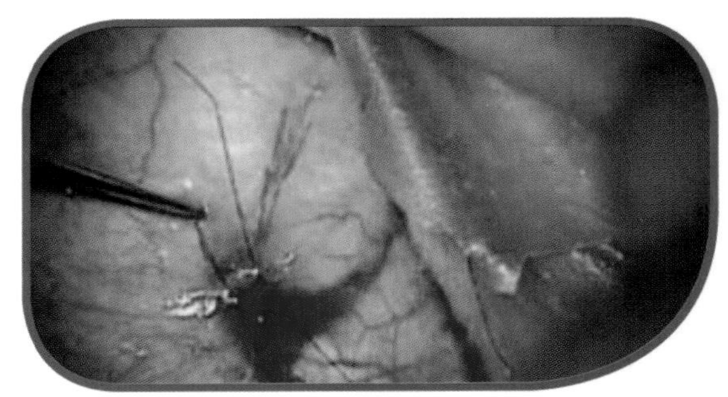

▲ 图 3　**缝合结膜缺损（图片由 Herbert Reitsamer 提供）**

3 持续性低眼压 [1]

表现（可能包括）

- 低眼压
- 脉络膜渗出 / 脱离（图 4）
- 浅前房
- 视力下降
- 黄斑病变（图 4）
- 极少数情况下，低眼压可导致更严重的并发症，如脉络膜上腔出血或恶性青光眼
- 在很少情况下，需要将引流管去掉以防止反复发生引流管暴露

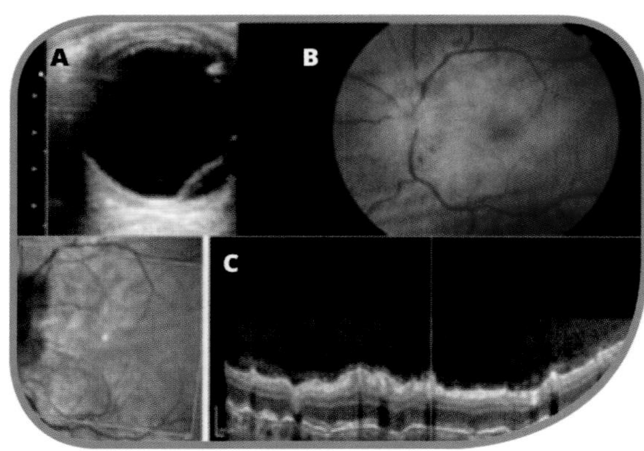

▲ 图 4　**A. 脉络膜脱离的 UBM 扫描；B. 低眼压性黄斑病变的眼底图像；C. 低眼压性黄斑病变的 OCT 扫描（图片由 Dan Lindfield 提供）**

发生的原因

- 高度屈光不正（高度近视）
- 房水生成量低，如睫状体破坏性手术后
- 短巩膜通道
- 睫状体分离（图 5，一般是由于植入过程中注射器向下“弹跳”导致）
- 引流管的旁边有渗漏（不受控制的引流）

处理措施

- UBM 和（或）前房角镜检查排除有无睫状体分离
- 如果怀疑房水引流过多，减少类固醇用药
- 如果前房浅可使用短效睫状肌麻痹药物
- 如果前房浅或视力下降，用弥散性黏弹剂填充前房（0.10～0.15ml）。避免高分子量的黏弹剂 [5]
- 在很少的情况下可能需要以下措施
  - 如果滤过泡太大，可能需要滤过泡加压缝线
  - 如果眼压不能保持正常的水平，可能需要移除 XEN 青光眼引流管

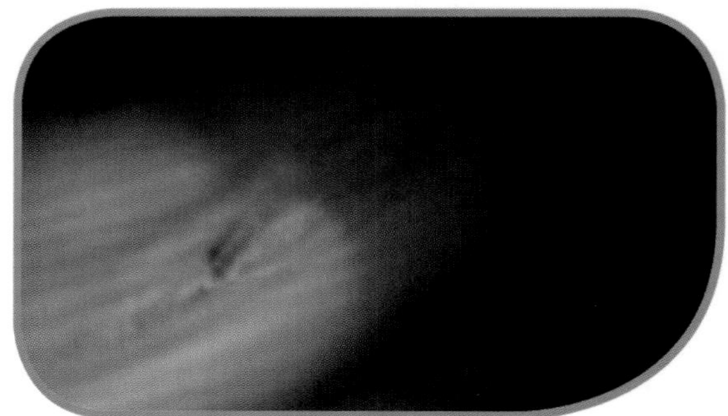

▲ 图 5　**睫状体分离（图片由 Dan Lindfield 提供）**

4 无血管的滤过泡[1]

表现（可能包括）

- 苍白、平坦、无血管的滤过泡（图 6）
- 疼痛 / 不适
- 滤过泡渗漏

发生的原因

- 在青光眼滤过手术中使用抗纤维化药物
  - 剂量太高影响患者伤口愈合的能力[6, 7]
  - 剂量太高影响结膜状态[6, 7]
  - 在术中和术后反复使用抗纤维化药物
  - 抗纤维化药物暴露在角膜缘区域[8]

处理措施

- 仔细地临床观察[9]
- 治疗干眼症以改善眼表不适[10]
- 如果滤过泡有感染，考虑手术切除无血管区域，将自体健康的结膜覆盖此区域，可以通过将结膜向前拉或缝合游离结膜片 / 羊膜移植[9]
- 对于有症状但是眼压控制良好的患者，应仔细评估并与患者解释，如果再次手术眼压可能会升高[9]

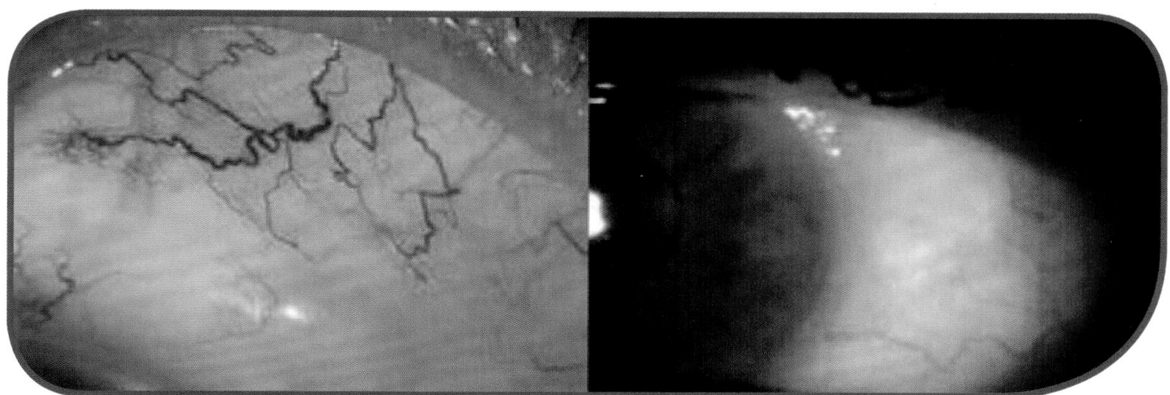

▲ 图 6 无血管的滤过泡（图片由 **Herbert Reitsamer** 提供）

参考文献

[1] Allergan Unpublished Data. XEN Clinical Scenario Management Guidance, INT/0276/2018 May 2018
[2] Lloyd M, et al. Arch Ophthalmol. 2008;126:1759–64
[3] Al-Aswad, L. Glaucoma Today. 2006. Available from: http://glaucomatoday.com/2006/06/0506_03.html/. Accessed May 2018
[4] Vijaya L, et al. Indian J Ophthalmol. 2011;59:S131–S140
[5] Bruynseels A, et al. J Glaucoma. 2018;27:e75–e76
[6] Habash A, et al. Clin Ophthalmol. 2015;9:1945–51
[7] Vera V, et al. US Ophthalmic Review. 2018;11:38–46
[8] Anand N, et al. Br J Ophthalmol. 2006;92:175–80
[9] Budenz, D. Bleb Leaks. Glaucoma Today, 2009;October:33–35
[10] Sagara H, et al. Eye (Lond). 2008;22:507–14

不良事件应报告给当地权威机构和当地的 Allergan 办事处

Allergan 不提倡超说明书用药。

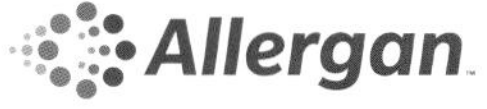

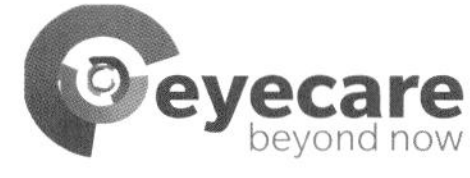

附录 G　PRESERFLO 微型引流器手术技术
PRESERFLO MicroShunt Glaucoma Device Surgical Technique

韩 颖 陈 曦 译

Santen Pharmaceutical Co. Ltd. 叙述说明

作者：Omar Sadruddin MD，Yasushi Kato PhD

Raymund Angeles MD，Leonard Pinchuk PhD

PRESERFLO 微型引流器旨在通过经巩膜外入路放置，允许该装置的近端放置在前房，而装置的远端放置在结膜 / 筋膜囊下。

以下对手术技巧的描述不能替代 Santen 为新用户提供的手术医生培训。PRESERFLO 微型引流器的手术步骤和技术特点如下。

准备 PRESERFLO 微型引流器

仔细检查 PRESERFLO 微型引流器的包装，检查包装有无损坏，如有损坏可能破坏无菌性。如有损坏，请丢弃该设备。将 PRESERFLO 微型引流器从无菌的包装中取出，拿到手术台上。使用平衡盐溶液（BSS）冲洗 PRESERFLO 微型引流器。

1. **麻醉：** 麻醉的选择由术者决定（如结膜下麻醉）。患者的术前准备按照术者和术者所在手术室的要求来准备。

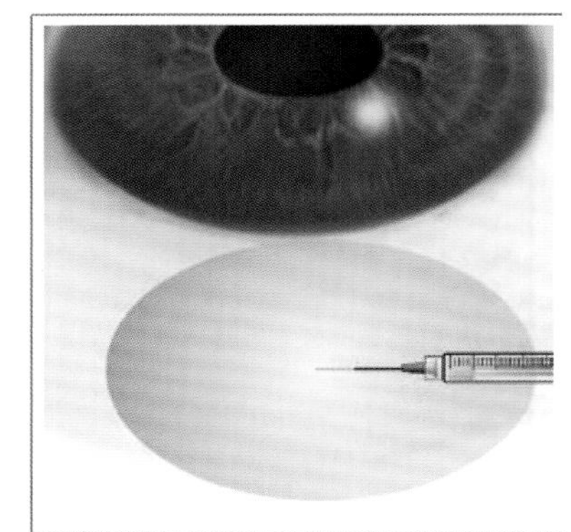

2. **角膜牵引和结膜瓣：**术者决定是否使用 7–0 缝线（如 Vicryl 或 silk）做角膜牵引。在鼻上或颞上象限、距离角巩膜缘至少 8～10mm 处做一个 90°～120° 的以穹窿部为基底的结膜筋膜瓣。如需要的话，可以烧灼止血。

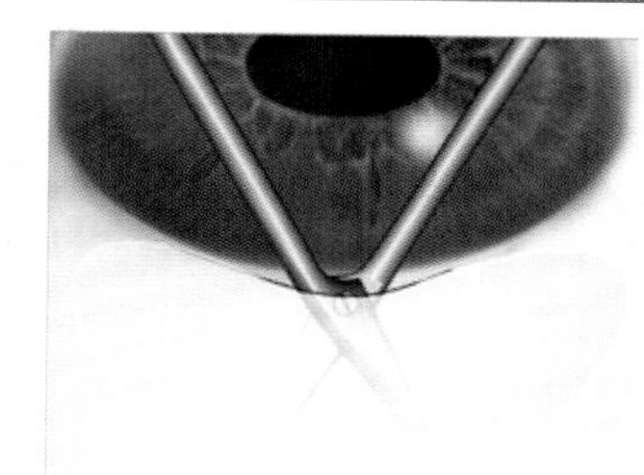

3. **丝裂霉素 C（MMC）的应用：**将浸满 MMC（0.2～0.4mg/ml）的海绵置于手术部位 2～3min。

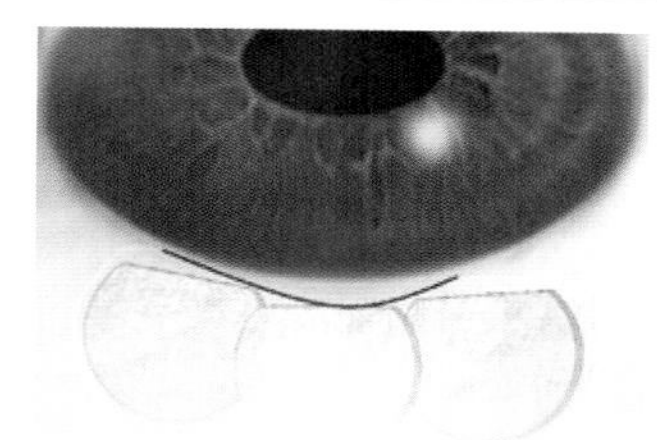

4. **洗掉丝裂霉素 C：**移走海绵，用平衡盐溶液（>20ml）将 MMC 从手术部位冲洗掉。

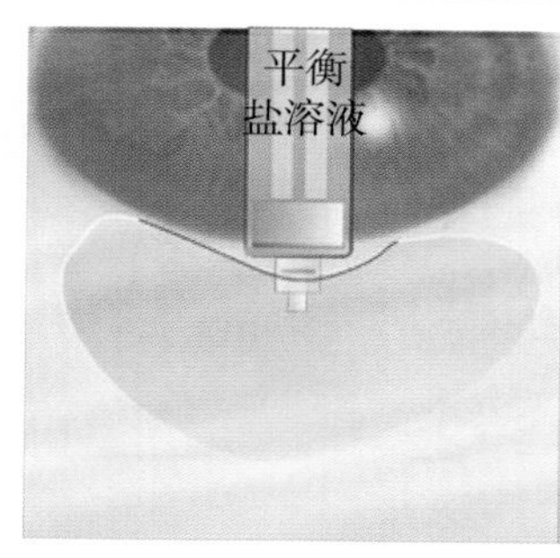

5. **准备前房入口：**使用 PRESERFLO 微型引流器套包中提供的尺子，用龙胆蓝笔染色后，在距离角膜缘后 3mm 处标记一下（蓝色 / 灰色区域）。

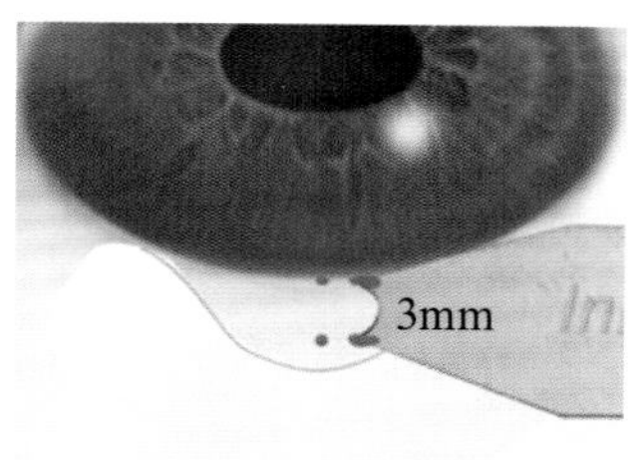

6. **做巩膜瓣：**在巩膜上的远端标记点，使用套包内提供的 1mm 宽的一次性角膜刀做一个浅的巩膜瓣，长为 1～2mm，用来放入 PRESERFLO 微型引流器的侧翼。

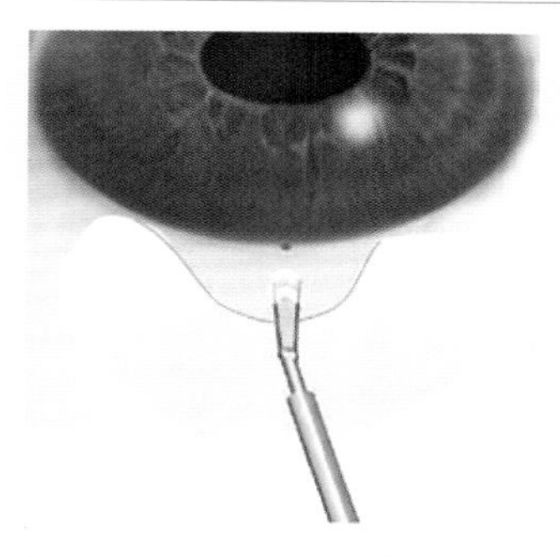

7. **做 25G 针道：**将 25GA 的针头开口向上，插入巩膜瓣的尖端，向前做一个巩膜通道进入前房。针进入前房时应在虹膜平面上方，并确保与角膜有一定距离。

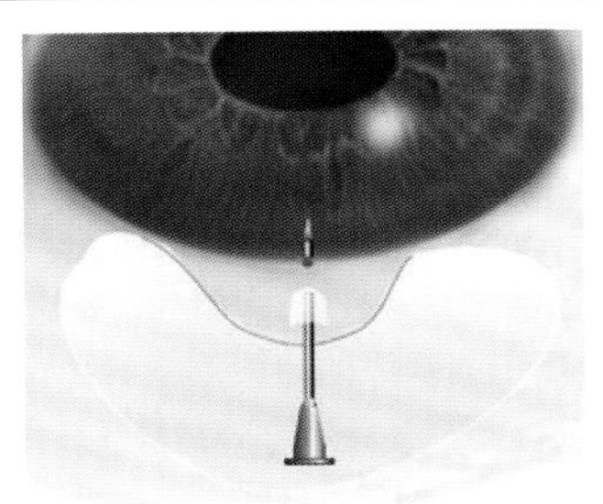

8. **将 PRESERFLO 微型引流器插入前房：**用一对镊子，夹住 PRESERFLO 微型引流器的近端，距尖端 1mm，开口向上。将 PRESERFLO 微型引流器轻轻地插入巩膜通道中，慢慢地送入以防止变弯，直到其近端进入前房。如果在将 PRESERFLO 微型引流器插入前房的过程中遇到阻力，请考虑在距离原巩膜通道 1～3mm 处做另一个巩膜通道。如果上一个 PRESERFLO 微型引流器在第一次插入的过程中损坏，则可能需要新的 PRESERFLO 微型引流器。

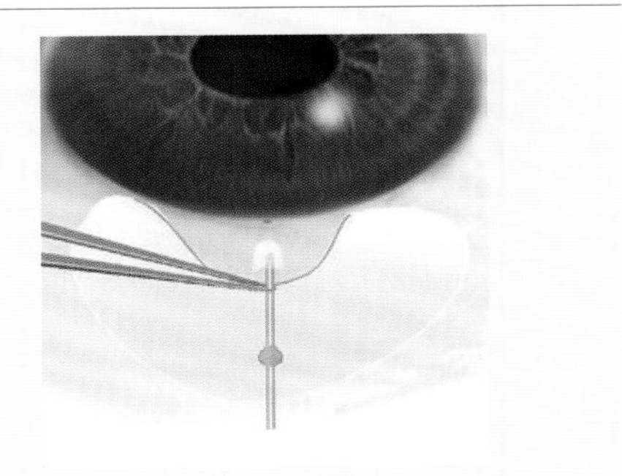

9. **将侧翼插入巩膜瓣：**在将 PRESERFLO 微型引流器成功插入前房后，将侧翼放入巩膜瓣里。确保 PRESERFLO 微型引流器不要碰到虹膜和角膜。

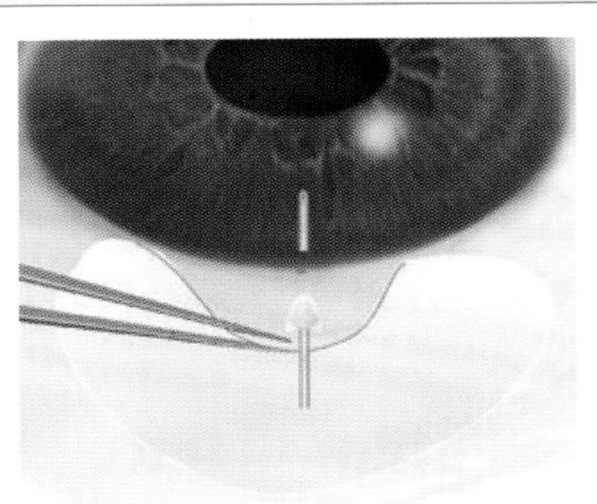

10. **确认房水引流：**确认房水持续从 PRESERFLO 微型引流器远端流出。轻压角膜帮助启动房水引流。如果不能看到房水缓慢流出，请考虑使用注射器装满平衡盐溶液，连接一个 23GA 套管，来初始化 PRESERFLO 微型引流器。可能需要做一个角膜缘切口来维持前房。

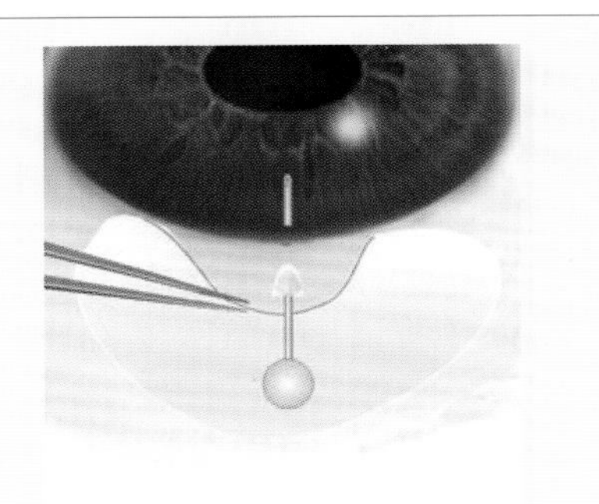

11. **将 PRESERFLO 微型引流器塞到筋膜下：**一旦房水引流建立，将 PRESERFLO 微型引流器的远端放到筋膜下，确保它是直的并且能够移动。

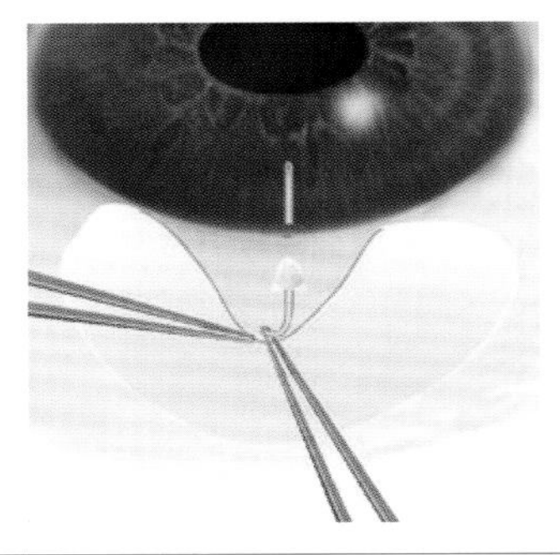

12. **缝合结膜：**将筋膜和结膜放到角巩膜缘，用青光眼手术常用的缝线（如 Nylon 或 Vicryl）进行缝合。可考虑先缝合筋膜层，以防止术后回退，然后再缝合结膜层。用湿润的荧光素染色条检查切口或结膜损伤处是否有渗漏。密缝结膜以防止渗漏。确认 PRESERFLO 微型引流器的近端在前房内，远端是直的。去除角膜牵引缝线。	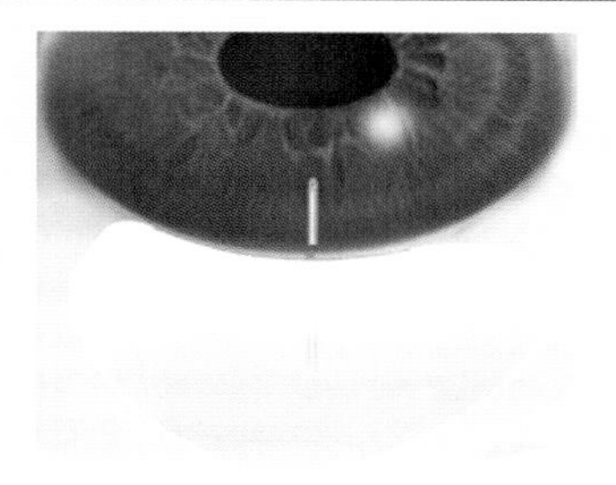

注意：不要切割或修剪 PRESERFLO 微型引流器。

术后：按小梁切除术后的常规使用抗生素和类固醇药物。在每次术后随访时监测眼压，以确定 PRESERFLO 微型引流器是否发挥作用。

如果由于 PRESERFLO 微型引流器失去效果而需要重新放置、移除，和（或）置换，结膜应以与既往手术同样的方式在角膜缘剪开。把 PRESERFLO 微型引流器暴露出来，然后重新放置或取出。取出 PRESERFLO 微型引流器后，要确认经巩膜通道没有房水渗漏。如果有渗漏，则需要用 Vicryl 缝合巩膜通道。

相 关 图 书 推 荐

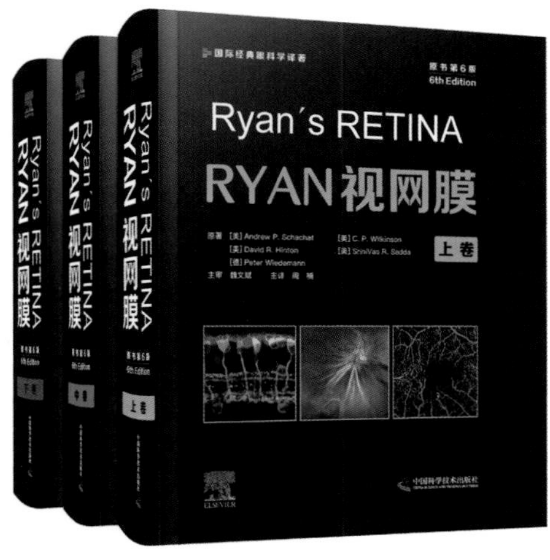

主审：魏文斌　　　主译：周　楠

定价：180.00元

本书引进自世界知名的 Elsevier 出版社，是一部实用、全面的视网膜学指导用书，由国际知名教授Andrew P. Schachat、C. P. Wilkinson、David R. Hinton、SriniVas R. Sadda 和 Peter Wiedemann 联合众多视网膜领域的专家共同打造。本书为全新第 6 版，分三卷 160 章，对视网膜影像及诊断、基础科学与转化治疗等方面进行了全面细致的介绍。全书包含大量精美高清图片，为视网膜学理论研究和疾病诊疗的工作者提供了非常全面的参考资料。本书内容全面系统，图文并茂，既可作为视网膜专业的临床医生和研究人员的案头工具书，又可为眼科相关的医务人员提供细致的学术参考资料。

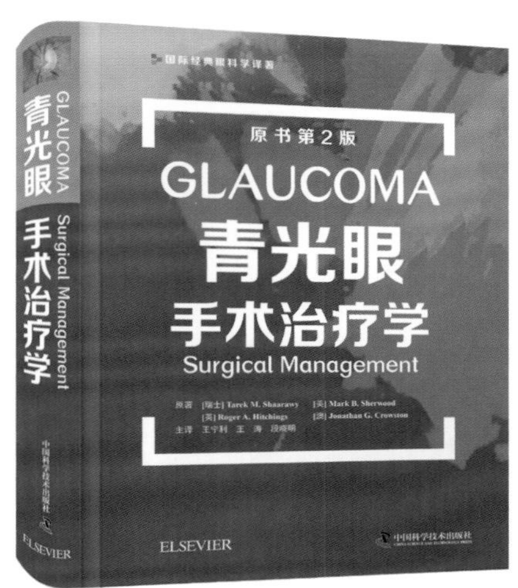

主译：王宁利　王　涛　段晓明

定价：350.00元

本书引进自Elsevier出版社，是一部经典实用的青光眼手术治疗著作，Tarek M. Shaarawy 等四位国际知名教授联合众多青光眼领域顶级专家倾力编著。

本书为全新第2版，共含十篇63章，分别从青光眼激光治疗、小梁切除术、伤口愈合调节、非穿透性青光眼手术、青光眼合并白内障的治疗、引流装置、先天性青光眼手术治疗、循环破坏手术、新设备与新技术等方面进行了细致阐释，内容全面系统，并包含大量精美高清图片，方便广大眼科医师深入了解青光眼激光治疗、手术治疗的原理、操作、并发症、术后处理，是一部不可多得的眼科案头工具书。

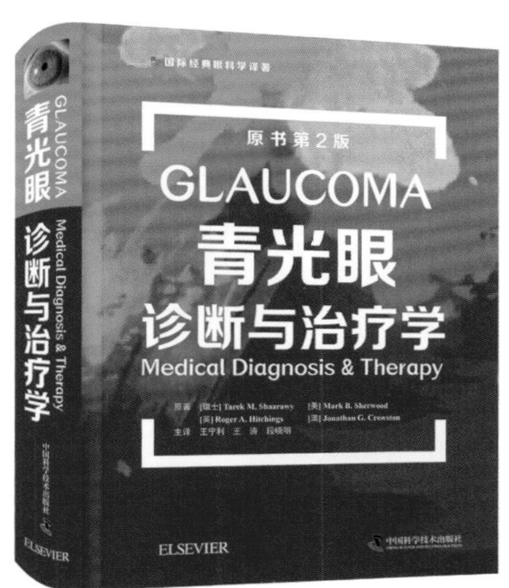

主译：王宁利　王　涛　段晓明

定价：450.00元

本书引进自Elsevier出版社，是一部经典实用的青光眼诊断与治疗著作，由Tarek M. Shaarawy等四位国际知名教授联合众多青光眼领域顶级专家倾力编著本书为全新第2版，共含八篇65章，分别从青光眼全球概况、发病机制、评估、分类、治疗原则、药物治疗、急救护理及相关新视角进行了细致阐释，内容全面系统，并包含大量精美高清图片，方便广大眼科医师深入了解青光眼的筛查原则、发病机制、疾病定义与诊断、治疗方法与药物新进展，是一部不可多得的眼科案头工具书。

相 关 图 书 推 荐

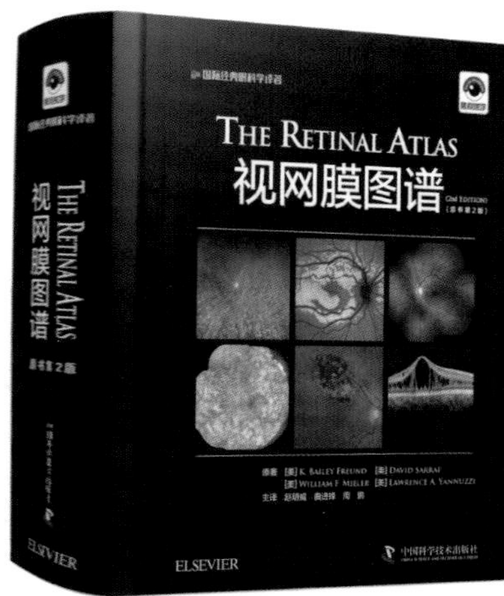

主译：赵明威　曲进锋　周　鹏
定价：198.00元

本书是一部引进自ELSEVIER出版社的国际经典眼科著作，由眼底内科学术大师Lawrence A.Yannuzzi联合眼科学各领域权威专家倾力打造，是一部新颖、独特、全面的眼科学参考 书。本书精选了5000余幅极富临床指导意义的眼底图片，完美呈现了眼科学中常见与罕见的各类眼底疾病，涵盖当前所有的视网膜成像方法，包括光学相干断层扫描（OCT）、吲哚菁 绿血管造影、荧光素血管造影和眼底自体荧光，还介绍了OCT的拓展应用，包括光谱域和面 OCT，以及演进的视网膜成像模式，如超广域眼底摄影、血管造影和自身荧光。本书适合各年资的眼科医师，特别是眼底疾病科的医师、住院医师，以及相关辅助技术人员在临床工作中参考阅读。

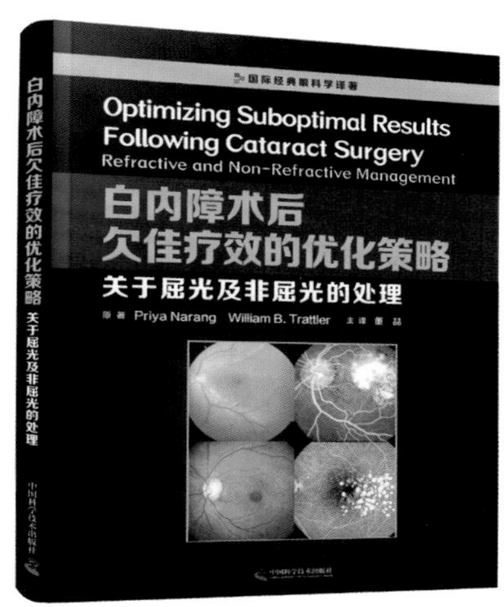

主译：董　喆
定价：98.00元

本书引进自世界知名的Thieme出版社，是一部新颖、独特的眼科学著作。著者就可能导致白内障术后发生屈光偏差的相关因素进行了分析，不仅对术前眼部屈光参数测量与IOL计算公式的选择进行了介绍，还对术后发生屈光偏差的处理方法进行了详细阐释。本书为国际众多权威眼科专家的经验汇总，不仅涵盖了多种白内障术后眼部并发症（包括术后出现角膜疾病、IOL-囊袋位置异常、眼底黄斑水肿、眼前段毒性综合征等）的详细处理方法，还就白内障手术的未来发展方向和进展进行了探讨。本书内容系统、图文并茂，对避免白内障术后出现欠佳疗效有很强的指导作用，适合广大眼科医生阅读参考。

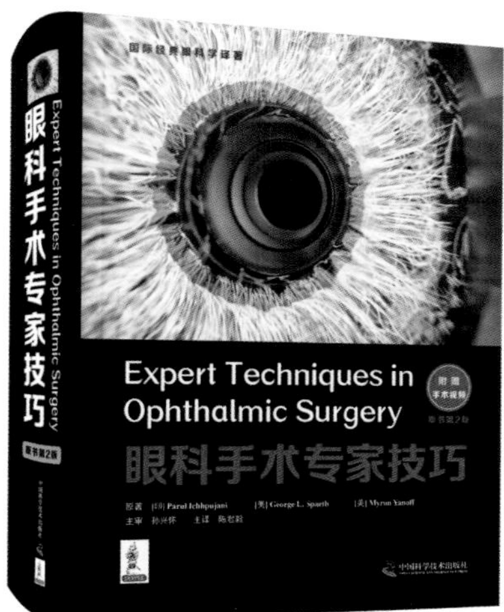

主译：陈君毅
定价：598.00元

本书引进自JAPEE出版社，是一部眼科实用手术技术经典著作，由Parul Ichhpujani、George L. Spaeth、Myron Yanoff 三位国际知名眼科教授联合众多眼科不同领域顶级专家倾力编著。本书为全新第 2 版，共十篇115章，分别从眼科手术的基本原则、白内障手术、角膜手术、玻璃体视网膜手术、青光眼手术、眼整形、眼眶和泪道手术、眼肿瘤手术、眼外肌手术、开放性眼外伤、眼科手术的实践等方面进行了细致阐释，内容全面系统，并包含大量精美高清图片，部分手术还配有手术录像，方便广大眼科医师深入了解各类眼科手术的原理、操作技巧、术后并发症处理、经验与教训等，是一部不可多得的眼科手术参考工具书。

相 关 图 书 推 荐

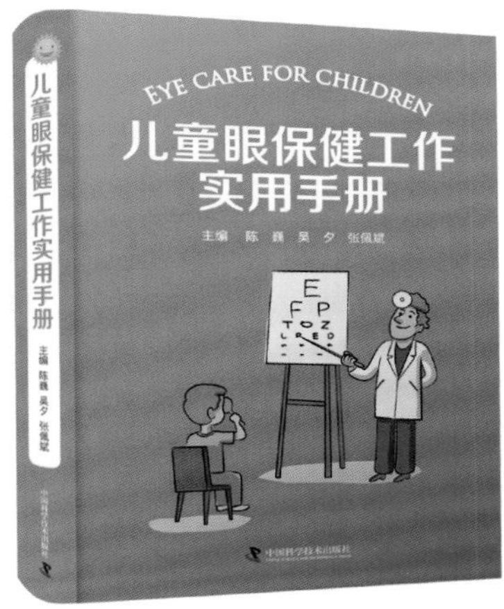

主编：陈　巍　吴　夕　张佩斌
定价：198.00元

本书编者根据自身多年工作实践经验，结合国家卫生健康委员会对儿童眼保健工作的相关要求，对儿童眼保健的内容及方法进行了细致的介绍。全书分 9 章，系统阐述了儿童眼保健工作的基本理论和相关知识。开篇先详细介绍了眼病筛查技术、不同年龄儿童眼保健内容和不同医疗保健机构分级诊疗及管理，方便各级眼保健工作者参照开展工作及对眼保健工作进行管理。接下来简要介绍了眼保健工作所需的眼科基础知识及常见眼病的诊疗原则，方便眼保健工作者和小儿眼科医生掌握基本理论，提高眼保健工作质量，然后详细讲解了儿童验光配镜和视觉训练，为开展这两项工作的眼保健专科提供参考。

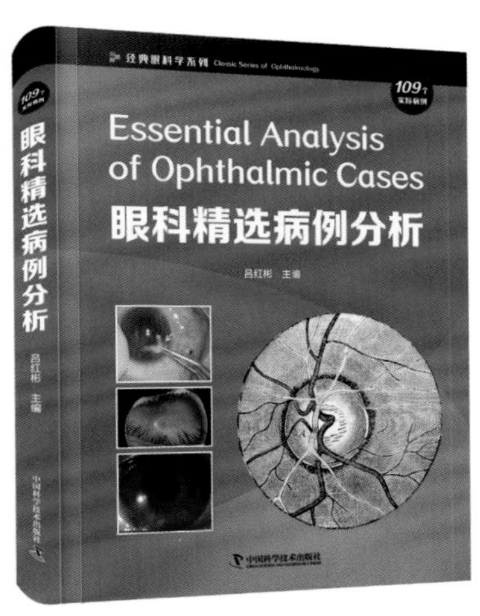

主编：吕红彬
定价：128.00元

本书重点在于眼科经典病例的举例分析、个性化治疗方案的思路设计及目前相关研究进展。从真实病例出发，以症状、体征为线索，对具体病例进行分析讨论，给出诊断及鉴别诊断，并提出个性化治疗方案及相关诊疗进展，为广大基层眼科医师提供临床指导。

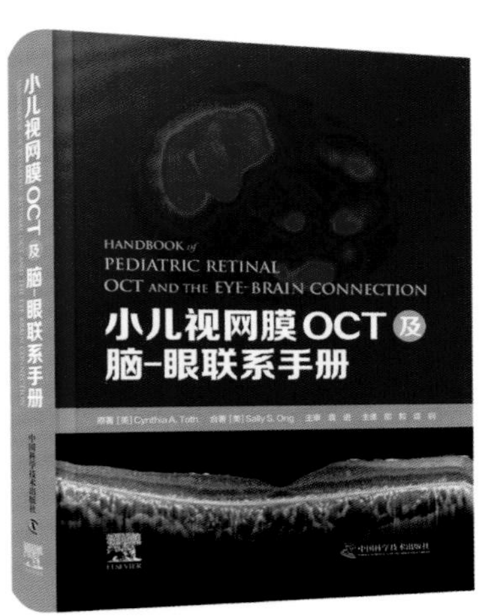

主译：邵　毅　谭　钢
定价：178.00元

本书引进自世界知名的Elsevier出版社，是一部全面讲述小儿视网膜OCT图像的实用著作，由国际知名教授Cynthia A. Toth和Sally S. Ong联合众多经验丰富的OCT工程师、技师、医护人员共同打造。全书共十篇70章，对小儿视网膜发育与视网膜相关疾病的OCT成像等方面进行了全面细致的介绍。书中包含200余幅精美高清图片，为小儿视网膜理论研究和疾病诊疗的工作者提供了非常全面的参考资料。本书内容全面系统，图文并茂，既可作为小儿眼科专业临床医生和研究人员的案头工具书，又可为从事小儿视网膜成像相关的医务人员提供细致的学术参考资料。